치과기공학 개론

나정숙(진주보건대학교)
심정석(신구대학교)
이덕혜(동남보건대학교)
정수하(충북보건대학교)
한민수(혜전대학교)
황재선(동남보건대학교)

도서출판 대학서림

머리말
Preface

치기공과의 교육과정은 1970년 단기 고등교육기관인 2년제 초급대학에서 정규교육과정이 시작된 이래 3년제와 4년제의 치기공과로 학제가 개편되어 현재에 이르고 있으며, 심화과정과 대학원 석사와 박사과정이 개설되어 치과기자재의 연구, 개발 및 신소재와 신기술의 연구, 개발에도 많은 노력을 함으로서 치과계의 발전에 많은 기여를 하고 있습니다. 또한 여러 대학에서 학점은행제 및 전공심화제도를 도입하여 학사학위 취득의 길이 넓어지면서 치과기공 교육에도 새로운 전환기를 맞이하고 있습니다.

따라서 저자들은 치과기공 교육의 기본 지침서이며 입문서인 치과기공학개론에서 이러한 시대적 요구에 초점을 맞추어서 교재를 집필하였습니다. 치과기공의 중요성과 필요성을 인식시키고, 치과의료관계자로서의 치과기공사의 업무와 치과기공업무를 함에 있어서 요구되어지는 높은 윤리성과 봉사성을 강조하는 직업윤리에 대한 내용을 기술하였습니다. 치과보철물 제작과정에 관하여는 사진으로 이해하기 쉽게 나열하였으며, 치과기공소 운영, 작업환경 및 감염관리 등에 관하여도 소개하였습니다.

교재의 성격상 전문적인 지식을 세부적으로 자세히 설명하기 보다는 전 영역에 걸쳐 포괄적인 내용으로 다루어 치과기공을 처음 접하는 학생의 눈높이에 맞추려고 노력하였습니다.

저자들은 본 교재가 치과기공사 교육은 물론 치과의료관계자들에게도 충분히 활용되어 치과기공의 발전에 조금이나마 기여를 할 수 있기를 바라는 마음 간절하며 교재의 내용이 충실해지도록 많은 노력을 할 것을 약속하는 바입니다.

본 교재가 출간되기까지 출판을 허락하려 주신 윤진영 회장님과 편집부 여러 선생님들께도 깊은 감사를 드립니다.

2020년 2월

차 례
Contents

제7장
치과질환 • 97

제8장
치과기공 재료 및 장비 • 119

제 1 장 치과의료

I 치과의료

자연과학의 발달에 따라 의학도 급속도로 발전하게 되었으며, 의료분야 역시 양적, 질적으로 매우 발전하였다. 과거에는 의료라 하면 사고나 질병을 전제로 아프거나 병이 났을 경우 병원을 방문하거나 또는 왕진을 청하여 진료를 받는 의료 서비스를 말하였다. 그러나 의료의 개념은 점차 확대되었고, 그 범위도 단지 아플 때만이 아니라 사회적 안녕(social well being)까지 포함한 건강의 유지와 증진 및 심미적 개선을 일컫게 되었다. 현대의 의료란 병의 근원이나 상처를 치유하는 것 외에도 예방하는 것과 적극적으로 건강을 증진시키는 것을 포함해서 개인이나 사회에 공헌하고 있다.

건강한 생활을 하기 위해서는 올바른 식생활이 매우 중요하다. 치아가 있으면 음식물 저작이 용이하여 영양가가 높은 것을 충분히 섭취할 수 있으며, 또 식품의 미각을 즐길 수가 있다. 그러나 치아가 빠지거나 불완전하면 씹는 즐거움도 감소되고 딱딱한 식품 저작 시 불확실하게 저작이 이루어져 정상적인 소화 작용이 이루어지지 않으며 이러한 저작운동은 중추신경계에도 영향을 미친다. 치아는 척추동물의 소화기관에 있어서 최상단에 위치하며 기계적인 소화 작용을 하는 부분으로 음식물 섭취에 중요한 역할을 한다. 따라서 건강한 치아는 수명과도 연결된다.

치과의료는 치아와 그 주위조직을 중심으로 구강 전역 및 이들과 관계하는 주위조직에 대한 질병(disease)과 장애(disfunction)에 관하여 연구하고 이것을 예방하고 처치하는 의료의 한 분과이며, 치아, 구강 및 악 등에 관계되는 여러 가지 병의 근원이나 이상에 대하여 이론과 의술을 응용하여 치과의사를 비롯한 전문적인 사람들에 의해 전문적인 입장에서 치료하거나 예방하는 의료행위를 말한다.

이러한 치과의료의 발전 과정을 보면 일반 의료와 비교하여 볼 때 여러 가지 면에서 다르다.

첫째, 치과의료의 주된 대상은 치아, 치은, 악골이므로 협소한 구강 내에서 시술이 행하여져야 하기 때문에 기술적인 숙련을 많이 필요로 한다.

둘째, 치아는 경조직으로 구성되어 있고 치은은 연조직으로 구성되어 있으며 여기에는 신경과 혈관이 분포되어 있다. 따라서 치아를 삭제하거나 신경을 제거하고 빼는 등의 치료 시에는 많은 주의가 필요하다.

셋째, 치과의료에서는 비생물계 재료, 즉 금속(metal), 합성수지(resin), 도재(ceramic) 등으로 제작한 인공장치물을 구강 내에 장착하여 치아나 주위조직 및 악의 경조직과 연조직의 결손 된 부분의 형태를 재현시켜 구강 내에서 음식물을 씹고, 마시고, 발음하는 작용을 회복시켜 준다.

넷째, 치아가 갖는 외관상의 아름다움 또한 중요한 치아의 역할이 되므로 최근에는 이에 대한 연구가 활발히 진행되어 치과의료의 효과에 커다란 역할을 하고 있다.

II 치과의료 요원

의료를 행하는 의료기관으로는 의료법(제30조) 상 종합병원, 병원, 요양병원, 의원, 치과병원, 치과의원, 한방병원, 한의원, 조산원이 있다. 이러한 의료기관은 의사, 치과의사, 한의사, 조산사, 국가 또는 지방자치단체, 의료업을 목적으로 설립된 의료법인, 민법 또는 특별법에 의하여 설치된 비영리법인, 정부투자기관관리기본법의 규정에 의한 정부투자기관, 지방공기업법에 의한 지방공사 또는 한국보건복지의료공단법에 의한 한국보훈의료공단에 의해서만 개설될 수 있다. 의료인의 의료업에 대하여는 부가가치세를 면제하고(부가가치세법 제12조), 의료인이나 국가 또는 비영리 법인 등에 국한하여 의료기관을 개설할 수 있도록 제한하고 있다.

의료요원은 의료법에 규정된 의료인(의사, 치과의사, 한의사, 간호사, 조산사) 외에 약사, 각종 의료기사, 영양사, 각종 보조요원 등을 포함한다. 전에는 의료에서 의사가 차지하는 비중이 절대적이었으나 현대의료에서는 각종 의료요원이 다 같이 중요한 역할을 차지하며 상호보완적 위치에 있다고 할 수 있다.

의료요원으로서의 의료기사는 의료기사법상 의사, 치과의사의 지도하에 진료 또는 의화학적 검사에 종사하는 자를 말하며 의료기사 등의 종별로는 치과기공사, 치과위생사, 임상병리사, 방사선사, 물리치료사, 작업치료사 및 안경사가 있다. 의료기사의 종별에 따르는 업무의 범위와 한계는 대통령령으로 정한다.

일반적으로 치과의료를 행하는 곳은 치과대학 부속병원, 치과병원, 치과의원, 보건소의 치과이다. 치과의료에 중심이 되는 사람은 치과의사지만 환자에게 보다 좋은 조건에서 양질의 치과의료를 제공하기 위해서는 치과의사 외에도 여러 사람들의 협조가 필요하다. 치과에는 직접 환자를 접하고 치료를 하는 의료 당사자로서의 치과의사와 각자의 전문분야에서 치과의료를 도와주고 있는 치과기공사와 치과위생사가 있다.

1. 치과의사

치과의사(dentist)는 치과의료 및 보건지도를 관장함으로써 구강공중위생의 향상 및 증진에 기여하고 따라서 국민이 건강한 생활을 할 수 있도록 도와주며 의료의 당사자로서 직접 환자를 접하고 치료를 함과 동시에 다른 의료 기술자에게 지시를 하고 그들의 협력을 얻어 능률적이고 확실한 의료가 행하여지도록 한다.

2. 치과기공사

치과기공사(dental technician)는 치과의사의 진료에 필요한 교정장치, 충전물, 작업모형, 보철물, 임플란트맞춤지대주, 상부구조와 같은 치과기공물을 전산설계(CAD/CAM), 삼차원(3D)프린터 또는 주조기 등을 이용해 디자인, 제작, 수리 또는 가공하는 업무에 종사한다(의료기사등에 관한 법률 시행령;2018.12.20).

과거에는 치과기공물 제작을 치과의사 자신이 직접 하였거나 보조사에 의해 행하여 왔으나 의료의 내용이 복잡해지고 수요가 증가됨에 따라 일반 의료와 같이 치과의료에서도 전문적인 기술자가 필요하게 되었으며 치과기공에서 요구되는 작업의 전문성과 숙련도가 높아지게 되고, 고가의 장비와 다양한 시설을 필요로 하게 됨으로써 치과기공사의 역할이 더욱 커졌다.

치과기공물은 치과진료에 있어서 필수적이며 치과의료의 효과와도 대단히 관계가 깊으므로 치과의료 중에서 치과기공사의 역할은 아주 중요하다.

3. 치과위생사

치과위생사(dental hygienist)는 치아 및 구강질환의 예방과 위생에 관한 업무에 종사하는 자로서 치과의사의 지도 아래 진료실 내에서 진료를 보조하거나 치과 예방처치, 구강보건교육 등을 담당하며, 치아 및 구강질환의 예방처치로서 치아 노출면 및 치경의 유리연하에 부착된 부착물과 침착물을 기계적인 조작에 의하여 제거하는 일, 치아 및 구강에 대하여 약물을 도포하는 일, 치과진료를 보조하는 일, 구강보건교육 및 치과보건지도를 주 업무로 한다.

치과기공사와 마찬가지로 치과위생사 역시 의료의 내용이 복잡하고 치과 이용자 수가 늘어감에 따라 전문적인 의료요원이 필요하게 되어 치과의료를 행하는 이상 치과위생사는 없어서는 안 될 존재가 되었다.

또한 최근에는 환자들이 질 좋은 의료서비스를 받고자 하는 수요와 맞물려 치과코디네이터란 새로운 직업도 생겨났다. 치과코디네이터는 치과 내에서 환자의 관리와 서비스를 담당하며, 각 진료별로 환자에게 정확한 정보 전달을 위해서는 전문지식이 필요하므로 이에 대한 업무를 치과위생사가 담당하고 있다.

이 외에도 치과의료를 원활히 행할 수 있도록 하기 위하여 간호사, 간호조무사, 치과조무사, 치과코디네이터, 방사선사, 보건의료정보관리사, 사무원 등이 있으며 치과진료소의 규모나 행하고 있는 치과의료의 내용에 따라 필요로 하는 요원이 각기 다르나 우리나라에서는 치과위생사 제도가 활성화되어 있어 이들의 역할이 크게 요구되고 있지는 않다.

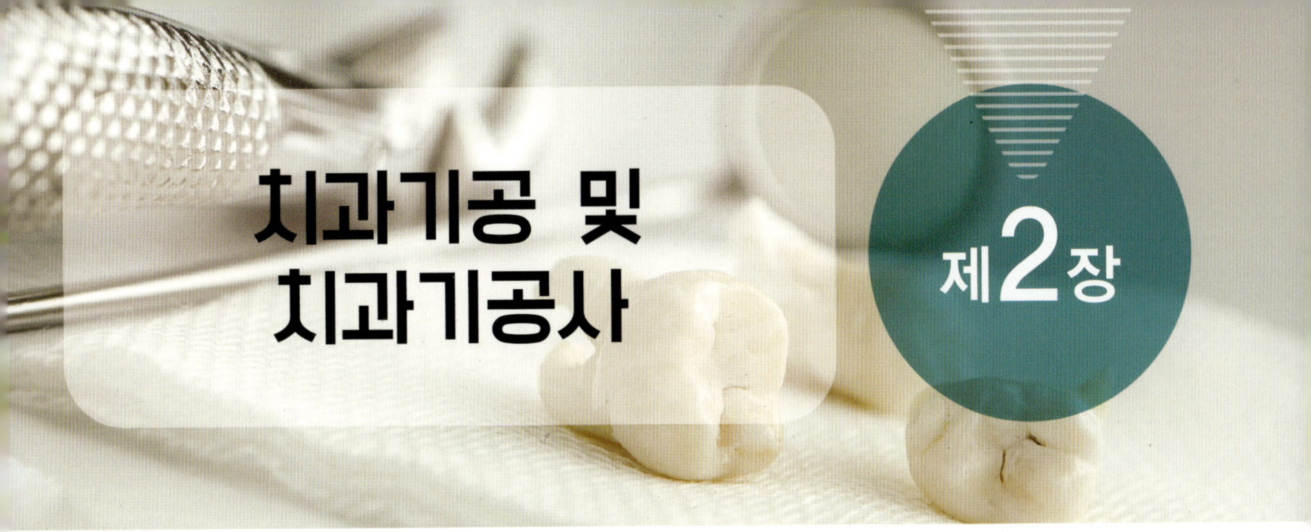

제2장 치과기공 및 치과기공사

I 치과기공

1. 치과기공

치과기공(dental technic)이란 치과의료 안에서 그 목적을 다하기 위하여 특정인에 대한 치과의료용으로 제공하는 치과보철물, 치과충전물, 치과교정장치 등을 전산설계(CAD/CAM), 삼차원(3D)프린터 또는 주조기 등을 이용해 디자인, 제작, 수리 또는 가공하는 것을 말한다.

치과의료에서는 금속, 도재, 합성수지 등 비생물학적인 재료로 제작한 인공장치물들을 구강 내에 장착하는 일이 빈번히 이루어지고 있다. 이러한 인공장치물의 제작은 환자의 구강 내에서 직접 행하는 직접법과 모형 상에서 행하는 간접법이 있다. 그 중 모형 상에서 제작하는 과정을 치과기공이라고 하며 이러한 작업들이 과거에는 치과의사가 직접 하거나 보조사에 의해 제작이 되어졌었다.

그러나 치과재료의 발달에 따라 인상재나 모형재가 개발되면서 구강과 같은 형태를 갖는 모형으로 치아와 주위조직의 형태를 정밀하게 재현할 수 있게 되었고, 상·하악의 교합을 재현할 수 있는 교합기 등이 개발되면서 교합기에 의하여 하악의 운동을 그대로 재현해낼 수 있게 되었다.

이로 인하여 치과의료에서는 모형 상, 즉 간접법에 의하여 금속, 도재, 합성수지 등을 사용하여 보존수복물(inlay), 관(crown), 교(bridge), 국소의치(partial denture) 및 총의치(complete denture) 등을 제작하거나 교정장치(orthodontic appliance), 보격장치(space maintainer), 교합유도장치 등 치료용 장치를 제작하는 작업이 확립되어 구강 내에서의 작업과 분리시킬 수 있게 되었다.

치과기공은 치과의료에서 이루어지는 이러한 행위를 말하는 것이며, 단순히 작품으로서 이러한 인공장치물을 제작하는 것이 아니라 환자에 대한 치료를 목적으로 인공장치물을 제작하는 것을 말한다. 그러나 치과의사가 진료 도중 환자의 인공장치물을 제작할 경우 이것은 치과기공이라고 하지 않으며 그 치과의사의 진료를 보조하는 부분적인 행위도 엄밀한 의미에서의 치과기공은 아니다.

이러한 치과기공물을 정확히 제작하기 위해서는 재료들을 합리적으로 사용하여 그 성질을 충분히 발휘시키지 않으면 안 되며 이에 따른 기계나 기구 등을 합리적으로 조작할 수 있는 기술을 배우지 않으면 안 된다. 종래에는 대부분이 감각적인 조작에 의존하여 인공장치물을 제작하여 왔으나 현재는 치과기공학의 발달과 기자재의 진보에 의하여 이론적 기초에 의해 제작해야 정밀한 치과기공물을 제작할 수 있기 때문에 생물학적인 치과임상의 지식도 충분히 몸에 익히지 않으면 안 된다.

또한 환자의 치아형태와 치열을 보면 각 증례마다 그 양상이 다르기 때문에 각각의 증례에 따라 그 개인에 가장 적합한 인공장치물을 제작하기 위해서는 기술적인 것은 물론 기능적인 숙달을 필요로 한다. 기술은 체계적이며 객관적이나 기능은 개인적이고 주관적으로 연습 효과도 높다. 따라서 치과기공도 이러한 기술과 기능의 기본적인 훈련과 반복적인 훈련, 더 나아가서는 응용 훈련에 의하여 효과적으로 숙달하는 것이 필요하다.

2. 치과기공 업무의 특징

치과기공사의 업무란 기술한 것과 같이 치과의료 행위의 일부분이다. 특히 치과기공물과 밀착된 관계를 가지고 있는 치과진료는 치과기공물이 치과진료의 성패를 좌우할 수도 있다. 이와 같이 중요한 업무를 할 수 있는 사람은 법적으로 자격을 갖춘 치과기공사만이 그 업무에 종사할 수 있으므로 치과기공사는 양질의 치과기공물을 제작하기 위해서 치과기공 업무의 특징을 잘 이해하고 있어야 한다.

치과기공 업무의 특징은 다음과 같다.

1) 제작의뢰서와 모형에 의하여 이루어진다.

치과기공사는 치과보철물을 제작하기에 앞서 환자의 구강 내 조건이 사람마다 각기 다른 형태의 해부학적, 기능적 상태를 가지고 있다는 것을 이해하고, 모형 제작 시 신중을 기해야 하며 제작된 모형의 상태를 잘 관찰하여 변연의 부적절한 위치 선정과 치아의 조건 등을 잘못 숙지함으로써 나타날 수 있는 현상을 예방해야 한다.

치과기공소의 업무상 특성으로 대부분의 치과기공사는 환자를 직접 대면하지 못하고 치과의사의 치과기공물 제작의뢰서(의료기사등에관한법률 시행규칙 서식 5, 표 2-1)에 의해 치과기공물을 제작하게 된다. 그러므로 치과의사는 치과기공물 제작의뢰서를 작성할 때 제작할 환자의 치과기공물 형태는 기본적으로 작성해야 하며 그 환자 고유의 특성을 치과기공물 제작의뢰서에 충분히 기록하여 줌으로써 치과기공사가 치과보철물을 제작하는데 도움을 주어야 한다.

또한 치과기공사는 치료실에서 보내온 치과기공물 제작의뢰서의 내용이 작업을 하는데 불충분할 경우, 전화나 이메일 사진 등의 자료를 이용하여 환자의 상태를 충분히 분석한 후 치과기공물 제작에 임하여야 한다.

2) 작업모형상에서 모든 제작이 이루어진다.

작업모형(working cast)의 제작은 일반적으로 치료실에서 제작되어 치과기공소에 전달되나 작업상 복제모형이 필요할 경우 치과기공소에서 모형을 제작하기도 한다. 이와 같이 작업모형을 제작하는 이유는 구강 내에서 치과기공물을 제작하기란 불가능하기 때문에 구강 내의 상태를 인상재(impression material)를 이용하여 음형(negative form)을 채득하고 그 인상체(impression body)에 경도가 높은 모형재료를 주입하여 구강을 그대로 복제한 양형(positive form)을 얻어내는 것이다.

작업모형은 매우 정확하게 제작되어야 한다. 만약 인상재료나 모형재의 부적절한 사용으로 인하여 변형을 초래하거나 모형재료를 혼합할 때 잘못된 혼수비로 충분한 강도를 얻지 못하였을 경우 작업 진행 중에 모형이 삭제되거나 파절되어 모형의 정확성이 떨어지게 된다. 이러한 부정확한 모형 상에서의 제작된 치과기공물은 아무리 모형과의 적합이 정확하다 할지라도 환자 구강 내에서는 부정확한 형태로 나타날 수밖에 없다.

|표 2-1| 치과기공물 제작의뢰서

[별지 제6호서식] 〈개정 2018. 12. 20.〉

발행번호 제 호

치과기공물제작의뢰서

(치과명:)

제작 의뢰 치과기공소	명 칭			
	소 재 지			
환 자	성 명		성 별	□ 남 □ 여
	생 년 월 일		납품 요구일	

부위

8 7 6 5 4 3 2 1 | 1 2 3 4 5 6 7 8

8 7 6 5 4 3 2 1 | 1 2 3 4 5 6 7 8

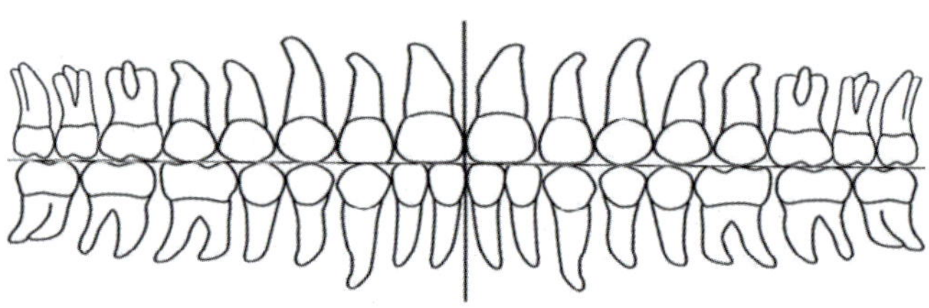

Shade

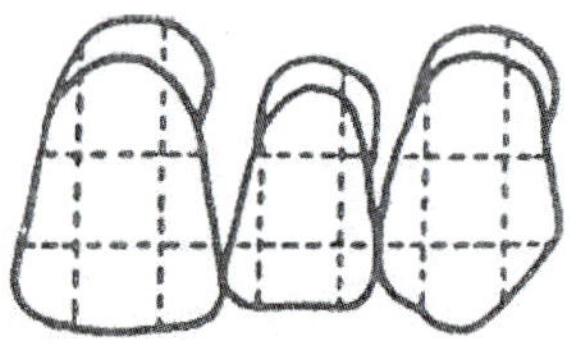

기록사항

「의료기사 등에 관한 법률」 제11조의3 및 같은 법 시행규칙 제12조의5제1항에 따라 위와 같이 제작을 의뢰합니다.

년 월 일

의뢰인 (서명 또는 인)

치과기공소 귀하

※ 2부를 작성하여 의뢰인과 제작자가 각자 1부씩 보관합니다.

130㎜×190㎜[인쇄용지(2급)60g/㎡]

이에 작업모형의 제작은 치과기공의 시작부터 작업이 끝날 때까지 사용되는 매우 중요한 요소이며 경우에 따라서는 치과기공물이 잘못 제작되었을 경우 치과의사와 치과기공사 간의 책임 한계에 대한 구분을 짓는데도 이용된다.

이 밖에도 치과기공물 제작에 사용되는 치과기구나 재료 등의 관리 또한 치과기공사 업무의 일환이다.

3. 치과기공 분야

치과의료의 진료는 보존 치료, 치주병 치료, 소아치과 치료, 노인치과 치료, 구강외과 치료, 구강내과 치료, 치과보철 치료, 치과교정 치료, 예방치과 치료 등으로 나누어져 있다. 이러한 치료들 중에 치과기공과 관련이 있는 치료를 살펴보면 다음과 같다.

1) 보존 치료

보존 치료란 치아경조직의 실질결손을 수복하는 치과보존수복(operative dentistry)과 치아경조직, 치수 및 치아지지조직 질환의 예방 및 치료를 하는 치내치료(endodontics)와 치주치료(periodontics)를 말한다. 그 중에서 치아우식이나 외상을 치료하고 치관 부위의 치질에 형성해 놓은 결손부를 해부적, 기능적 형태로 수복시키기 위하여 충전이 이루어진다.

이 치료에 사용되어지는 치과충전물 중에서 금속 inlay, 도재 inlay, 수지 inlay 등 간접법에 의한 제작이 치과기공으로서 취급되어지며 동요된 치아를 안정시키기 위한 고정장치 제작도 치과기공에서 취급된다.

2) 치과보철 치료

치과보철 치료란 치아의 비교적 큰 실질결손이나 상실에 대하여 이것을 수복, 보철하는 치료이고 치열의 부정 또는 장애된 기능과 외관을 정리하여 수복하는 일과 계속해서 발생하는 질환의 예방을 도모하는 치료이다. 그 치료와 방법에 따라 관교의치보철(crown & bridge prosthesis), 국소의치보철(partial denture prosthesis), 총의치보철(complete denture prosthesis) 및 악안면보철(maxillofacial prosthesis) 등으로 나누어진다.

치관보철(crown prosthesis)은 치관부 치질 결손에 대한 치료이고, 교의치보철(bridge

prosthesis)은 소수치아의 결손에 대한 치료이다. 소수의 치아에서 다수의 치아에 이르는 결손에 대한 치료는 국소의치보철(partial denture prosthesis)이며 치아를 전부 상실되었을 때의 치료가 총의치보철(complete denture prosthesis)이다. 또한 외상이나 외과적 처치로 인하여 안면 및 악골이 결손 되었을 때 그 부분을 보철하는 것이 악안면보철(maxillofacial prosthesis)로 모두가 다 악골과 교합의 기능 및 심미성을 회복한다(제 8장 치과보철물 참조).

치과보철 치료에서는 치관부의 형태 이상, 배열 이상, 치아우식, 치주질환 및 기타의 원인에 의한 치관의 실질결손과 치아의 상실 및 그 주위조직의 손상에 대하여 치료를 한 후 그 결손 된 부위에 치과보철물을 장착하여 형태, 기능, 심미성을 회복시키고 회복상태를 길게 유지하는 것을 목적으로 하는 치료이다. 이러한 치과보철 치료를 위하여 만들어지는 인공장치물을 총칭하여 치과보철물(dental prosthesis)이라고 한다.

치과보철물의 종류는 대단히 많고 대부분이 치과기공으로 취급되고 있다. 더구나 치과보철 치료는 치과의료 중에서도 가장 특징이 있는 치료이며 반드시 무엇인가의 비생물학적인 재료를 이용하여 인공장치물을 제작하는 것으로 치과기공과는 가장 관계가 깊다. 이 치과보철물의 제작에 있어서는 많은 재료와 기구가 사용되며 숙련된 다양한 기술과 기능이 응용되고 있다.

3) 치과교정 치료

치과교정 치료란 치열부정이나 치아, 치주조직, 악골과 그것들을 포함한 악의 비정상적인 성장 발육에 의한 부정교합과 악의 이상관계를 교정치료(orthodontic treatment)로써 정상교합에 가깝게 치료하여 저작이나 발음의 기능을 향상시켜 바른 기능과 안모의 개선을 도모하기 위한 치료를 말한다.

치과교정 치료에는 진단을 하기 위해 채득한 악 형태의 모형과 치료에 사용하는 교정장치(orthodontic appliance) 및 보정장치(retainer) 등 치아의 이동 및 보정에 사용하는 여러 가지 장치가 있다. 이러한 장치를 모형 상에서 제작하는 것이 치과기공으로 취급되고 있다.

4) 소아치과 치료

환자로서 소아의 취급은 성인의 경우와 다르므로 소아에 대한 치과질환의 치료가 별도로 나누어져 있다. 소아의 성장 발육이라는 특수성을 감안하여 그 구강영역에서 정상적인 발육을 도모하여 병의 원인이나 이상 등을 치료하고 예방하여 정상적인 영구치의 교합이 확립되도록 치료하는 것이 소아치과이다.

소아치과 치료에는 소아용 치과보철물과 치과충전물 및 치아의 정상 맹출(eruption)을 도와주는 보격장치(space maintainer) 등이 있다. 이러한 장치를 모형 상에서 제작하는 것이 치과기공으로 취급된다.

5) 기타

상기의 치료 외에 치아, 구강, 악의 질환 또는 외상 등을 치료하는 외과적 치료, 악관절 및 안면통증 등을 치료하는 구강내과 치료, 치주질환 등을 치료하는 치주 치료, 고령자를 대상으로 하는 노인치과 치료, 심신장애자를 대상으로 하는 심신장애자 치과 치료 등이 있다. 이러한 치료 중에서 치과보철물이나 치과충전물 또는 치료 장치를 필요로 하는 경우 치과기공으로서 그 제작을 취급한다.

의료의 내용이 고도화되고 복잡해짐에 따라 새로운 재료와 기법을 이용한 치과보철물, 치과수복물, 치료장치(이하 총칭하는 치과기공물이라고 함)가 개발되고 있으며 따라서 치과기공도 그 진보에 발맞추어 항상 그에 대한 지식, 기술, 기능을 충분히 습득하지 않으면 안 된다.

II 치과기공사

1. 치과기공사

치과기공사(dental technician)는 치과기공이라는 전문직 업무에 종사한다. 전문직이란 전문적인 지식이나 기술이 필요한 직업으로 정의(표준국어대사전)되며 예전에는 의사, 치과의사, 변호사 등을 일컬어 왔으나 직업의 세분화와 함께 수많은 전문직이 존재하게 되었다. 전문직의 특징은 그 직업의 영역과 책임의 독자성이 있고 자신의 책임과 판단에 의하여 업무가 이루어지는 것을 말한다.

치과기공사는 이 업무에 종사하기 위하여 자신이 가지고 있는 지식과 기법을 활용하여 기술과 기능을 구사하여 치과기공물을 제작하고 있다. 물론 일정한 이론과 술식에 따라서 치과기공물을 제작하기는 하나 그 내용은 불변이 아니고 기구나 기술의 개발과 개량, 새로운 기술의 소개 등에 의하여 항상 변화하며 치과의료의 향상에 기여를 하는 중대한 역할을 하고 있다.

이러한 조건하에서 치과기공사로서 전문 의료요원으로 종사하기 위해서는 의료관계자로써의 높은 윤리성과 봉사성이 요구된다. 일반적인 사회인으로서의 교양은 물론이며, 전문영역에 관한 지식의 습득과 기술, 기능의 습연을 쌓아 그 업무의 정확, 신속 등 봉사의 기본을 다 할 수 있어야 치과기공사로서의 책임을 완수하게 된다. 그러므로 치과기공사는 항상 향상에 힘쓰는 자세와 자율성을 가지는 것이 필요하다.

치과기공사는 직업으로서 사회생활을 영위하는데 기본적인 것은 물론이지만 치과의료에 있어서 중요한 구성원이라는 입장에서 치과기공의 발전과 향상에 노력하여 항상 최고의 기술 수준을 확보하도록 연구하고 치과기공이 전문 직업으로서 확립되도록 노력하여야 한다. 그리고 치과기공이 사회적으로 보아 없어서는 안될 중요한 직업이라는 자부심과 함께 과학적이고 전문적이며 체계적인 전문 과학에 준하는 지식적 실체를 가지고 있어야 하는 자세로 업무의 이론 및 실체를 연구하고 학습하여 그 성과를 지속적이고 계통적으로 개발하여야 한다.

또한 치과기공사는 치과의사 뿐 아니라 치과위생사, 치과조무사, 사무원 등 치과의료에 종사하는 사람들과 서로 협력하여 그 업무를 행하게 된다. 따라서 이러한 구성원들과 좋은 대인관계를 맺는 것은 그 업무를 수행하는데 꼭 필요한 조건이다. 특히 같은 직장 내에서 동료 간의 원활한 대인관계는 직장의 분위기를 좋게 하고 작업능률을 올리기 위해서도 대단히 중요하다. 좋은 대인관계를 맺기 위해서는 상대를 잘 알아야 한다. 사람은 각기 개인차가 있고 더욱이 마음의 동요에 따라서 본래의 자세를 변화시키기 쉽기 때문에 폭넓은 인간관계를 갖도록 노력하고 사회적 상식을 기르고 좋은 대인관계를 가질 수 있도록 해야 한다.

그 외에 다른 의료관계자와의 관계에 있어서도 원활한 협력을 유지하고 사회적 연대를 실현하고 크게는 인류의 복지에 공헌한다는 사회적 사명을 완수하도록 하여야 하며, 스스로의 지성을 높여 교양을 풍부하게 하고 인간으로서 덕성의 함양에 노력하며 나아가서는 직업의 명예를 지키도록 최선을 다 해야 한다.

2. 치과기공사의 업무

치과기공사의 업무 범위와 한계에 대하여는 의료기사등에관한법률 시행령 제3조 제5항에 다음과 같이 규정하고 있다. “치과기공사는 치과진료를 행하는 의료기관 또는 시장·군수·구청장(자치구의 구청장에 한한다)이 인정하는 치과기공 시설에서 치과의사의 진료에 필요한 치과기공물·치과충전물 또는 치과교정장치의 제작·수리 또는 가공 및 기타 치과기공 업무에 종사한다”고 법적인 규정을 하였다.

시행령의 규정과 같이 치과기공사의 업무 형태는 치과기공사가 치과기공소를 개설하여 다른 치과기공사를 고용하여 치과기공을 행하는 경우와 치과기공사로서 치과기공소에 근무하면서 관리자의 지시를 받아 치과기공 업무를 행하는 경우, 병·의원의 치과기공실에 치과기공사로서 근무를 하여 치과기공물이나 이와 유사한 장치물을 제작하거나 수리하는데 있다.

따라서 치과기공사는 치과보철물 및 가철성 치과교정장치물을 제작하는데 필요한 치과기공 기술 이론을 습득해야 하며, 현장에서 활용할 수 있는 치과보철물, 치과교정장치물은 물론 구개폐쇄장치나 악안면보철에 사용되는 부목 등 특수장치를 직접 제작할 수 있어야 한다. 또한 치과기공물 제작에 사용되는 금속이나 합성수지 등의 가공처리와 치과재료와 장비 등도 효율적으로 관리할 수 있어야 하며 치과보철물을 효과적으로 관리하고 치과 관련 업무를 하는 사람들과의 원활한 관계 유지 및 관리를 할 수 있는 치과기공 경영 전반에 대한 기본 지식도 가지고 있어야 한다.

최근에는 4차 산업혁명 도래에 따라 기존의 수작업 아날로그방식에서 CAD/CAM, 구강스캐너, 3D프린터 등을 활용한 디지털방식으로 전환되고 있는 추세이므로 CAD/CAM, 구강스캐너, 3D프린터 등의 디지털 장비들을 활용한 치과기공물 제작 기술과 이론을 습득해야 한다.

치과기공물은 치과의사에 의하여 환자의 구강 내에 장착이 되므로 구강 내 문제점으로 인한 치과진료 시 치과기공사는 시술 인력으로서 치과의사 및 치과위생사와 함께 한 팀을 이룬다. 그러므로 양질의 치과보철물을 제작하여 환자에게 치과기공물에 대한 만족감을 주기 위해서는 각각의 구성원이 서로의 역할을 함에 있어 정확한 업무 파악과 행위를 할 때 가능하다.

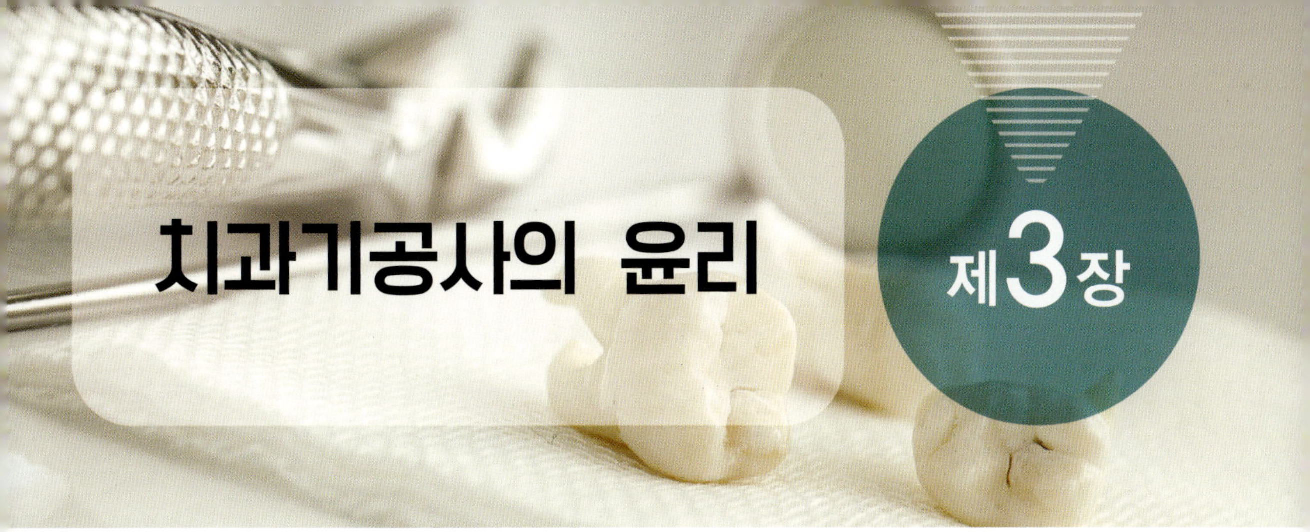

제3장 치과기공사의 윤리

1. 직업윤리

우리는 직업을 통하여 사회적 역할을 다하고 있다. 직업은 크게 세 가지 기능을 지닌다고 볼 수 있다. 우선, 직업은 경제적으로 안정된 삶을 영위해 나가기 위한 중요한 생계유지 수단이다. 또한, 직업은 개인의 잠재력과 재능을 발휘하는 터전으로 자아실현을 이루는데 중요한 역할을 한다. 마지막으로, 직업은 원만한 사회생활의 영위와 사회적 봉사의 중요한 수단이 된다.

직업은 많은 준비를 통하여 얻을 수 있을 뿐만 아니라 가장 많은 시간을 할애하는 활동이며, 자신의 정체성을 나타내는 중요한 매개가 된다. 또한, 직업은 인간이 독립적인 삶을 꾸려 나가려고 경제적 보상을 받으면서 자발적으로 하는 지속적인 일 또는 활동을 의미한다.

급속히 변화하는 사회기구나 기술혁신 속에서 각자의 직업이 복잡화되고 다양한 직종이 존재하게 되며 또 시대의 변화에 따라 그 직종도 변해가고 있다.

직업은 각각 사회적 역할을 분담하지 않으면 안 된다. 그러한 의미에서 각각의 직종에 따른 직업윤리가 필요하게 되었고, 그 내용은 사회의 변화에 따라 변해가고 있는 것이다.

직업의 세계에서 지켜야 할 윤리는 인간에게 보편적으로 요구되는 윤리와 상당 부분이 겹친다. 왜냐하면, 특정 직업을 가진 사람 역시 직업인이기 이전에 인간이고, 직장 내에서 다양한 사람과 관계를 맺어야 하며, 직업은 사회적 역할을 분담하는 성격을 지니기 때문이다. 그러므로 인간관계의 도리와 질서를 의미하는 윤리는 직업의 세계에서도 통용된다고 할 수 있다.

윤리란 일정한 관계에 있는 사람의 공동체가 가져야 할 정해진 일이며, 사람으로서 행하여야 할 정도(正道, the right path)라고 하는 것이다. 도덕이란 언행과 밀접한 관계를 가지며 인간이 지켜야 할 도리나 바람직한 행동 규범이다. 사람이 집단으로 구성하는 사회 속에서 생활해 가는데 생각하는 기본이 되는 것이다. 또 사회 속에서는 서로가 같이 생활해 가는데 가지가지의 직업에 대하여는 그 직업의 윤리가 요구되고 있다.

사람들이 지켜야 할 개인 윤리를 바탕으로 각자가 자기 직업에 종사하는 과정에서 요구되는 별도의 덕목과 행위규범을 바탕으로 정직과 성실, 신의, 책임, 의무와 같이 인간이라면 누구나 지켜야 할 기본 윤리가 그 예이다. 이를 직업윤리의 일반성이라고 말한다.

직업윤리는 특정한 직업을 가지고 있는 사람들에게 요구되는 규범을 말한다.

직업인으로서 가져야 하는 직업윤리는

첫째, 직업을 하늘이 자신에게 부여한 일로서 성스럽게 받아들여 그 일에 열성을 가지고 성실히 임하려는 소명 의식과 천직 의식을 가지고 있어야 한다.

둘째, 일정한 직업을 가지고 활동함으로써 조직 사회의 기능을 분담하여 직·간접으로 직분을 수행하며 사회의 유지 및 발전에 참여를 해야 하는 직분 의식을 가지고 있어야 한다.

셋째, 직업을 통해서 사회에 봉사하는 봉사 정신이 있어야 한다.

넷째, 자기 직업에 애정을 가지고 자신이 맡은 일을 자율적, 자주적으로 행하며, 성실하게 책임을 다하려는 책임 의식이 있어야 한다.

다섯째, 자신의 직무와 관련된 기술과 지식을 습득하여 자기 분야를 책임질 수 있는 전문가 정신이 있어야 한다.

여섯째, 직장 내에서 서로 협동하고 돕는 자세를 가져야 한다.

일곱째, 직무 수행 과정에서 국가나 사회 및 개인을 위해 헌신하는 협동 봉사 정신의 자세를 지녀야 한다.

국가직무능력표준(NCS, National Competency Standards)에서는 직업기초능력 10가지 중 직업윤리에 대한 학습모듈을 활용할 수 있도록 하고 있다. 직업윤리는 근로윤리와 공동체윤리 두개의 하위능력을 갖고 있으며 성취수준은 표 3-1과 같다. 직업윤리 하위능력별 교육내용으로서의 지식, 기술, 상황은 표 3-2와 같다. 또한 사전평가리스트를 활용하여 학습자의 직업윤리수준을 확인할 수 있다(표 3-3).

|표 3-1| 기초직업능력으로서 직업윤리표준에 따른 성취수준

<table>
<tr><th colspan="2">구분</th><th colspan="2">성 취 수 준</th></tr>
<tr><td colspan="2" rowspan="3">직업
윤리</td><td>상</td><td rowspan="3">근로자에게 요구되는 기본적인 윤리를 준수하고 있는가?
공동체의 유지·발전에 필요한 기본적인 윤리를 준수하고 있는가?</td></tr>
<tr><td>중</td></tr>
<tr><td>하</td></tr>
<tr><td rowspan="7">하
위
능
력</td><td rowspan="3">근로
윤리</td><td>근면성</td><td>직장생활서 있어 부지런하고 꾸준한 자세를 유지하고 있는가?</td></tr>
<tr><td>정직성</td><td>직장생활에 있어 속이거나 숨김이 없이 참되고 바르게 행동하는가?</td></tr>
<tr><td>성실성</td><td>맡은 업무에 있어서 자신의 정성을 다하여 처리하는가?</td></tr>
<tr><td rowspan="4">공동체
윤리</td><td>봉사
정신</td><td>자신의 이해를 먼저 생각하기보다는 국가, 기업 또는 남을 위하여 애써 일하는 자세를 가졌는가?</td></tr>
<tr><td>책임
의식</td><td>주어진 업무 또는 하기로 하고 맡은 업무는 어떠한 일이 있어도 하는 자세를 가졌는가?</td></tr>
<tr><td>준법성</td><td>직장에서 정해진 규칙이나 규범 등을 지키고 따르는가?</td></tr>
<tr><td>직장
예절</td><td>직장생활과 대인관계에서 절차에 맞는 공손하고 삼가는 말씨와 몸가짐을 가졌는가?</td></tr>
</table>

|표 3-2| 직업윤리 하위능력별 교육내용으로서의 지식, 기술, 상황

하위능력	교육 내용	
근로 윤리	K(지식)	- 근로윤리의 의미 - 근로윤리의 특성 - 일에 대한 존중을 바탕으로 하는 근로윤리 - 특수직업 윤리 각 직종·직장별 특성에 맞는 고유한 행위 규범 - 근면의 의미와 근면한 생활 - 정직의 의미와 정직한 생활 - 성실의 의미와 성실한 생활
	S(기술)	- 직장생활에서 정해진 시간을 준수하며 생활 - 맡은 바 역할을 타인에게 전가하지 않는 행동 - 권위적이고 오만한 행동 지양 - 남이 한 일이나 아이디어를 도용하거나 가로채지 않는 행동 - 공사를 불문하고 지킬 수 있는 약속만을 말하고 철저히 지키는 행동 - 타회사 경영정보나 기술의 불법적인 취득 행위 지양 - 회사 경영정보나 기술정보를 이용한 사적 이익 추구 행위 지양 - 자신이 세운 목표를 달성하기 위해 부지런한 생활을 유지 - 검소한 생활 자세를 유지하고 화목한 가정을 유지 - 심신을 단련하고, 금주·금연운동에도 앞장 - 맡은 바 임무에 최선을 다함 - 직장생활에서 주어진 업무를 성실히 수행 - 직장 생활에 있어서 근면한 생활을 행동으로 표출
	C(상황)	- 업무를 적극적으로 추진해야 하는 경우 - 자기 발전을 위해 스스로를 개발해야 할 경우 - 업무에 성실히 임해야 하는 경우 - 공정한 인사를 해야 하는 경우 - 직업인으로서 윤리를 지켜야 하는 경우
공동체 윤리	K(지식)	- 공동체윤리의 의미와 특성 - 인간사회의 존중을 바탕으로 하는 공동체 윤리 - 특수직업 윤리 각 직종·직장별 특성에 맞는 고유한 행위 규범 - 타율적 구속의 윤리 - 봉사의 의미와 봉사하는 생활 - 책임의 의미와 책임 있는 생활 - 준법의 의미와 준법적인 생활 - 직장 예절
공동체 윤리	S(기술)	- 자신의 이익을 배제하고 타인에게 봉사하려는 마음가짐을 행동 표출 - 힘들고 어려운 일에 솔선수범 하는 행동 - 사랑과 봉사의 자세로 어려운 형편에 있는 이웃과 동료를 돕는 행동

하위능력	교육 내용	
		- 지역사회와의 자매결연, 지역협력 사업에 지원을 아끼지 않는 행동 - 주어진 업무에 책임 의식을 가지는 자세 - 직무나 직책을 이용한 금품수수, 청탁, 알선 행위 지양 - 회사 내 사규와 사훈을 지키며 생활 - 사내 윤리규범의 진정한 의미를 숙지하여 업무에 적용 - 다른 임직원으로 하여금 윤리규범을 위반하도록 종용하거나 방관하는 행위 지양 - 인종, 종교, 성별, 출신지, 학벌, 연령, 신체적 특성 차이를 이유로 불쾌감을 주거나 괴롭힘을 가하지 않는 행동 - 직장 내에서의 상하관계에 있어서의 예절을 지키며 생활 - 칭찬, 격려 등 긍정적인 언행을 생활화 - 공과 사를 구분하고 직장 동료와의 예절을 지키며 생활 - 사회적으로 금지되거나 비난의 대상이 되는 퇴폐적 행위 지양 - 부드러운 미소와 눈빛으로 즐겁고 편안한 분위기 조성 - 이성 근로자에 대한 성예절을 생활화
	C(상황)	- 업무를 책임감 있게 수행해야 할 경우 - 회사나 기관의 규정과 규칙을 철저히 지키며 법을 준수하려는 마음가짐을 지녀야 할 경우 - 안전사고에 유의하며 업무를 수행해야 할 경우 - 업무 수행에 있어 국가, 사회 및 이웃을 위해 봉사한다는 마음가짐을 지녀야 하는 경우 - 자신의 명예를 걸고 최선을 다해 업무를 수행해야 하는 경우 - 자신의 직업을 천직으로 여겨야 하는 경우 - 현재 몸담고 있는 회사 또는 기관을 평생 일터로 여겨야 하는 경우 - 직장 생활에 필요한 예의범절을 지켜야 하는 경우 - 공정하게 업무를 수행해야 하는 경우

|표 3-3| 직업윤리의 사전평가 체크리스트

문항	그렇지 않은 편이다.	보통인 편이다.	그런 편이다.
1. 나는 사람과 사람 사이에 지켜야 할 도리를 지킨다.	1	2	3
2. 나는 시대와 사회상황이 요구하는 윤리규범을 알고 적절히 대처한다.	1	2	3
3. 나는 직업은 나의 삶에 있어서 큰 의미가 있다고 중요하다고 생각한다.	1	2	3
4. 나는 업무를 수행하는 중에는 개인으로서가 아니라 직업인으로서 지켜야 할 역할을 더 중요하게 생각한다.	1	2	3
5. 나는 내가 세운 목표를 달성하기 위해 규칙적이고 부지런한 생활을 유지한다.	1	2	3
6. 나는 직장생활에서 정해진 시간을 준수하며 생활한다.	1	2	3
7. 나는 이익이 되는 일보다는 옳고 유익한 일을 하려고 한다.	1	2	3
8. 나는 일을 하는데 있어 이익이 되더라도 윤리규범에 어긋나는 일은 지적하는 편이다.	1	2	3
9. 나는 조직 내에서 속이거나 숨김없이 참되고 바르게 행동하려 노력한다.	1	2	3
10. 나는 지킬 수 있는 약속만을 말하고 메모하여 지키려고 노력한다.	1	2	3
11. 나는 내가 맡은 일을 존중하고 자부심이 있으며, 정성을 다하여 처리한다.	1	2	3
12. 나는 건전한 직장생활을 위해 검소한 생활자세를 유지하고 심신을 단련하는 편이다.	1	2	3
13. 나는 내 업무보다 다른 사람의 업무가 중요할 때, 다른 사람의 업무도 적극적으로 도와주는 편이다.	1	2	3
14. 나는 평소에 나 자신의 이익도 중요하지만, 국가, 사회, 기업의 이익도 중요하다고 생각하는 편이다.	1	2	3
15. 내가 속한 조직에 힘들고 어려운 일이 있으면 지시받기 전에 자율적으로 해결하려고 노력하는 편이다.	1	2	3
16. 내가 속한 조직에 주어진 업무는 제한된 시간까지 처리하려고 하는 편이다.	1	2	3
17. 나는 속한 조직에서 책임과 역할을 다하며, 자신의 권리를 보호하기 위해 노력한다.	1	2	3
18. 나는 업무를 수행함에 있어 조직의 규칙과 규범에 따라 업무를 수행하는 편이다.	1	2	3
19. 나는 조직생활에 있어서 공과 사를 구별하고 단정한 몸가짐을 하는 편이다.	1	2	3
20. 나는 질책보다는 칭찬이나 격려 등의 긍정적인 언행을 더욱 하는 편이다.	1	2	3

2. 치과기공사의 윤리

치과기공사의 윤리는 인간으로서 사회생활을 영위하는데 필요한 규범은 물론 치과의료 관계자로서 그리고 치과기공이 전문직이라는 데서 성립된다.

전문직이란 사회적 지위가 높고 장기간의 교육 훈련을 통해서 습득한 전문적인 지식과 기술을 바탕으로 그들이 일하는 조직으로부터 독립된 지위를 형성한 직업이다. 일반적으로 의사, 치과의사, 법률가 등을 일컬어 왔으나 직업의 세분화와 함께 수많은 전문직이 존재하게 되었다.

전문직의 특징은 그 직무의 영역과 책임의 독자성이 있고, 자신의 책임과 판단에 의하여 업무가 이루어지는 것이다.

치과기공사는 치과기공이라는 업무에 종사한다. 직업 활동을 위해서는 자신이 가지고 있는 지식과 손과 발을 움직여서 기술, 기능을 구사하고, 기공물을 제작한다. 물론 일정한 이론과 술식에 따라서 하고 있으나 그것은 인간의 능력의 발휘라고 할 수 있다.

또 치과의료관계자로서 자신의 기술, 기능을 통하여 인간의 건강에 관여한다는 사회적 연대의 실현이라는 가치관이 있다. 다시 말해서 치과기공의 내용이나 가치에 있어서는 불변의 것이 아니고, 기계의 개발, 개량과 같이 기술적인 개량, 개발에 의한 요소에 의하여 항상 변화를 도모하며 치과의료의 향상에 기여해야겠다는 중대한 역할을 가지고 있다.

치과기공은 전문 직업이다. 따라서 치과기공은

첫째, 사회적으로 보아 대단히 중요하며 없어서는 아니 될 직업분야이다.

둘째, 고유의 전문 과학에 기초를 두는 지식적 실체를 가지고 있다.

셋째, 치과기공 지식은 과학적으로 전개하여 경험에 따라서 증명된 전문적이고, 체계적인 내용을 가지고 있다.

넷째, 직업으로서 명확한 윤리강령을 가지고 있다.

다섯째, 직업적 행위의 판단과 결과의 책임은 그 행위자가 지지 않으면 안될 업무내용을 가지고 있다.

여섯째, 일정의 교육기관에서 업무의 이론 및 실체를 연구하고 학습하며 그 성과를 지속적이며 계통적으로 개발한다.

각각의 직업에서는 국가기관이나 단체 및 협회 등에서 관련법이나 또는 윤리강령을 제정하여 직업에서 요구하는 직업윤리를 제시하고 있다. 이는 그 직업에 종사하는 각자가 자각하고 안하고에 상관없이 확립되어야 한다.

의료인의 윤리는 한사람의 의사, 치과의사에 그치지 않고 의료관계자에 있어서도 그대로 적용되는 직업윤리이다.

치과기공사는 치과 기공의 발전 향상에 노력하여 항상 최고의 기술수준을 유지하도록 해야 하며, 전문 직업으로서 확립되도록 도모하고, 항상 직분을 지켜 타 치과의료관계자와 원활한 협력을 유지해야 하며, 사회적 연대를 실현하고 나아가서 인류의 복지에 공헌한다는 사회적 사명을 완수해야 한다. 지성을 높여 교양을 풍부히 하고 인간으로서 덕성의 함양에 노력하며, 나아가서 직업의 명예를 지키고, 직업의 윤리를 고양시켜야 한다.

대한치과기공사협회는 국민의 구강보건 향상과 치과기공 분야의 학술연구와 치과기공 업무수행에 관한 편의를 제공하며, 회원의 권익을 옹호하고 상호간의 친목 도모를 위하여 다음과 같은 윤리강령을 제정하였다.

- 나는 인류의 구강보건향상을 위하여 헌신적으로 봉사한다.
- 나는 그 직무를 수행하기 위하여 학술연마에 끊임없이 노력한다.
- 나는 선배를 존경하고 동료와의 우의를 돈독히 하며 후배를 선도함에 힘쓴다.
- 나는 인류의 도덕앙양과 문화향상을 위하여 적극 노력한다.

치과기공사가 제작하는 치과기공제작물 등은 구강 내에 장착되면 생체의 일부가 되므로 저작기능 회복, 발음기능 회복, 심미성의 3대 요소에 만족하도록 기공물을 제작함에 있어 세심한 주의를 기울여야 하고, 치과의료를 통하여 국민의 건강 유지에 기여를 해야 한다. 기술의 향상을 도모하고, 치과기공사의 윤리에 반하지 않기 위하여 항상 신경을 써야 하며, 치과기공사회에 가입을 하여 협회의 발전에도 기여해야 한다.

또한 치과기공사는 개인의 능력이나 품성을 갈고 닦아야 함은 물론, 서로 협력하며 기술향상을 추구하여 사회의 신뢰를 얻어야 한다. 사회의 규칙을 중요하게 여기고 책임과 봉사를 잊어서도 안 된다. 치과기공에 대한 연구를 위하여 꾸준히 노력하고 치과의료를 통하여 국민에 봉사하는 자세를 가져야 하며, 치과의료관계자 간의 융화를 도모하고, 직장의 동료들과도 서로 존중하고 협력하려는 마음가짐을 가져야 한다.

치과기공 업무를 수행함에 있어 치과기공사는 치과의사는 물론이고 치과의료에 종사하는 여러 사람과도 서로 원활한 유대관계를 맺는다는 것은 업무 수행 이상으로 필요한 일이다. 특히 같은 직장 동료와의 소통(communication)은 직장의 분위기를 좋게 하고 작업

능률을 올리는데 대단히 중요하며, 서로 간의 원활한 대인관계는 업무를 매끄럽게 (smooth)하는데 반드시 필요한 요인 중에 하나이다.

원활한 대인관계를 맺기 위해서는 인사, 말씨, 태도 등과 연락, 확인, 보고 등 업무상 최소한의 규칙이 사회적 상식에 따라야 한다.

좋은 대인관계를 맺기 위해서는 상대방을 잘 알아야 한다. 사람은 각각 개인차가 있으며 마음에 동요도 수시로 변한다. 그렇기 때문에 항상 노력해서 폭넓은 인간관계가 되도록 마음을 쓰고, 사회적 상식을 길러 좋은 대인관계를 유지하도록 노력하는 것이 필요하다.

또한 치과기공은 치과의료의 일부로 치과의료관계자로서의 높은 윤리성과 봉사성이 요구된다. 따라서 일반적인 교양은 물론이며, 전문영역에 관한 지식의 습득과 기술, 기능의 연습을 반복 축적함으로서 업무의 정확, 신속, 친절 등 서비스의 기본을 완수하게 되어 치과기공사로서의 책임을 완수할 수 있게 된다. 그 때문에 항상 발전하기 위하여 노력하는 자세와 자율성을 가져야 한다.

치과기공이라는 직종은 이전에도 있었으나 치과기공 및 치과기공사가 법적으로 규정된 것은 1963년으로 비교적 새로운 직업으로 인식되기 때문에 앞으로 기대되는 직업 또는 직업인으로서 스스로가 쉬지 않고 끊임없이 노력하는 것이 필요하다.

제4장 치과기공의 역사

I 치과기공의 역사

1. 고대 치과기공의 역사

태초에도 역시 질병은 존재하였고 동물과 인간의 신체 모든 부위는 물론 치아에도 질환이 침입하였다. 지금으로부터 약 1억년 전 공룡이 살았던 흔적이 있다. 그 동물의 골격은 현재 Ottawa의 국립박물관에 보존되어 있으며 그 동물의 치아에서 caries가 발견되었다. 또한 약 10만년 전 살았던 Neanderthal인이나 약 2만 5천년 전 Cromagnon인의 초기 인간들의 두개골에서도 치과질환을 앓았던 흔적을 볼 수 있다. 고대 이집트에도 유골들을 조사해 본 결과 그들 역시 여러 가지 구강 질환을 앓았던 것을 알 수 있었다. 이처럼 우리 인간은 태초부터 치통을 앓고 있었던 것이다.

이집트가 문명을 발달시킨 최초의 국가라는 것은 잘 알려진 사실로서, 파피루스에 도덕과 법률, 수학, 외과적 처치 내지는 치과 처치에 대해 기록되어 있다. 이 기록들은 B.C 3700년 경에 기록된 것으로 내용을 풀이해 보면 신체, 치아와 잇몸의 질환에 대해 언급되어 있고 처방으로 물, 올리브유, 벌꿀, 대추야자, 양파, 콩, 밀가루 반죽 및 녹색 납 등을 분말로 만들어 혼합해서 사용하도록 하였다.

B.C 2900~2750년 경에 이집트인의 하악골이 발견되었는데 하악 제 1대구치 하방에 생긴 농양을 제거시키기 위해 골에 2개의 구멍을 뚫은 것을 볼 수 있었다. B.C 2600년 경

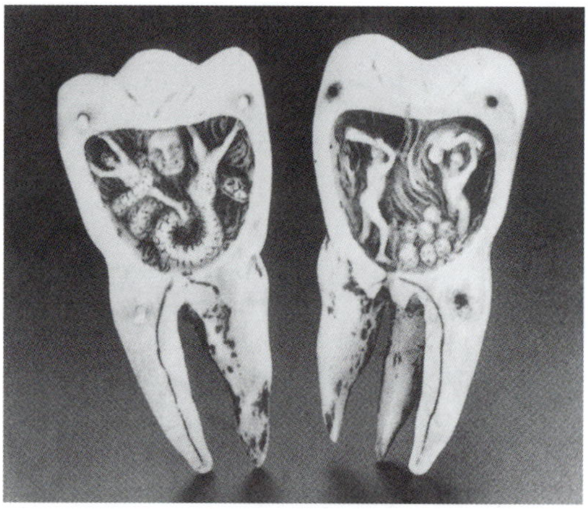

|그림 4-1| 치아 속에 숨어있는 치충을 조각한 상아 조각품

이집트에서는 '치아를 위한 의사' '치아제조자' '치아치료인의 두목' '치아치료자와 내과의의 두목'과 같은 단어를 사용하였다고 기록되어 있다.

중세기로 들어오면서 육체의 모든 상황은 신을 대신하는 목사나 마법사에 의해 좌우되며 그들의 기도나 기적적인 주문, 요술에 의해 병을 치료할 수 있다고 믿는 사람도 있었다.

치통의 원인으로서 최초에는 치아 벌레를 상상했었다. 박물관에 비치되어 있는 고대 바빌론이나 앗시리아 제국의 진흙 패를 풀이해 보면 악마가 벌레의 형태를 취하여 치아 속에 침입하여 치통을 야기한다고 되어 있다(그림 4-1).

고대 중국의 문헌을 보면 치통이 있을 때 기도문을 넣은 작은 양피지 조각으로 치아를 싸서 치료한 방법도 있고 치아의 와동(cavity) 내에 살아있는 이(lice)를 집어넣는 치료법도 있었다. 독일에서는 당나귀와 입을 맞추거나 쥐의 머리를 물어뜯으면 낫는다고 생각했다. 또한 이른 새벽의 첫 오줌으로 구강 세척을 하도록 했으며 어린 소년의 소변이 최고의 것으로 간주되었다. 말하자면 이런 소변을 제공한 자들이 치과의사의 원조가 된다고 할 수 있겠다.

기원전 그리스인 Hippocrates(B.C 460~377)는 신체 연구에 몰두하였다. 그는 질병을 조사하기 위해 유럽, 아시아, 아프리카 등지를 여행하였다. 그는 질병이란 마법적 치료를 요하는 초자연적 원인에 의해 발생되는 것이 아니고 그 보다는 물리적 또는 화학적 요소에 의해 치료될 수 있다고 하였다. 그러나 지식은 한정되어 있었고 일반 의학과 치의학을 구별한다는 것은 상상도 못하였다. 또한 초기에는 기근과 전염병에 허덕이고 거주지도 제대로 없었기 때문에 치통 따위는 우습게 여겨졌었다.

Hippocrates 이래 가장 위대한 고대의 의사로 간주되는 로마인 Claudius Galenus(129 A.D~201)은 인간의 치아 중에서도 전치와 구치를 형태와 기능적인 면으로 구별하여 전치는 물어뜯는 작용을, 구치는 연마 작용을 한다고 했다. 또 치아 내면의 유연한 치수에 대해 발표했고, 치아 속에 구멍을 뚫는 작업을 계속하였다. 그는 치아 자체가 원인이 되어 생기는 치통과 치아 주위조직이 원인이 되어 생기는 치통을 감별하였다.

그러나 흥미 있는 것은 많은 의사들이 치아의 치료에 대한 지식을 발전시키기는 했으나 결손 치아의 보충에 대해서는 이렇다 할 기록을 남기지 않은 점이다. 이 시대에는 아마도 의치 제작에 관해 언급이 없는 것으로 보아 치아를 제조하는 일은 지적인 면보다 기술적인 면을 더 요하기 때문에 권위가 깎이는 것으로 생각해서 의사가 직접 치과기공물을 제작하지는 않았던 것 같다. 그러나 그 당시 치아 제작 세공사들은 정교한 작품을 제작하여 오늘날까지도 놀랄만한 것들이 많다.

치과기공물로서는 4000년 내지 5500년 전에 만들어진 것으로 추정되는 이집트인의 미이라에서 금으로 봉을 한 치아가 발견되었으며, 고대 그리스인들은 금선(gold wire)으로 빠진 치아를 그대로 잡아매거나 또는 치주질환 등으로 인하여 흔들리는 치아를 고정시키기 위해 튼튼한 옆의 치아에 잡아매는 치과기공술이 있었던 사실은 현재 아테네 박물관에 있는 소장품으로 확실히 알 수 있다(그림 4-2). 그러나 이것은 이집트인의 봉보다 훨씬 뒤에 속하는 것으로 인간이 금을 발견하여 사용한 역사는 꽤 오래되었다.

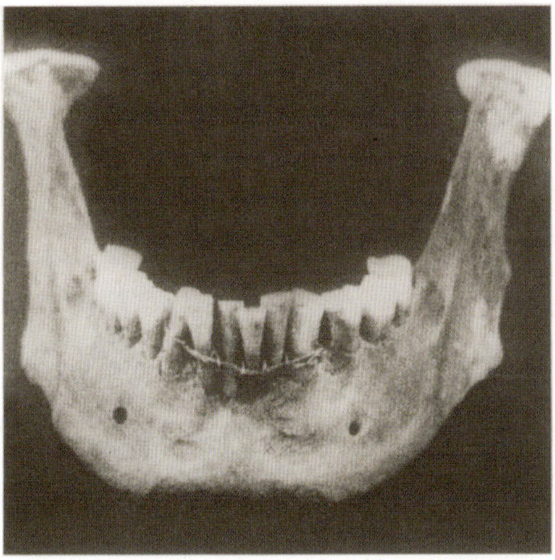

|그림 4-2| 흔들리는 치아를 고정시키기 위해 옆의 치아와 잡아맨 치과기공술

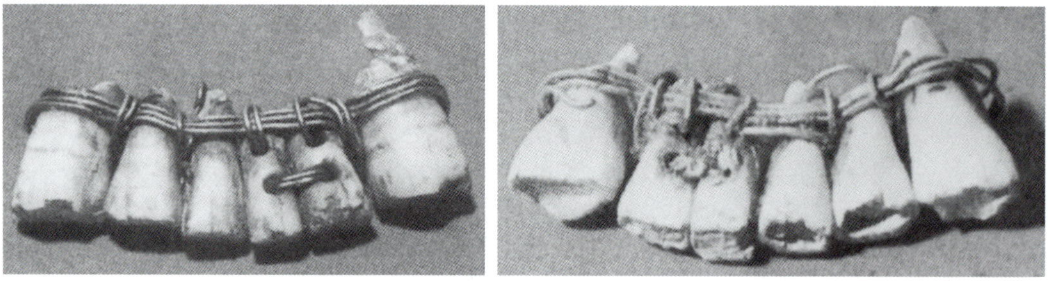

|그림 4-3| 가공치의 고정을 위해 치아에 구멍을 뚫어 인접치와 연결시킨 치과보철물

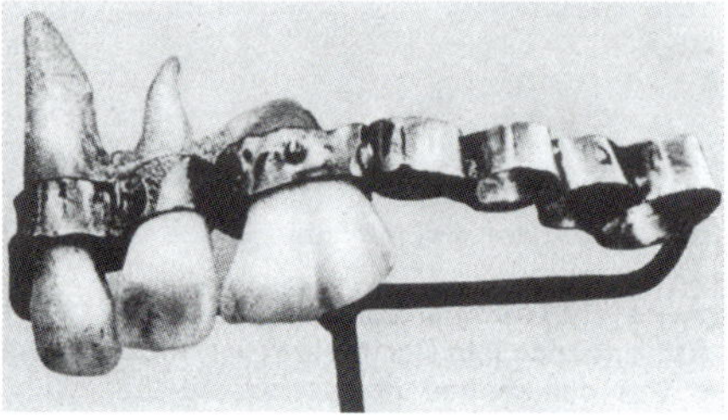

|그림 4-4| 고대 Etruria인의 장치물

현재 확실히 전해지는 치과기공물 중에서 가장 오래된 것이라 추측되는 유물의 하나는 파리의 루브르 박물관에 소장된 것으로 시리아의 지중해 해안에 있는 시돈(Lebanon) 근처의 고분에서 발견한 여자의 사체로부터 얻은 보철물로서 상악우측 절치와 양쪽 견치를 연결한 것으로 빠진 치아는 좌측의 중절치와 측절치 2개이며 치아가 결손된 부위에는 타인의 절치 2개를 깎아서 해 넣었다. 그리고 의치의 유지는 금선을 이용해서 마치 악골의 골절이 있을 경우 철사(wire)로 잡아매는 방법과 같이 서로 치간을 통해서 옆의 치아와 잡아매었다. 타인의 앞니를 깎아 해 넣은 2개의 치아는 앞뒤 방향으로 움직이므로 이것을 방지하기 위해서 2개의 치아 치관부에 구멍을 뚫어 서로 잡아매었고 그 유지를 더 보강하기 위해 견치부터 반대쪽 견치까지 잡아맨 금선과 직각으로 금선을 잡아매어 그 금선이 남의 치아인 가공치(dummy)의 치경부를 넘어서 구개 안쪽으로 넘어가 그쪽을 옆으로 통과하는 금선과 또 연결을 시켜 놓았다(그림 4-3).

초기 구강 보철물 장치에 가장 지대한 공헌을 한 사람은 로마가 출현하기 전에 존재했던 에트루니아(Etruria, B.C 1000~400)의 시민들이다. 에트루니아 사람들은 높은 수준의 문화를 형성했고 당시에 금, 은, 동을 수입해서 우수한 공예품을 많이 만들었으며 치과기공에 있어서도 놀라운 내용을 보여주었다. 이들의 훌륭한 구강 내 장치물들은 이탈리아 박물관에 소장되어 있다. 상악 견치로부터 제 1대구치까지 금으로 한 덩어리가 된 보철물을 만들었고 거기에는 1개의 견치와 2개의 소구치와 1개의 대구치가 들어갈 구멍이 뚫려 있다(그림 4-4). 또 상악 4절치를 보철한 것이 있는데 1개의 치아에 1개씩의 금판으로 된

band를 만들었고 그것을 서로 납착했다. 뿐만 아니라 전치가 빠진 곳에는 황소의 치아를 깎아 band 속에 꽂았다(그림 4-5). 이것은 치과기공의 획기적인 발전이다.

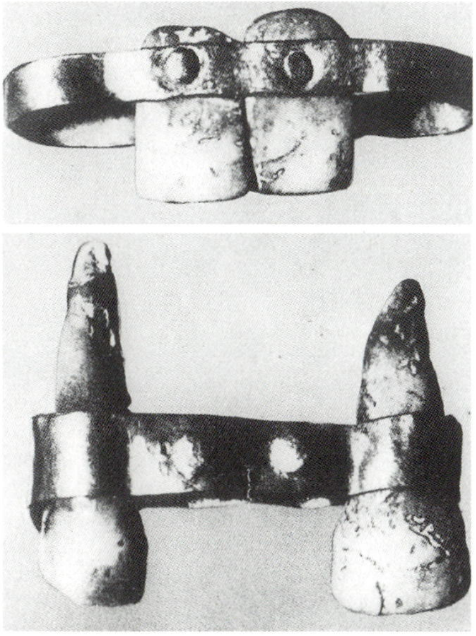

|그림 4-5| Band를 이용한 치과보철물

고대 에트루니아인 중에는 전치관을 금으로 입힌 사람도 발견되었다. 그러나 고도로 정교한 치과장치물의 혜택을 입은 사람은 극소수에 불과 했고 대부분의 사람들은 이 같은 장치는 구경조차 못하였다.

펜실베니아 대학의 박물관에는 기원전 3000년 것으로 보이는 금제 상자가 보관되어 있으며 그 내부에는 족집게와 국자 그리고 금제 이쑤시개가 들어있다. 앗시리아, 바빌론, 고대 중국에서는 금제 이쑤시개를 포함한 toilet set를 소유했다(그림 4-6).

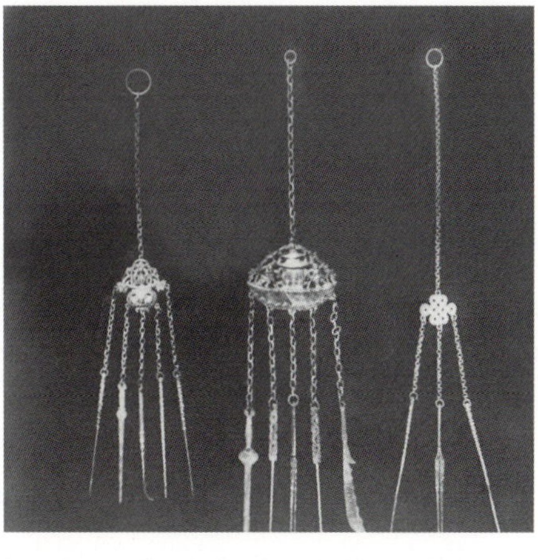

|그림 4-6| 금제 이쑤시개를 포함한 toilet set

고대 앗시리아(Assyira)의 의학 저서에는 검지 손가락에 천을 감아서 치아를 청결히 닦아야 하고 악취를 없애기 위해 구강 내를 깨끗이 하라고 기록이 되어있다. 고대 히브리, 그리스, 고대 로마인들이 남긴 기록에 목제 이쑤시개와 구강세척에 관한 것들이 있다. 고대 로마의 귀족들은 치아 청결을 위한 노예를 따로 두기도 했다. 이 노예들이 구강위생사의 원조라 할 수 있겠다.

로마시대의 치과기공물로는 에트루니아(Etruria)인들의 기공물과 유사한 기원전 3~4세기경 여자의 하악 전치의 의치이다. 풍치로 인하여 빠진 자기의 전치 3개를 그대로 이용하여 개개 치아의 치관마다 금으로 띠(band)를 만들고 3개의 띠를 서로 납착시킨 다음 그 납착된 세 개의 띠 앞뒤에 금선을 대고 보강을 목적으로 다시 납착시켰으며, 그것을 유지할 옆의 치아에 맞는 띠를 다시 만들어 앞에서 만든 3개의 가공치의 띠와 서로 납착시켰다. 또 다른 보철물로는 1개의 하악 중절치가 빠졌을 경우 가공치를 금판(gold plate)으로 속이 텅 빈 전부금관(full crown)을 만들었다. 그리고 그 전부금관을 인접치에 고정시키기 위해 또 다시 큰 띠를 만들어 그 띠를 가지고 양쪽 인접치를 잡게 하고 전부금관과도 납착이 되게 하였다. 이때가 우리나라의 경우는 신라시대로 우리나라 사람들은 구강 내의 치아가 36개라고 알고 있었던 시절로 치과기공물에 대한 연구는 전혀 이루어지지 않았을 때이다.

2. 중세 치과기공의 역사

아라비아의 메카에서는 모하메드(Muhammed)가 출현하여 모슬렘에 이슬람 종교를 창시하였다. 그의 경전 코란에는 치아에 대한 관심도가 잘 나타나 있으며 화학, 약학, 치의학과 의학 분야에 지대한 공헌을 하였다.

아라비아인 아불카심(Abul Kasim, 946~1013)은 내과의인 동시에 외과의로써 명성을 날렸고 중세기의 구강외과의로도 활약함으로써 치과 영역에 지대한 공헌을 하였다. 치아의 절대적 청결이 필수적이라고 하였으며 치아의 침착물에 대해서도 설명하였는데 치아를 비비는 데는 여러 종류의 기구가 필요하며 치아의 내면과 외면, 또 치간 부위에 따라 기구의 모양이 달라야 한다고 했다. 그는 14개가 한 세트로 되어 있는 치석제거(scaling)와 소파수술(curettage) 기구를 고안하였으며 치통 처치법에 대하여 기술하고 외과용 지렛대, 겸자, 줄 그리고 끌 등을 고안하였다. 그리고 부적당한 시술은 신체의 외모를 손상시켜서 특히 여인들을 불쾌하게 한다고 하였다. 전치의 보철은 미관적으로 충분히 고려되어야 하며 동시에 그것은 치아의 기능도 회복시켜야 되는 것이라 했다. 결손치는 기능적, 심미적 회복을 위해 황소의 뼈로 조각한 인공치로 대치해야 한다고 기술하였으며 이것을 금선으로 인접치에 잡아맨다고 하였다. 또한 약품도 처방하였는데 지혈제로써 분말로 된 청색의 황산염을 추천하였다. 수술 후 구강 내 청결은 식초와 식염으로 하도록 권하였다.

라제스(Rhazes, 864~923)는 Abul Kasim과 같은 시대의 의사로서 미관 뿐 아니라 충치의 예방을 위해 치아를 닦아야 한다고 역설하였으며 유향(乳香)과 명반을 혼합하여 영구충전하는 방법을 기록으로 남겼다. 이때 우리나라는 신라의 선덕왕 때로 치과의학이 독립되지 않고 귀와 입과 치아를 합쳐서 하나의 분과인 이목구치과(耳目口齒科)라는 과(科)가 중국 당나라의 제도를 그대로 도입하여 존재하였으나 치과기공에 관계되는 기록은 전해져 있지 않다.

프랑스인 기 드 숄리아크(Guy de Chauliac. 1300~1368)는 중세기의 가장 위대한 일반외과의로 일컬어지는데 그는 치아해부학에 대해 상세히 기술하였고, 정상 성인에서 나중에 맹출하는 제3대구치까지 포함하여 전체 치아 수가 28~32개가 된다고 정확히 기록하였으며 아마도 'dentist'라는 단어를 창조한 사람일 것이다. 그의 초기 저서에는 dentateur, dentiste, dentista, dentators라는 단어가 언급되어 있다.

이탈리아인 Leonardo Da Vinci(1452~1519)는 르네상스의 다재다능한 천재였다. 그는 뛰어난 조각가요, 화가일 뿐 아니라 과학자이며, 천문학자, 수학자, 공학자 또한 해부학자였다. 그는 안과에서 사용하는 콘택트렌즈에 대해서도 언급했다. 그는 숙련된 해부학적 절개자인 동시에 관찰자였다. Da Vinci는 인간의 골격구조를 그릴 때 만곡된 척추를 그림으로 그린 최초의 사람이기도 하다. 그는 두개골과 악골, 치아 그리고 인접된 부분들을 여러 측면에서 특히 횡단면에서 관찰하여 정교하게 그린 최초의 사람일 것이다. 그는 상악과 하악 치아의 형태와 그들의 접촉과 동시에 작용하는 양상을 묘사하였다(그림 4-7).

Andreas Vesalius(1514~1564년)는 해부학의 아버지라고 불리는 사람으로 위험을 무릅쓰고 파리의 공동묘지와 사형수들의 교수대에서 몰래 시체를 훔쳐냈다. 그는 인체를 심부까지 광범위하게 절개하여 그가 발견한 내용을 상세히 주의 깊게 기록하였다. 그는 치과영역에서는 한정된 연구만을 하였는데 Aristotle가 '남자는 여자보다 치아의 수가 더 많다'고 한 것을 바로 잡았고 또한 '남자가 여자의 갈비뼈의 수보다 한 개 적다'고 알고 있었던 것

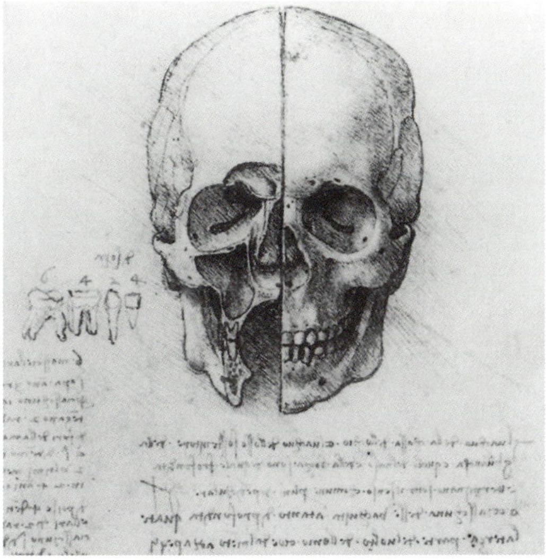

|그림 4-7| 다빈치가 그린 두개골 그림

을 정정하였다.

Gabriello Fallopius(1523~1562)는 더 많은 것을 첨가하여 영구치가 유치의 치근으로부터 발생된다는 Vesalius의 주장을 뒤엎었고, 치아 형성에서는 치낭(dental follicle)이 중요한 의미를 갖는다고 발표하였다.

Bartolommeo Eustachius(1520~1574년)는 이탈리아의 해부학자로서 두부를 상세히 연구하였으며 치의학 분야의 발전이 저조한 것을 통감하여 그 기초를 잡아주기 위하여 해부학적 연구를 하였다. 그는 "Libellus de Dentibus(Pamphlet on the teeth)"라는 책을 1563년에 출판하였고, 이것은 치과분야의 해부학에 관한 첫 번째 저서였다. 그는 치아의 발생에 관해 철저히 기술하였으며 치근막을 발견하여 치근에 견고히 부착되어 있는 인대로써 치근과 치조골을 밀접하게 연결시키는 작용을 한다고 설명하였고 또한 악골 내에서 치근와를 발견하였다. 그의 95쪽에 달하는 조그만 책자 속에는 치아발생학, 해부학, 혈관과 신경분포에 관하여 일목요연하게 기술되어 있다.

이때 우리나라의 경우는 고려시대 후기로 의료행정 제도가 차차 기틀을 잡기 시작하였으며 최초의 치과기술자의 기록이 나온 것은 15세기말이다. 그리고 유치와 영구치가 교환되는 시기가 남자는 8세, 여자는 7세부터이며 사랑니는 남자가 24세, 여자가 21세 때 나오며, 치아가 모두 빠지는 것이 남녀 모두 64세라 알고 있었다.

16세기 프랑스의 외과의 Ambroise Pare(1510~1590)는 구강외과의 창시자로써의 활동을 벌이고 있었다. Pare는 철저한 치아 청결의 필요함을 역설하였다. 그는 개량된 구강외과 기구들, 즉 줄, 핀셋트, 겸자, 란셋, 지렛대 등을 고안하였다. 또한 발치를 비롯하여 탁월한 외과수술 방법에 대해서도 언급하였으며 진단이 미비한 시대였지만 발치 시에도 철저한 판정이 필요하다고 주장하였다. 그는 또한 외과수술 시 야기될 수 있는 사고를 미연에 방지하는 방법을 발표하였고, 파절된 부위는 wiring하여 치유될 때까지 고정시키는 방법을 소개하였다. 또한 그는 16세기의 치과기공의 역사에서 빼어 놓을 수 없는 인물로서 전치의 인공치는 동물의 뼈나 상아 또는 물소의 뼈로 만든 인공치아가 좋다고 하였다. 그리고 전치가 상했을 경우에는 외관상으로 얼굴의 모양이 일그러지며 발음 장애도 있다고 기술했다. 그러므로 인공치아를 금이나 은으로 만든 실로 옆에 있는 자기 치아에 잡아매라고 했다. 그러나 이때 이제까지 빠진 치아 부위에 그대로 인공치아만 끼워 넣었던 것을 달리하여 잇몸 부분에 상(plate)까지 함께 달린 조각된 인공치아를 만들어 유상의치를 제작한 뒤 상 양쪽 끝에 구멍을 뚫어 금선(gold wire)이나 은선(silver wire)으로 인접치아와

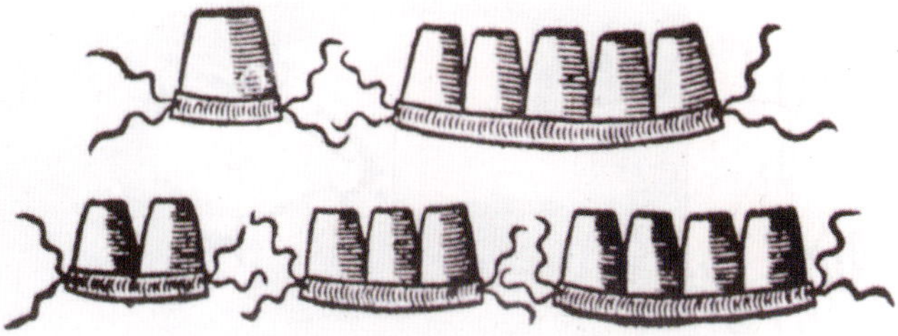

|그림 4-8| 유상의치를 제작한 뒤 인접치와 서로 묶어준 치과보철물

잡아매었다(그림 4-8). 이때가 우리나라로서는 임진왜란 직전이다.

16세기말 경부터 과학기술이 고도로 발달하고 네덜란드의 얀센이 1590년 경에 현미경을 발명하여 치과의료에도 놀라운 발전이 있었다.

3. 근세 치과기공의 역사

18세기를 중심으로 기술 과학적인 진보가 급속히 진행되었으며 치과분야에서도 보다 정교한 기술이 시도되었다. 프랑스에 18세기를 대표할 뿐 아니라 근대 과학적 치의학의 창시자로 불리며 근대 치과의학의 시조로 알려진 Pierre Fauchard(1678~1761년)가 있었다(그림 4-9).

그가 제작한 책에 수록된 내용을 보면 치의학 교육, 해부학, 병리학, 약리학, 교정학, 외과학, 치아우식증, 금과 납, 그리고 주석의 충전, 치아보존법, 치아질환과 관련된 신경질환, 치조농루증, 치아제작법, 고정식 bridge와 철거 가능한 bridge, 총의치, 치아이식법 등 아주 다양하였다(그림 4-10).

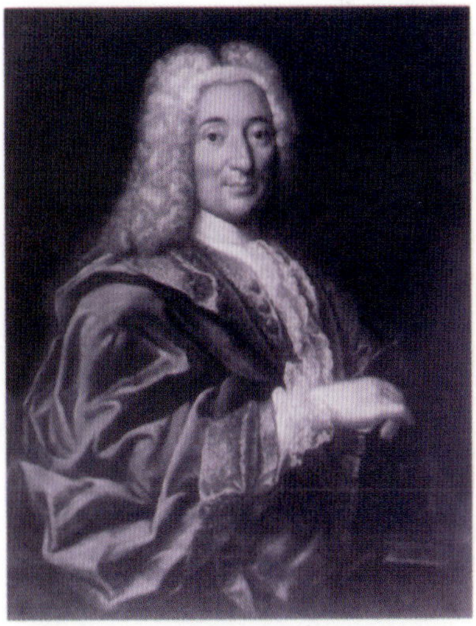

|그림 4-9| 근대 치과의학의 시조인 Pierre Fauchard

전신건강을 유지하는데 구강위생이 중요함을 상기시키고 치아의 청결을 필수 조건으로 설명하였다. 현대와 같은 편리한 치과용 의자가 발명되기 전에는 환자 구강 내에서 어떤 조작을 한다는 것은 용이한 일이 아니었는데 환자와 의자의 이상적

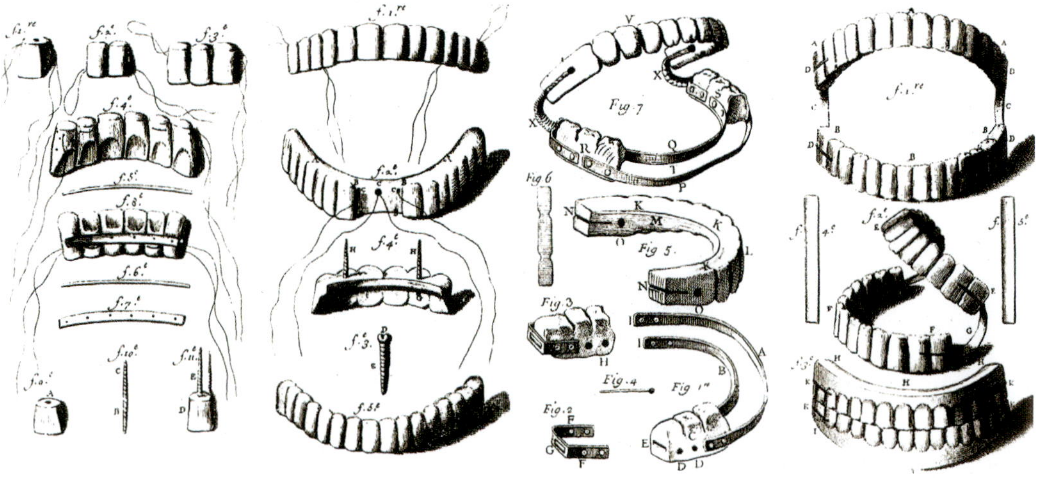

|그림 4-10| Fauchard의 책에 수록된 치과보철물의 종류

인 자세에 대해서도 언급하였다.

그리고 그때까지 도치(porcelain teeth)이나 수지치(plastic teeth)는 발견되지 않았으므로 인간의 치아, 해마의 치아, 황소의 치아나 뼈, 말이나 당나귀의 치아, 무소의 치아, 오래 묵은 백색 상아의 중심부 등 여러 재료들을 이용하여 인공치를 조각하는 방법을 설명하였다. 그가 추천한 재료 중 특히 인간의 치아와 해마의 치아는 표면이 법랑질로 싸여 있으므로 다른 재료보다 견고하고 좋은 색조를 낼 수 있다 하여 최상의 재료로 선정하였다.

또한 그는 스프링을 이용한 총의치를 제작하였는데 상악의 경우에는 하방으로 탈락하는 것을 방지하기 위하여 대구치 제일 뒤쪽에서 상·하악을 스프링으로 연결하여 이용하였으나 입을 다물었을 때는 스프링의 탄력을 견뎌야 했으므로 장기간 장착 시에는 신경성 긴장을 초래하였다(그림 4-11).

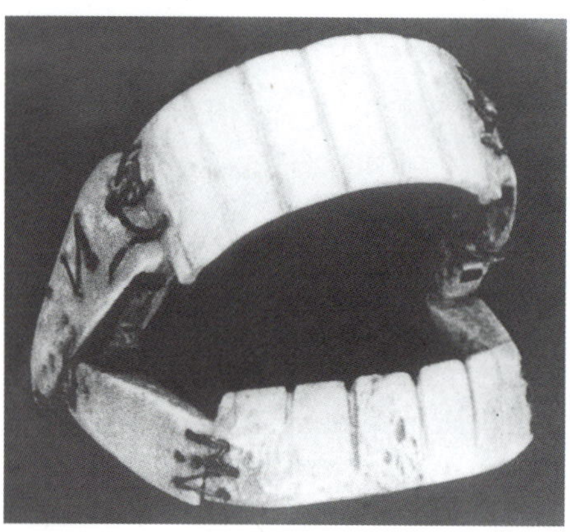

|그림 4-11| 상악과 하악이 spring으로 연결된 의치

Fauchard는 총의치 제작법을 문헌에 상세히 기록한 사람이며 상악에 치아가 하나도 없는 경우에 의치를 만든 최초의 사람일 것이다. 그리고 하악의 의치를 제작할 때에는 잇몸의 형태가 완전히 의치에 재현되어야 한다고 했다. 총의치의 유지는 혀와 볼, 입술로 구하는 것이라고 하였으며 음식을 씹을 수도 있다는 설명도 하였

다. 이 이전에도 상악의치의 제작을 시도한 사람들이 있었지만 거의 실패하였으며 음식물 섭취를 성공시킨 사람은 Fauchard이다. 다시 말해서 외관뿐만 아니라 발음도 회복시키고 저작도 할 수 있는 의치를 제작한 것이다.

John Hunter(1728~1793년)는 영국의 생리학자이며 내과의, 외과의, 외과대학 교수인 동시에 영국군의 외과장군이었다. Fauchard의 저서 「외과 치과의(Surgeon Dentist)」의 뒤를 이어 1771년 The Natural History of the Human Teeth(인간 치아의 역사)를 저술하여 치아 질환에 대한 처치법에 대해서도 기록하였으며 절치(incisors), 견치(canines), 소구치(premolars)라는 치아의 명명을 한 사람이기도 하다.

18세기 초기에 있어서 가장 위대한 기술적 진보는 인간의 치아와 악골의 형태로 인기해 내는 구강모형의 발견이라고 할 수 있겠다. 고대 치과장착물 중에서도 인상을 뜬 모형 상에서 제작된 흔적이 역력한 것들이 있으나 인기 방법이나 재료에 대해서는 전혀 알려진 바가 없다.

독일의 외과의인 Mattaeus Purmann(1648~1711)은 왁스를 사용하여 구강 모형을 만들었다고 기록되어 있다. 그 방법은 자세히 설명되어 있지는 않으나 왁스를 구강 상태와 유사하게 조각하여 의치의 형태를 세공사에게 보내 다시 뼈나 상아로 그와 동일한 모양과 크기로 조각을 시켰다. 또 이와는 달리 왁스로 현재 우리들이 하는 방법과 같이 인상을 채득한 다음에 모형을 만들어 놓고 조각한 인공치아를 적합시켜 본 뒤 인공치아에 구멍을 뚫어 은선으로 자기의 인접치아와 연결시켰다. 당시 상아로 조각한 의치는 변색이 심하였기 때문에 비교적 변색이 적은 물소의 치아를 사용하였다.

그 후 더욱 진보되어 역시 독일인 Philip Pfaff(1716~1780)는 왁스를 연화시켜 악골의 형태를 인기해 냈다. 악골 전체를 인상채득하고 빼낼 때에는 두 개로 분할시켜 빼낸 다음 그것을 나중에 적합시키는 방법을 고안하기도 했다. 그리고 인상체에 'Plaster of Paris'를 붓고서 경화를 기대하였다. 다음에 외부의 왁스를 제거하고 환자의 구강 상태를 나타낸 견고한 모형만을 뽑아냈다.

이러한 구강모형은 치과기공사에 있어서는 하나의 혁명이나 다름없었으며 치과의사는 더 이상 좁고 어두운 환자의 구강 내에서 조작을 할 필요가 없게 되었다.

이로 인하여 치과기공이 보다 정밀해짐은 물론 더욱 쉽게 신속히, 또 값싸게 제작할 수 있게 되었다. 그 후 치과의사들은 plaster가 왁스보다 견고하며 크기와 외형의 변화가 적다는 것을 알고 인상재로서 'Plaster of Paris'를 쓰게 되었다.

프랑스의 Claude Mouton(?~1786년)이라는 사람은 Fauchard와 동일 시대의 사람으로 "Mechanical Dentistry"(1746년)라는 책을 출판하였다. 이때까지 인공치아와 자기 치아와의 연결은 잡아매는 방법뿐이었으나 Mouton이 clasp을 이용해서 금관 및 의치의 유지를 구하였다. 또 그는 충치의 진행을 방지시키는 방법으로서 금관을 제작하여 전치는 착색을 시켜 자연치와 유사하게 만들었고 구치는 그대로 사용하였다. 1746년이면 우리나라는 조선시대 영조 22년이 된다.

일본에서는 의치가 만들어진 시기가 정확하지는 않으나 발굴된 것 중에서 가장 오래 된 것은 1700년 경의 것으로 보이는 나무로 제작한 목상전부상의치(木床全部床義齒)로 자연치가 배열되어 있다.

18세기 후반에 접어들면서 치과기공술도 상당한 발전을 보였다. 1757년 프랑스의 Etienne Bourdet(1722~1789년)는 치과학서를 저술하여 오늘날의 금속상의치와 비슷한 것에 관해 언급하여 총의치 협측에는 미관상 좋게 하기 위하여 치은과 동일한 색을 칠하고 전치는 자연치아 10개를 깎아서 못으로 상(plate)에 고정시켰으며 대구치는 물소의 치아를 조각해 3개의 대구치를 하나로 만들어 역시 이것도 못을 쳐서 상에 고정시켰다(그림 4-12). 또한 프랑스의 쥬르뎅은 1784년에 의치에 관한 책을 저술하였다.

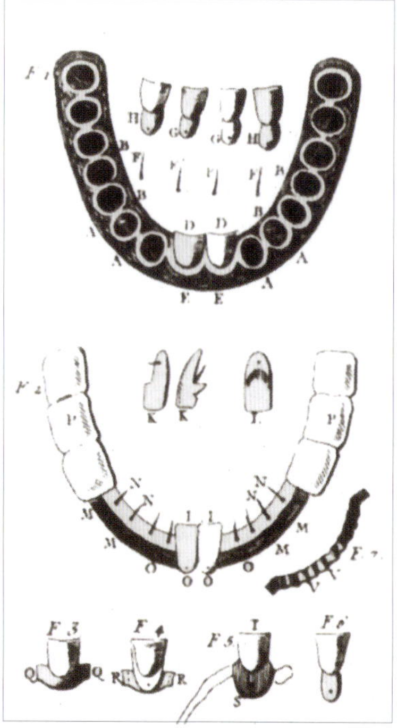

|그림 4-12| 현재의 금속상의치와 유사한 의치의 그림

이러한 유럽 대륙에서의 치과의료와 치과기공술은 18세기말을 기점으로 아메리카 대륙으로 점차 건너가 다시금 커다란 발전을 하게 된다.

미국의 치과의료가 발달되기 시작한 것은 18세기 중엽부터이다. 미국인 최초의 치과의사로 알려진 Isaac Greenwood는 당시에 bees 왁스로 모형을 만들어 사용하였고 하마의 치아를 조각해 사용하였으며 그의 아들 John Greenwood(1760~1819)는 George Washington의 총의치를 여러 개 제작한 것으로 유명하다. 그 재료로는 하마의 치아를 사용하였고 의치의 유지는 spring을 이용하였다(그림 4-13).

18세기말 미국에서 할 수 있었던 치과기공술은 금상(gold plate)을 이용한 의치와 post crown과 구개보철, 금충전(gold foil) 등이다. 이때 인공치아로서는 자연치아가 가장 좋았고, 다음이 상아였다.

19세기로 접어들자 미국에서는 기공용 기계를 발명하게 되었다. 치과기공용 선반(lathe)을 시작으로 발로 밟아 돌리는 드릴(foot drill)이 등장하였으며 그 후 손으로 돌리는 드릴(hand bow drill)도 나왔다.

지식이 진보되고 재료가 개선되어 감에 따라 치과의료에 더 많은 인적 요인과 더불어 조직적인 교육의 필요성을 절감하게 되었다. Chapin Harris와 Hayden은 과학적인 치과교육의 필요성을 인식하여 Baltimore에 Dental Surgery 대학을 조직하였으며 1840년 2월 1일 공인을 받아서 세계 최초의 치과대학이 되었다. 우리나라에서 치과대학이 설립된 때는 1922년으로 일본보다 32년이나 뒤진다.

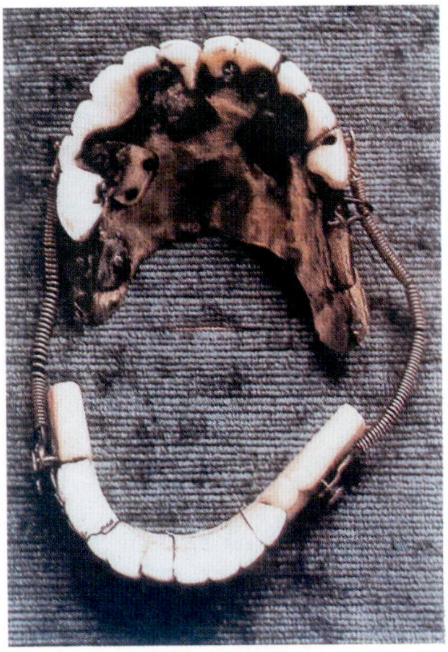

|그림 4-13| George Washington 의 의치

1840년에 미국에서는 도치의 대량 생산에 성공하였다. 미국에 최초로 도치가 수입된 시기는 1817년 경으로 프랑스로부터였다. 광물성 도치의 발명은 프랑스의 Guillemeau로서 1710년이었다. 그 후 1774년 파리의 약제사 Alexis Duchateau(1714~1792년)는 하마의 상아로 된 자신의 틀니가 착색이 심하고 악취를 풍기기 때문에 상당한 곤란을 겪다가 자기로 된 약절구가 항상 깨끗한 사실에 힌트를 얻어 파리 치과의사인 Nicolas Dubois de Chemant와 함께 전체가 자기로 되어있는 틀니를 만들었으나 차츰 그 결점이 드러나 수요가 감소하였고 1800년대에는 자기로 된 틀니는 완전히 자취를 감추고 말았다. 그러나 자기는 굽는 동안 수축이 생기고 적합성이 불량하긴 했지만 크기 조절이 가능하고 견고하고 청결성과 색조의 다양성은 우수한 치과재료로써의 자격이 있었으므로 많은 사람들이 이용 방법을 모색하였다.

이탈리아의 치과의사 Giuseppangelo Fonzi(1768~1840년)는 최초로 자기로 된 인공도치를 완성하였다(그림 4-14). 처음에는 치과의사가 직접 하나, 둘씩 만들었으나 그 수요가 급증하자 불가능하게 되었다. 1840년대 초기에 필라델피아의 Samuel Stockton White 회사(S. S. White Co.)에서 국내외 수출을 위해 대량으로 도치를 제작하기 시작하였다.

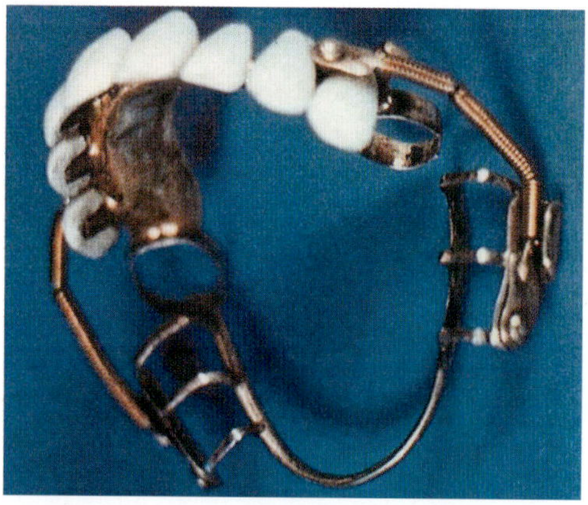

|그림 4-14| 인공도치를 이용한 치과보철물

질병이 힘들게 느껴지는 것은 신체적 손상보다도 고통이 수반되기 때문이라고 할 수 있을 것이다. 고대에서도 외과적 수술이 좋은 치료법이라는 것을 알았지만 통증이 극심하여 질병 자체보다 그 통증이 더욱 괴로운 것이었다. 치과의료에 있어서도 예외는 아니어서 마취의 발견은 획기적인 하나의 사건이었다.

1814년 Connecticut 주 Hartford의 치과의사인 Dr. Horace Wells(1815~1848년)는 nitrous oxide(질화가스)를 구입하여 자신이 직접 가스를 흡입한 뒤 자신의 대구치를 통증 없이 발거하였다. 이를 근거로 1864년 America Dental Association (ADA)에서는 마취의 시조를 Horace Wells라고 선언하였으며 마취제가 발견됨으로써 상한 치아는 쉽게 발거되었다.

Wells가 마취제를 발견했을 때와 동시에 Charles Goodyear는 열대식물의 즙에서 발견된 신종의 물질인 고무에 비상한 관심을 가졌었다. 이 물질은 연필자국을 지우는데 사용하였으며 방수효과가 우수한 물질이었다. 그는 고무를 안정화시키고 경화시켜 상품명을 경화고무(vulcanite)라 하였다. 경화고무는 치의학에도 큰 기적을 안겨다 주었다. 과거에는 denture를 꿈도 꿀 수 없었던 사람들도 장착이 가능하게끔 되었다. 의치에 있어서 새로운 전기를 이룩한 시대가 되었다(그림 4-15).

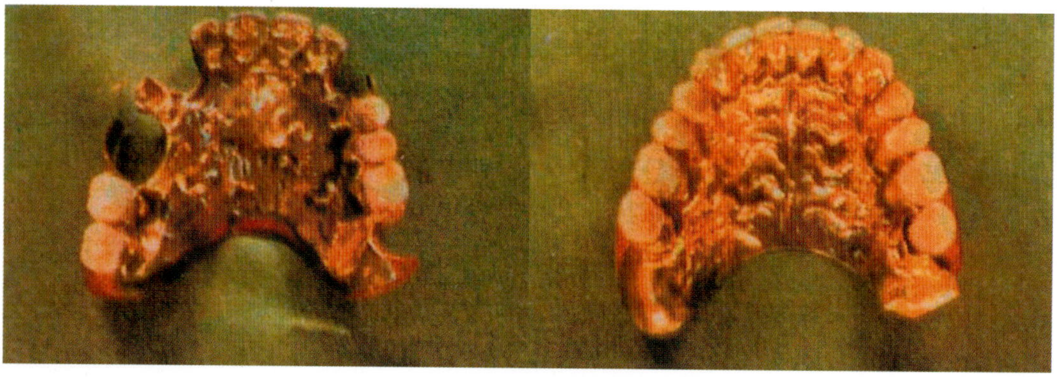

|그림 4-15| Vulcanite를 이용한 의치

최초의 충전 재료로 사용된 물질은 부드러운 물질로서 강도는 전혀 없었고 단지 외부의 자극을 차단함으로써 통증을 경감시키는 정도의 역할 밖에 하지 못하였으나 순금을 부드럽게 만든 gold leaf나 gold foil은 오랫동안 애용되었다. 최초의 금속 충전 재료는 아연이나 납, 주석에 수은을 혼합하여 만든 것으로 이 합금을 fusible metal(가융금속)이라 불렀으나 사실상 치아 충전의 가치에 대해서는 회의적이었다. 실패가 잦았고 치료비는 엄청난 고가였다. 수은은 모든 amalgam 합금의 구성 성분으로 상온에서 액체가 되는 유일한 금속이다. 1870년 Dr. Foster에 의하여 인체에 무해하며 은과 수은이 서로 결합하면 불활성 물질이 되어 인체에는 아무런 영향을 주지 않는다고 발표하였다. 현재 까지도 이러한 amalgam은 보존 치료 시에 사용되어지고 있으며 가장 오랫동안 사용되어진 치과재료 중 하나이다.

G. V. Black(1836~1915년)은 일리노이에서 출생한 사람으로 미국의 유명한 치과의사이며 amalgam의 완성에 최대의 공헌을 한 사람이다. Dr. Black은 수년간의 실험 끝에 팽창, 수축 강도를 가장 적절히 나타낼 수 있는 amalgam의 조성비를 연구해 냈다. 오늘날의 최신 실험진의 조사 결과도 Black의 조성비와 대동소이하다니 가히 존경할 만한 위인이다.

충전 재료가 많은 개선과 발전을 거듭하여 silver, amalgam과 gold foil이 대표적으로 사용되었다. 그러나 이 재료는 압력에 대한 저항력은 강하지만 결합력은 불량하였기 때문에 이를 보완하기 위해 gold alloy가 등장하였다.

1907년 뉴욕의 Dr. W. H. Taggart는 구강 내에서 soft 왁스를 조각하여 구강 외에서 이를 금으로 교환하는 방법을 설명하였다. 이는 인장강도(tensile strength)도 강하여 어느 방향의 압력에서나 저항이 좋았다. Gold inlay는 차차 인정을 받게 되어 널리 보급되었으며 주조방법도 더욱 세련되어 다른 산업 분야에서도 이 방법을 도입하게 되었다.

1914년 Dr. Cook은 음료수의 종류에 따라 치아우식률이 다르다는 것을 발견하였으나 불소(fluoride)에 대한 지식은 전혀 없었다. 그러나 1925년 Dr. Bunting은 Illinois주 Minonk의 주민이 치아우식률이 낮으며 그곳의 음료수가 불소를 포함하고 있다는 것을 알아냈다.

교합기의 발명은 1805년 J. B. Gariot였고 그 후 개량되어 해부학적인 교합기로서 과학적인 구조를 갖게 된 것은 1848년 Daniel T. Evans였고 다시 개량되어 Dr. W. G. A. Bonwill이 더욱 좋은 교합기를 발명하였다. Snow 혹은 Gysi의 교합기는 그 후가 된다.

가공의치를 근대적인 방법으로 제작하기 시작했던 시기는 1850년, 가공의치의 지대장치를 전부금관으로 만들게 된 것은 1873년이며 그 후 도재관 등이 소개됐다.

이상을 살펴보면 현대의 치과기공술의 대체적인 기본 술식 및 원리는 19세기말까지 미국에서 개발했다고 보아도 틀림이 없다.

II 우리나라 치과기공의 역사

우리나라의 치과의료와 치과기공술에 관한 기록은 유사 이래부터 그 생활 발달 정도에 대응하여 어느 정도는 발달되었을 것으로 추정되나 확증을 얻지 못하고 있으며 아직 출토품이 없는 것이 아쉽다.

신라는 백제와 고구려를 합해 통일을 완성한 후 당나라로부터 모든 문물을 배우고 수입하기 위해 유학생을 파견하였다. 의학의 임상치료에 있어서는 이미 내과, 외과, 소아과, 부인과, 피부과, 약물과, 침구과 그리고 이목구치과로 분과되어 치과 단독으로 독립된 것은 아니었으나 진단과 치료는 했던 것으로 보이고 있다.

고려시대 초기에는 신라의 것을 그대로 계승하다가 중국에 송나라가 들어서고 아라비아 상인들이 찾아오게 되자 그들의 지식이 도입되면서부터 의학도 점차 발달하게 되었다. 이목구치과는 안과, 이비인후과, 구강치과로 나누어져 한 분과로 독립되어 취급되었다.

우리나라 최고의 의학서적인 향약구급방에서 치감이라는 항목으로 치통을 따로 취급하였으나 치과보철에 대해서는 단 한 줄도 언급되지 않았다. 이때 치아의 총 개수는 36개로 인식하고 있었으며 이러한 사실은 서양에서도 Leonardo Da Vinci 이후 사람의 치아는 남녀 모두 확실히 32개라고 하기 전까지 같은 상황이었다.

우리나라 치과의료의 발달은 고종 즉위 후, 즉 19세기 후반기 서양의 치의학이 도입되면서부터 시작된다. 종래부터 전해 오던 한방의학이 그대로 계승되는 동안 병자수호조약과 갑신정변 등으로 정치, 경제, 사회, 문화의 모든 분야와 마찬가지로 의학에도 대변혁을 일으키게 되었다.

이와 같은 방법으로 우리나라에 서양의 치의학이 전래된 경로는 첫째, 서양의 치과의학적 지식이 중국을 거쳐 조선에 들어온 경우 둘째, 인천에 와서 거류하던 일본인 노다오우

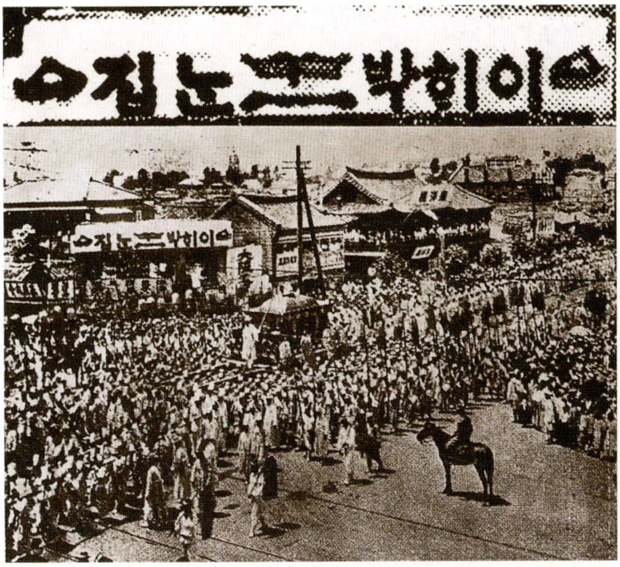

|그림 4-16| 이 해 박는 집

지(野田應治[1871~1930년])가 일본에 가서 치과의술을 습득한 후 1893년 인천에 치과의원을 개설(1893)한 경우 셋째, 우리나라에 처음으로 서양의학을 전한 미국인 선교의사 Horace Newton Allen(1858~1932년)과 1907년 서울에서 치과의원을 개설한 미국인 치과의사 David Edward Hahn(1874~?년)을 통하여 서양의 치과의학을 받아들인 경우로 볼 수 있다.

한국인에 의한 치과의료는 1907년, 즉 대한제국 광무 11년에 시작된다. 한국인 최초의 입치업자(入齒業者)인 최승룡이 서울 종로에 치과전문이라는 간판을 달고 목재의 간단한 의자와 소수의 치과기공 기구 및 2~3개의 발치 기구를 가지고 개업하였다. 또 다른 이야기로는 안중수, 김경집, 신정휴가 '이 해 박는 집'이라는 치술원을 한국 최초로 개업하였다고 하는 설도 있다(그림 4-16). 그 당시에는 한국인 치과의사는 한 사람도 없었으므로 몇 명의 외국인 치과의사에게서 치과기공을 습득하여 입치업자가 되는 길 뿐이었다. 이러한 입치업자들은 '치과전문', '이 해 박는 집', '잇방'이라는 간판을 걸고 상점과 같이 의치모형을 그려 붙이고 입치전문 행위를 하였다.

치료는 금관, 고무상의치 정도이고 발치는 거의 하지 않았다. 발치를 해야 할 경우에는 마취는 하지 않고 치아를 심하게 동요를 시킨 다음 발치를 하였다. 보철로는 계속가공의치도 있었으나 지금의 것과는 완전히 달랐다. 그 당시 일반인들의 구강위생 상태는 소금으로 양치질하는 좋은 습관도 있었으나 중절치나 측절치의 건전한 치아에 전부금관이나 개면금관 등으로 장식을 하기 위해 보철을 하는 경우도 있었다.

한국인으로서 최초로 정규교육을 마치고 개업한 치과의사는 함석태(1889년생)이다. 1912년 일본 동경치과의학 전문학교를 졸업하고 1914년 서울 삼각동 옛 제창국(濟昌局) 자리, 지금의 조흥은행 본점 동쪽에 2층을 신축하고 치과의원을 개설하였다. 그 후 1922년 현 서울대학교 치과대학의 전신인 경성치과의학교가 나기라닷겐(柳樂達見)에 의해 설립되어 많은 인재를 배출하였으며 치과의학의 발전에도 많은 기여를 하였다.

치과기공에 있어서도 많은 발전을 하여 1887년 미국 보스톤에 세계 최초의 치과기공소가 설립된 이후, 미국식 치과기공학이 국내에 처음 들어온 것은 1920년대 경으로 미국의 유명한 치과의사인 매크네스가 처음으로 세브란스병원에 치과를 설치하고 필요한 시설을 확보하여 치과 분야의 환자를 보기 시작하였으며 자연히 이때부터 치과기공도 시작되고 한국에서 치과기공이 움트기 시작한 최초의 효시를 이룬 것이다.

우리나라 최초의 치과기공소는 해방 전에 일본에서 치과기공술을 익히고 귀국한 박승일이 서울 중구 필동에 경일치과기공소를 설치한 것이 아마도 전문 치과기공사가 체계적으로 규모 있게 치과기공소를 세운 맨 처음일 것이다. 주로 개인병원에서 의뢰해 오는 sun platinum(S. P. crown) 등에 국한된 치과기공물을 제작하였다.

해방이 되면서 미국의 기술과 재료가 흘러 들어오자 치과기공계는 새로운 시대를 맞게 되었다. 치과보철학 관련서적 등 치과기공에 관계되는 문헌들이 도입되었고 이를 계기로 치과기공 전문인들도 자기 직종에 대한 인식이 높아져 갔다.

6.25사변으로 말미암아 잠시 치과기공계는 혼란에 빠졌으나 해방 전 보존 위주의 치료를 하던 것에서 해방 후 보철 위주의 치료로 바뀌었기 때문에 오히려 발전의 계기를 맞아 1950년 중반에는 기공업무에 종사하는 사람이 대략 1,000여 명에 이른 것으로 알려져 있다. 이때 기공물의 종류로는 관교의치, 국소의치, S. P. crown, 총의치 등이 전부였다. 1971년까지도 치과기공사라는 직종은 알려지지 않았으며 교육기관이나 양성제도 또한 전혀 없었다.

우리나라의 치과기공계는 1960년 이전의 여명기, 1960년대의 태동기, 1970년대의 초창기, 1980년대 이후의 성장기, 1990년대 이후의 선진 진입기를 거쳐 눈부신 발전을 하여 현재에 이르고 있으며 학술적으로도 깊이 있는 연구의 진행과 치과기자재의 개발도 날로 기계화·정밀화되고 있다.

이후 1963년 의료보조원법이 제정(법률 제1380호)되면서 치과기공이 법적으로 인정받게 되어 치과기공사 국가시험에 합격한 자에게만 치과기공사 면허를 주었다. 1973년 2월 16일에는 의료보조원법이 의료기사등에관한법률로 제정(법률제2534호), 공시되어 법적으로 보장이 된 치과기공사가 배출되었다. 1973년 10월 17일 의료기사등에관한법률시행규칙 제13조(현 제2조)에 따라 치과기공소의 단독개설이 법적으로 인정받아 2018년 12월 현재 전국에 2,371개의 치과기공소가 개설되어 있다(표 4-1).

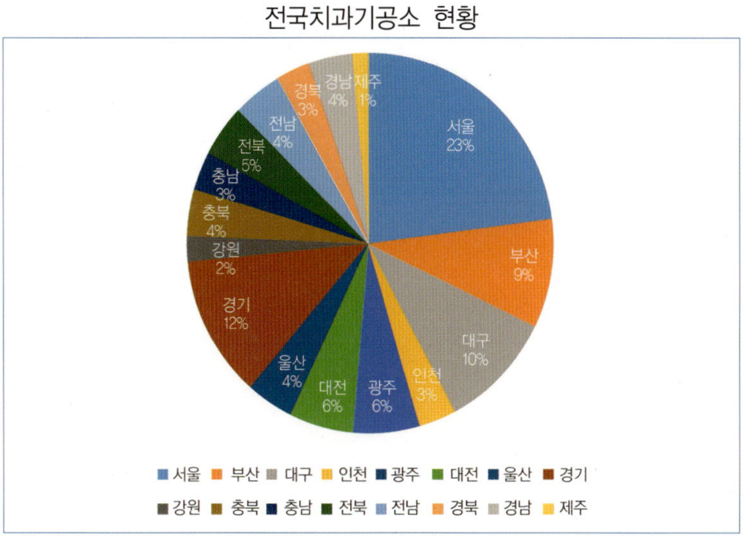

|표 4-1| 전국 치과기공소 현황

구분	개소	%	구분	개소	%
서울	544	22.9	부산	217	9.2
대구	242	10.2	인천	75	3.2
광주	140	5.9	대전	135	5.7
울산	101	4.3	경기	287	12.1
강원	53	2.2	충북	93	3.9
충남	79	3.3	전북	108	4.6
전남	101	4.3	경북	72	3.0
경남	92	3.9	제주	32	1.3
			계	2,371(100.0)	

자료: 대한치과기공사협회(2018년 12월 기준)

제5장 치과기공사 교육 및 국가시험

I 치과기공사 교육

1. 교육기관

우리나라는 국민의 구강보건 향상을 위하여 필수적으로 요구되는 구강보건 인력자원 양성에 주력하고 있으며, 구강보건을 담당하는 치과기공사는 상실된 치아 및 주위조직을 인공물로 대치하는 치아보철물 제작을 주 업무로 하는 전문기술자이다.

따라서 치과기공 교육기관인 치기공과에서는 현장직무수행 능력을 충실히 갖춘 숙련된 치과기공사를 양성하여 국민의 구강보건 향상에 필요한 인력자원인 치과기공사를 배출하는데 이바지하고 있다.

치과기공 교육기관은 1970년 단기 고등교육기관인 초급대학에서 2년제 교육과정으로 정규과정이 시작되어 1974년 2년제 전문학교에 치기공과가 신설되었다.

1979년 직업교육의 전문성 향상과 우수한 중견직업인 양성을 목적으로 초급대학과 전문학교를 일원화하여 전문대학으로 개편되었으며, 1998년은 교육부의 대학 특성화 일환으로 명칭 자율화에 의해 대학으로 개편되어 정규 고등교육의 효시인 1971년 고려대학교병설의학기술초급대학을 시작으로 그 후 1972년 대구보건대학교, 1974년 신구대학교, 1976년 신한대학교, 1977년 원광보건대학교, 1978년 대전보건대학교, 1981년 부산가톨릭대학교, 1982년 광주보건대학교, 동남보건대학교, 목포과학대학교, 진주보건대학교, 1983년 김천

|표 5-1| 치기공과 설립년도 및 입학정원 현황

교육기관	설립년도	소재지				비 고
			주간	야간	계	
고려대학교	1971	서울특별시	0		0	2014년 보건정책관리학부로 편입
대구보건대학교	1972	대구광역시	200	30	230	
신구대학교	1974	경기도	80		80	
신한대학교 (신흥대학교)	1976	경기도	60		60	2013년 4년제로 승격
원광보건대학교	1977	전라북도	80		80	
대전보건대학교	1978	대전광역시	80	40	120	
부산가톨릭대학교 (지산대학)	1981	부산직할시	50		50	2000년 4년제로 승격
광주보건대학교	1982	광주광역시	80		80	
동남보건대학교	1982	경기도	72		72	
목포과학대학교	1982	전라남도	30		30	
진주보건대학교	1982	경상남도	40		40	
김천대학교 (김천대학)	1983	경상북도	80	40	120	2010년 4년제로 승격
수성대학교 (대구산업정보대학)	1984	대구광역시	40		40	
경동대학교 (동우대학)	1984	강원도	80		80	2013년 4년제 승격
광양보건대학교 (광양대학교)	2001	전라남도	40		40	
동아보건대학교 (동아인재대학교)	2001	전라남도	40		40	
마산대학교	2001	경상남도	40		40	
혜전대학교	2001	충청남도	40		40	
제주관광대학교	2005	제주시	30		30	
충북보건과학대학교 (주성대학)	2005	충청북도	30		30	
계			1,192	110	1,302	

대학교, 1984년 경동대학교, 수성대학교, 2001년 광양보건대학교, 동아보건대학교, 마산대학교, 2002년 혜전대학교, 2004년 제주관광대학교, 2005년 충북보건과학대학교 등 전국에 20개 대학교에서 치과기공 교육이 이루어지고 있다(표 5-1).

한편, 대학의 역할은 각 나라의 실정, 사회의 특성에 따라 다르지만 제일 중요시하는 것은 현재 사회의 요구와 미래 지향적인 요구를 적절히 고려하여 기술인(technician)이나 전문인(specialist)에 해당하는 중견직업인을 양성하고 사회에 진출하는 학생들에게 각종 장, 단기 직업교육을 실시하여 산업현장에서 필요로 하는 인력을 배출함에 있다.

그러나 오늘날과 같이 사회가 발전함에 따라 구강건강의 중요성이 인식되고 구강보건 진료의 수요가 증가함으로서 고도의 정밀성이 요구되는 치과기공물을 제작하기에는 2년의 수업기간으로는 학습기간이 부족하여 1994년부터는 치기공과가 2년에서 3년으로 학제가 연장되어 운영하고 있으며, 2000년 부산가톨릭대학교가 4년제 학위과정으로 승격된 것을 시작으로 2006년 고려대학교병설 의학기술초급대학이 고려대학교와 통폐합이 됨에 따라 고려대학교 보건과학대학이 신설되어 4년제 학위과정으로 운영되어 오다가 2014년 보건정책관리학부가 신설됨에 따라 편입이 되어 더 이상의 치기공과 신입생 모집은 이루어지지 않고 있다. 이 후 2010년 김천대학교, 2013년 신흥대학교가 신한대학교로, 동우대학교가 경동대학교로 교명을 변경하여 4년제 학위과정으로 운영되고 있다.

2003년 부산가톨릭대학교, 2008년 고려대학교, 2019년 신한대학교에 대학원 과정이 개설되어 치과기자재의 연구, 개발 및 신소재와 신기술의 연구, 개발에도 많은 노력을 함으로서 치과계의 발전에 많은 기여를 하고 있다.

또한 여러 대학에서도 학점은행제 및 전공심화제도를 도입하여 학사학위 취득의 길이 넓어지면서 치과기공 교육에 새로운 전환기를 맞이하고 있다.

2. 교육과정과 교과개요

1) 교육과정

정규 교육과정에는 치과기공물 제작을 하는 재료의 물성에 관한 기초적 이론과 제작에 이용되는 기구의 사용이나 관리 방법에 관한 교육, 치과기공물 제작 방법에 관한 교육, 치과기공 직무를 수행함에 있어 지켜야 할 윤리 및 법률적 지식에 관한 교육 등을 포함한 이론교육과 실습교육이 포함되어야 한다.

한국치기공과교수협의회에서는 기존의 2년제에서 3년제로 학제가 연장됨에 따라 수업시간 수가 많아지고 3년제에 적절한 교육과정을 개발하기 위하여 여러 차례 토의와 심의를 거치고, 선진 외국의 치기공과 교육과정을 비교, 분석하여 우리 실정에 맞는 모형 교육과정을 설정하였다(표 5-2).

|표 5-2| 치기공과 교육과정표

구분	교과목명	학점(시간)	1학년				2학년				3학년			
			1학기		2학기		1학기		2학기		1학기		2학기	
			학점	시간	학점	시간	학점	시간	학점	시간	학점	시간	학점	시간
교양과목	국사	2(2)	2	2										
	국어	2(2)			2	2								
	영어	3(3)	3	3										
	일본어	2(2)			2	2								
	체육	1(2)	1	2										
	미술개론	2(2)			2	2								
	전산학개론	2(2)			2	2								
	경영학개론	2(2)	2	2										
	의학용어	2(2)			2	2								
	공중보건학	2(2)	2	2										
	철학	2(2)	2	2										
	보건통계학	2(2)					2	2						
	소계	24(25)	12	13	10	10	2	2						
전공필수	치아형태학(Ⅰ)	2(2)	2	2										
	치아형태학실습(Ⅰ)	3(6)			3	6								
	치아형태학(Ⅱ)	1(1)			1	1								
	치아형태학실습(Ⅱ)	3(6)					3	6						
	치과재료학(Ⅰ)	3(3)	3	3										
	치과재료학(Ⅱ)	3(3)			3	3								
	관교의치기공학(Ⅰ)	2(2)			2	2								
	관교의치공학실습(Ⅰ)	3(6)					3	6						
	국소의치기공학(Ⅰ)	2(2)			2	2								
	국소의치기공학실습(Ⅰ)	3(6)					3	6						
	총의치기공학(Ⅰ)	2(2)			2	2								
	총의치기공학실습(Ⅰ)	3(6)					3	6						
	치과도재학(Ⅰ)	2(2)					2	2						
	치과도재학실습(Ⅰ)	3(6)							3	6				
	구강해부학(Ⅰ)	3(3)	3	3										

구분	교과목명	학점(시간)	1학년				2학년				3학년			
			1학기		2학기		1학기		2학기		1학기		2학기	
			학점	시간	학점	시간	학점	시간	학점	시간	학점	시간	학점	시간
	충전기공학	3(3)											3	3
	관교의치기공학(Ⅱ)	2(2)							2	2				
	관교의치기공학실습(Ⅱ)	3(6)									3	6		
	국소의치기공학(Ⅱ)	2(2)							2	2				
	국소의치과기공학실습(Ⅱ)	3(6)									3	6		
	총의치기공학(Ⅱ)	2(2)							2	2				
	총의치기공학실습(Ⅱ)	3(6)									3	6		
	소계	56(83)	8	8	13	16	14	26	9	12	9	18	3	3
전공선택	치과기공학개론	2(2)	2	2										
	어태치먼트기공학	3(3)							3	3				
	치과도재학실습(Ⅱ)	2(4)									2	4		
	교정기공학	2(2)					2	2						
	교정기공학실습	2(4)							2	4				
	임상기공실습	4(8)									2	4	2	4
	관교의치기공학실습(Ⅲ)	2(4)											2	4
	국소의치기공학실습(Ⅲ)	2(4)											2	4
	총의치기공학실습(Ⅲ)	2(4)											2	4
	교합면해부학	2(2)					2	2						
	교합면해부학실습	2(4)							2	4				
	치과주조학	2(2)									2	2		
	치과기자재학	2(2)					2	2						
	구강보건학	3(3)											3	3
	보건법규	3(3)											3	3
	인체해부학	3(3)							3	3				
	현장실습	10(20)									5	10	5	10
	심미치과학	2(2)							2	2				
	병원관리학	2(2)							2	2				
	소계	52(78)	2	2			6	6	14	18	11	20	19	32
	합계	132(186)	22	23	23	26	22	34	23	30	20	38	22	35

따라서 각 대학에서는 이를 토대로 그 대학이 추구하는 교육목표에 따라 실행하는 교과과정은 약간의 차이를 나타내고 있다.

2) 교과개요

한국치기공과 교수협의회에서 공동으로 개발한 모형 교육과정표 상에 개설된 전공교과목의 내용을 보면 다음과 같다.

(1) 치과기공학개론(Introductive Dental Laboratory Technology)

치과기공 입문서로 치과의료나 치과기공 개념을 인식시키고 치과기공에 관련된 전반적인 지식과 치과기공의 업무에 필요한 운영관리 및 작업환경 등을 이해, 납득시키는 기초과목이다.

(2) 치아형태학 및 실습(Dental Morphology & Lab. Work)

치아의 기능, 종류, 명칭 및 치아의 형태와 치아 주위조직의 형태학적인 연구를 하고 교합관계, 악관절과의 상관관계 등을 이해함으로써 이상적인 치과보철물을 제작하기 위한 기초 지식을 습득하는 과목이다(그림 5-1).

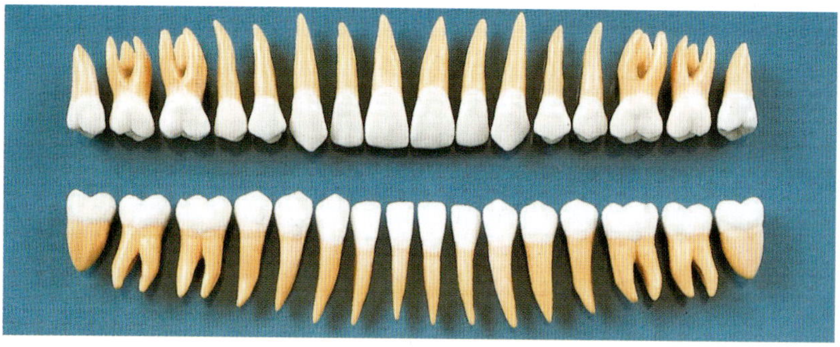

|그림 5-1|

(3) 치과재료학(Dental Material)

치과재료의 성질과 사용법을 다루는 학문으로서 치과수복물 제작에 사용되는 재료의 물리적, 화학적, 기계적 성질을 이해하고 물질의 구조와 재료의 특성 및 기구의 사용방법과 관리 등 치과재료의 전반적인 내용을 습득하는 과목이다(그림 5-2).

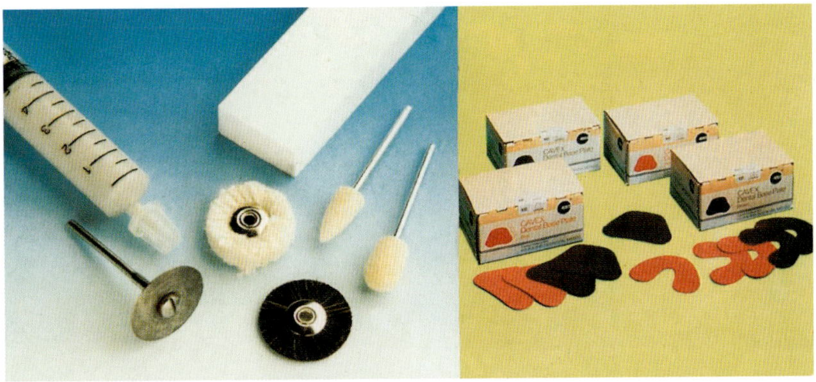

|그림 5-2|

(4) 치과충전기공학 및 실습(Inlay Technology & Lab. Work)

치아경조직의 일부가 결손되어 치면에 생긴 와동의 범위와 와동형성 및 수복물의 조각에 관한 해부학적 형태 및 기능의 회복법을 이해하고 습득하게 하여 실질 결손의 형태적 결함을 충전 재료를 이용하여 치아 원래의 기능을 회복시켜 주는 치과보존학의 한 분야로 그에 사용되는 재료와 와동의 종류, 제작과정 등에 관하여 습득하는 과목이다(그림 5-3).

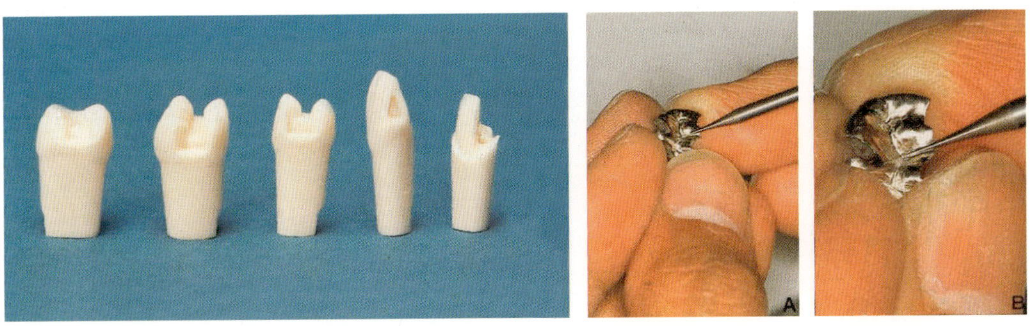

|그림 5-3|

(5) 관교의치기공학 및 실습(Crown & Bridge Prosthodontic Lab. Technology & Lab. Work)

한 개 또는 그 이상의 자연치아가 결손되었을 때, 인접치나 치근에서 유지를 얻어 금속, 수지, 도재와 같은 재료를 이용하여 결손 된 치아의 기능을 인공적으로 회복시켜 주는 치과보철학의 한 분야로 그에 사용되는 재료의 성질과 기구의 사용방법 및 제작과정 등에 관하여 습득하는 과목이다(그림 5-4).

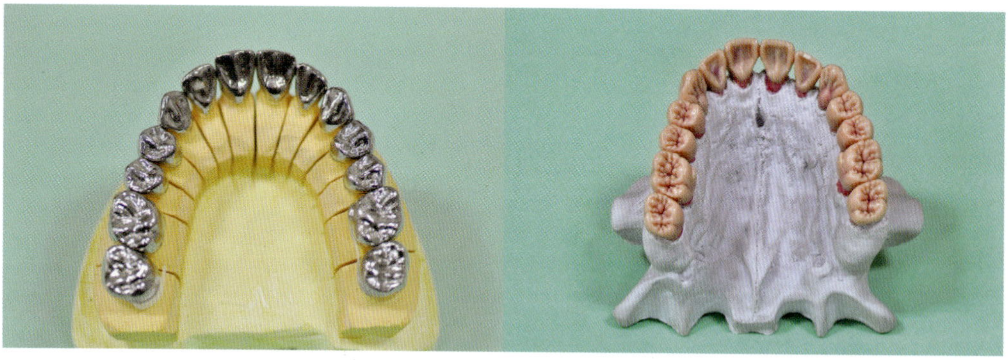

|그림 5-4|

(6) 치과도재기공학 및 실습(Dental Ceramic & Lab. Work)

치과도재 수복물에 사용되는 금속소부도재의 물리·화학적 결합 원리, metal coping design, 치아의 색조 조절 등을 통하여 자연치에 가까운 자연미를 재현할 수 있는 능력을 숙지시키고 연구하는 교과목이다. 국민소득이 높아짐에 따라 아름다움에 관심이 높아지므로 많은 발전을 이루고 있는 치과보철학의 한 분야로 그에 사용되는 재료의 성질과 기구의 사용방법 및 제작과정 등에 관하여 습득하는 과목이다(그림 5-5).

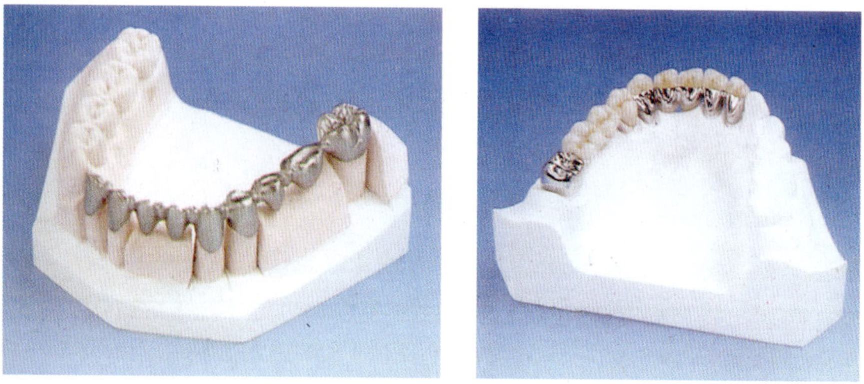

|그림 5-5|

(7) 가철성 국소의치기공학 및 실습(Removable Partial Denture Lab. Technology & Lab. Work)

수 개의 자연치아가 상실되었을 때 잔존치아와 조직에서 유지를 얻어 기능을 회복 또는 개선시켜 주는 치과보철학의 한 분야로 가철성 국소의치에 대한 구조, 설계, 제작방법 및 그에 사용되는 재료의 성질과 기구의 사용방법 등에 관하여 습득하는 과목이다(그림 5-6).

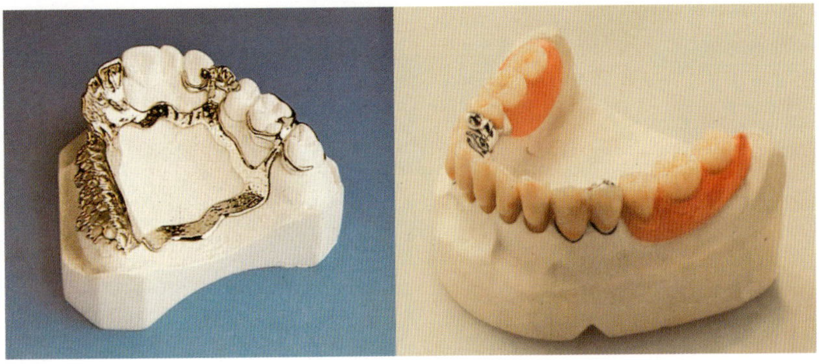

|그림 5-6|

(8) 총의치기공학 및 실습(Complete Denture Lab. Technology & Lab. Work)

상·하악의 치아가 완전히 결손되었거나 이와 관련된 주위조직이 결손되었을 때 구강조직에서 주 유지를 얻어 인공적인 장치물로 그 기능을 회복시켜 주는 치과보철학의 한 분야이다. 총의치의 유지와 안정에 관여하는 요인들을 기반으로 제작과정과 그에 사용되는 재료의 성질 및 기구의 사용방법 등에 관하여 습득하는 과목이다(그림 5-7).

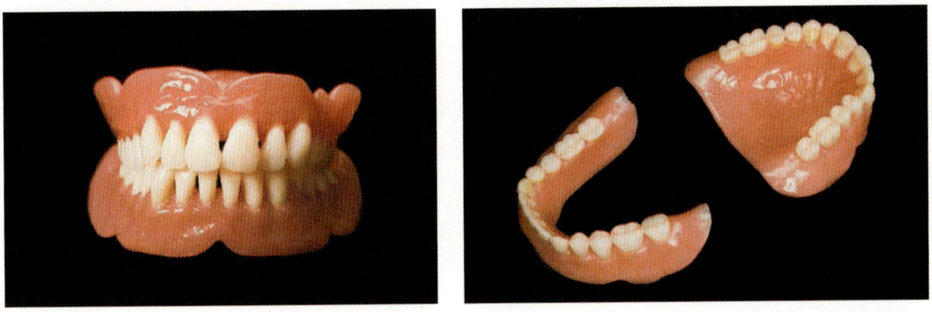

|그림 5-7|

(9) 어태치먼트기공학 및 실습(Attachment Lab. Technology & Lab. Work)

치과보철물의 고정과 안정을 위한 기계적 장치로서 양형과 음형의 형태로 결합, 분리할 수 있게 구성되어 있고 구조가 섬세하고 정밀하며 기능 및 형태가 다양한 장치를 이용하여 각 치과보철물 제작에 응용하는 유지 장치로 기본 원리와 종류 및 사용방법 등에 관하여 습득하는 과목이다(그림 5-8).

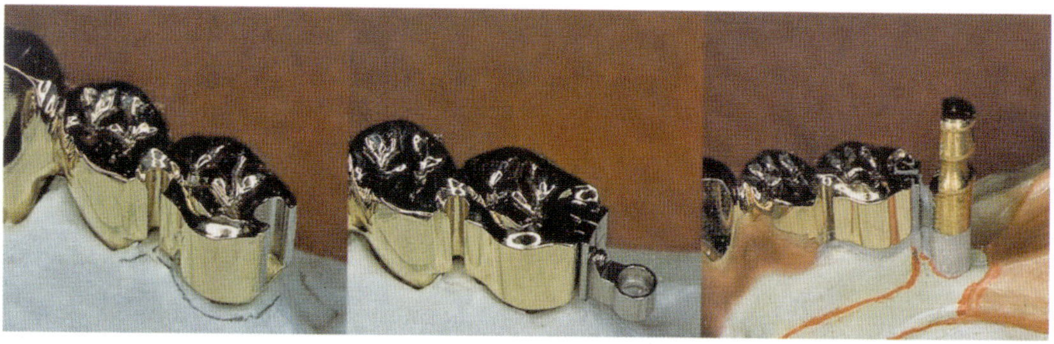

|그림 5-8|

(10) 치과임플란트기공학 및 실습(Implant Lab. Technology & Lab. Work)

치아가 결손되었을 때 티타늄과 같은 금속성 구조물을 골내에 매식하여 골유착을 시켜 그 금속성 구조물을 치과보철물의 지지구조대로 이용하는 치과보철 치료술식의 하나로 이러한 금속성 구조물의 원리와 종류 및 세작과성을 습늑하는 과목이다(그림 5-9).

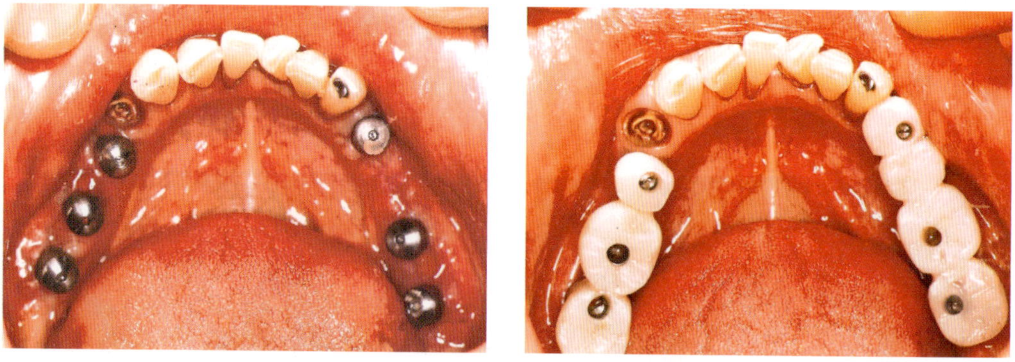

|그림 5-9|

(11) 교합면해부학

모든 치과보철물 제작 시 적용되어지는 기초적이고 기본적인 분야로 교합이론에 대한 개요와 치과보철물과의 상관관계, 교합의 생리적인 관계를 습득케 하여 치과보철물 제작 시 응용토록 하는 과목이다(그림 5-10).

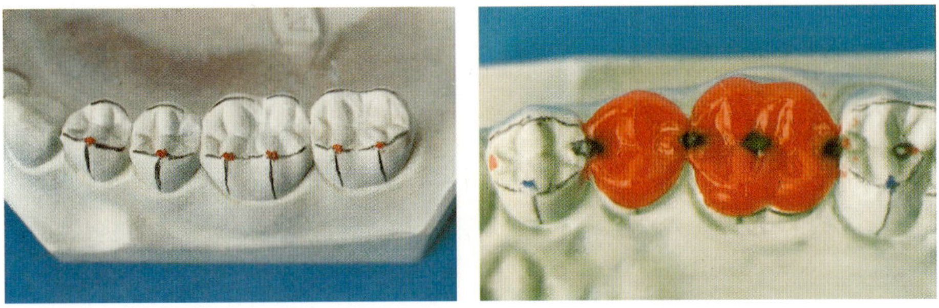

|그림 5-10|

(12) 심미치과학

치아의 심미에 영향을 미치는 여러 가지 요인들을 해부학적, 구조적, 기능적으로 관찰한 다음 이들의 구강조직이나 골격, 근육 등의 작용 및 변화되는 현상들을 분석하여 조화로운 안면의 외모를 재현할 수 있도록 능력을 배양시키는 과목이다.

(13) 치과주조학

치과보철물에 있어 금속이 차지하는 비중은 매우 높다. 그러므로 바람직한 주조체를 만들기 위하여 주조용 재료, 주조용 기구, 주조기법 등을 이론적으로 체계화시킨 과목이다 (그림 5-11).

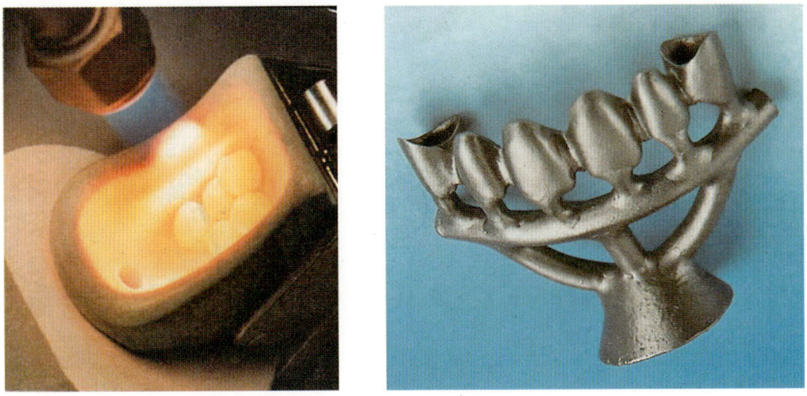

|그림 5-11|

(14) 치과기자재학

치과 영역에 사용되는 기자재의 사용방법, 관리 및 구조학적인 측면들을 이해함으로서 좋은 치과보철물을 제작할 수 있도록 교육시키는 과목으로 주로 치과기기 사용에 관한 기초적인 지식을 배양하기 위한 과목이다(그림 5-12).

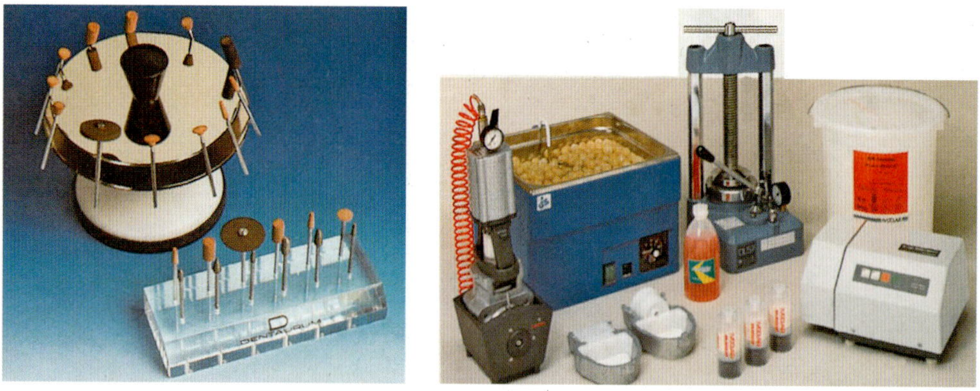

|그림 5-12|

(15) 치과교정기공학

치아 및 악안면의 비정상적인 성장발육의 개선과 예방 또는 이를 위한 기술을 터득하는 학문으로 치과교정 장치물의 설계 및 제작할 수 있는 능력을 배양시키는 과목이다(그림 5-13).

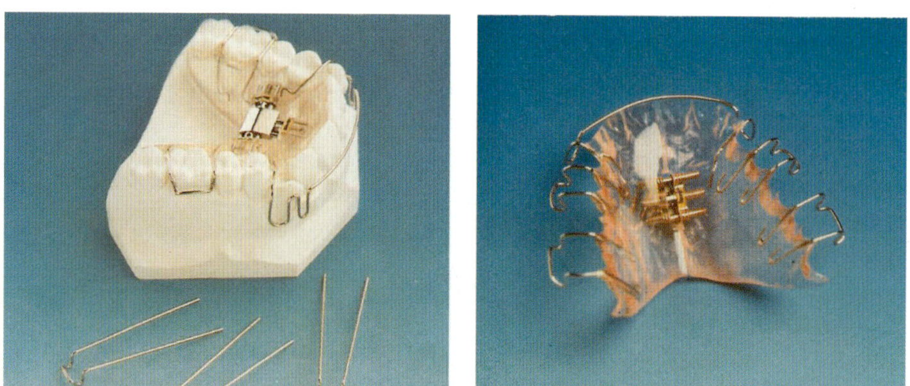

|그림 5-13|

(16) 구강해부학

치과영역에 해당되는 구강과 그 부근의 형태와 구조 및 위치적 관계, 즉 치아를 제외한 주위조직 및 악관절과 각 장기에 대하여 습득하는 과목이다(그림 5-14).

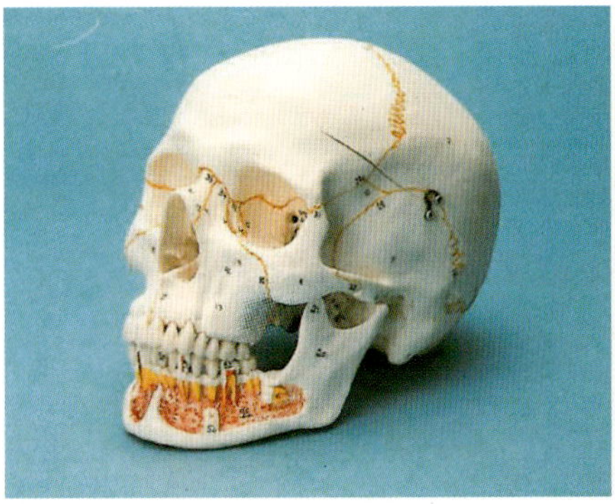 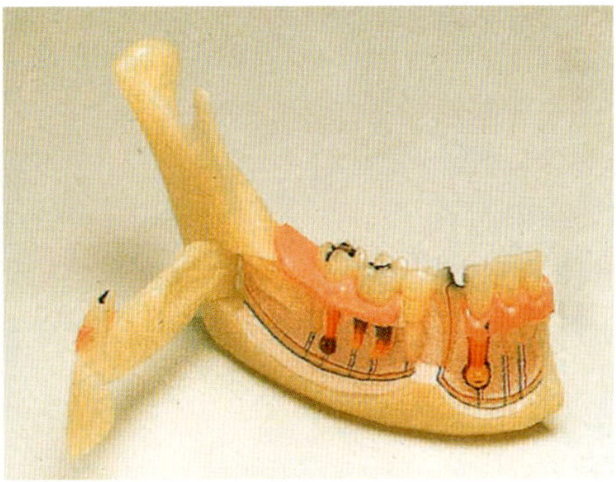

|그림 5-14|

(17) 인체해부학

인체의 구조와 형태를 대상으로 하는 인체의 육안적 구조와 그 계통적, 기능적 및 국소적 관계 등에 대하여 광범위하고 정밀한 지식을 습득케 하는 기초가 되는 과목이다.

(18) 구강보건학

치아우식증, 치주조직질환, 부정교합, 구강암 등의 구강병의 예방과 교육 등에 대해 역학적인 관계를 규명하고 연구하는 학문으로 개인과 집단을 대상으로 구강병을 조기에 발견하여 치료함으로써 국민구강보건을 향상시킬 수 있는 원리와 방법을 교육시키는 과목이다.

(19) 현장실습

학교에서 학습한 전공 교과목의 이론과 실습을 임상에서 활용할 수 있도록 일정기간 현장에서 임상적 경험을 터득하여 현장 적응력을 함양시키기 위한 과목이다.

(20) 보건법규

치과기공사로서 알아야 할 법규를 이해시키고 법의 존엄성과 준법정신을 고취시켜 바람직한 치과기공사로서 임무를 다할 수 있도록 교육시키는 과목이다.

(21) 치과기공 CAD/CAM

치과보철물 제작 시 컴퓨터를 이용하여 치아를 디자인하고 컴퓨터로 가공기를 제어하여 치과보철물을 제작하는 기술을 터득하는 학문으로 컴퓨터를 이용하여 보철물을 설계 및 제작할 수 있는 능력을 배양시키는 과목이다(그림 5-15).

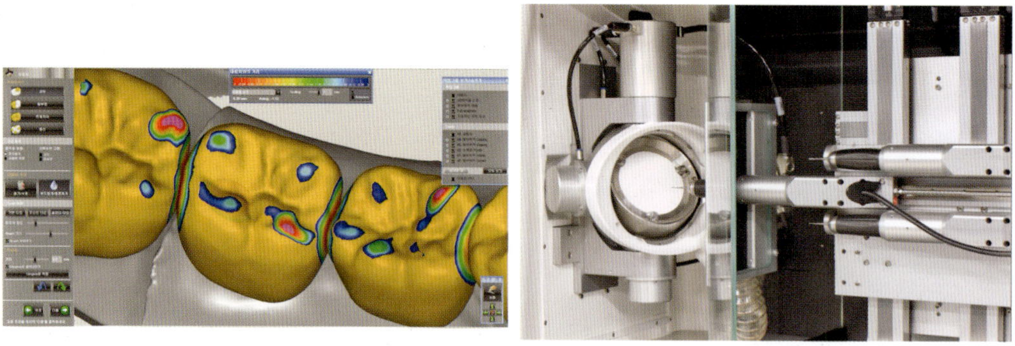

|그림 5-15|

3. 외국의 치과기공사 교육

치과기공사의 제도를 살펴보면, 치과기공사 양성제도는 각 나라와 각 주에 따라 차이는 있다. 공식기관에 의한 양성, 공식기관과 견습제도에 의한 양성, 션습제도만의 양성, 기타 과정에 의한 양성 등으로 대별할 수 있으며, 전혀 제도를 갖추지 않는 나라도 상당수 있고 양성제도가 있어도 교육을 받지 않고도 치과기공 업무를 수행함을 인정하는 나라와 주가 있다. 이것은 각 나라와 각 주 공히 치과기공사를 양성하는 정식적인 양성기관이 있건 없건 상관없이 현장에서의 기술, 기능적인 훈련과 숙련을 중시함을 알 수 있으며 이는 자격의 기준보다는 실력을 더 중시하기 때문인 것으로 볼 수 있다.

공식 양성기관에서 교육을 받는 교육기간은 평균 3년이며, 견습제도를 포함한 나라와 주에서는 1~2년 정도 기간이 짧은 곳도 있다. 한편, 견습제도만 있는 곳에서는 그 기간이 2~5년이나 되었으며, 공식 양성기관에 의한 제도를 포함한 곳에서는 4년 이상이나 되었다. 견습은 치과의사나 치과기공사에 의해 이루어지며 치과의사에 비해 치과기공사로 지정되어 있는 곳이 6배 정도 많이 나타났다. 특히 치과기공소로 지정되어 있는 곳도 볼 수 있다. 이러한 교육기간에 관하여는 각 나라의 교육제도가 다르기 때문에 동일하게 할 수는 없으나 참고로 이용할 수 있다.

세계 여러 나라의 치과기공사 교육제도는 다양하며 각 나라, 각 주의 치과의료의 내용과 치과의료의 수요, 치과의료 제도의 유무에 따라 정해지는 것이 일반적인 현상이다. 한편, 미국, 캐나다, 오스트리아에서는 각 주마다 치과기공사를 양성하는 제도가 각각 다른 것이 특징이다.

1) W.H.O의 기준

외국의 치과기공사 제도는 법적으로 규정되어 있는 나라와 규정되어 있지 않는 나라도 있다. 그러나 세계보건기구(W.H.O)에서는 1959년에 치과기공사 제도의 기준으로 다음과 같은 내용을 발표하였다.

(1) 업무

치과기공사의 주된 업무는 치과보철물의 제작이나, 그 업무는 면허를 가진 치과의사의 지시와 감독 하에 행하여야 한다. 치과기공사의 업무는 다음과 같다.

① 환자의 구강에서 채득한 인상에서 모형을 제작한다.
② 치과의사의 지시에 따라 그 모형에 따른 치과보철장치를 제작한다.
③ 치과보철장치의 제작에 사용되는 금속이나 합성수지 등을 가공, 처리한다.
④ 악, 안면외과 분야에서 사용되는 부목 등을 제작한다.
⑤ 치과의사의 지시에 따라 치과교정장치물을 제작한다.
⑥ 구개열 폐쇄장치나 특수보철물 등의 특수장치물을 제작한다.
⑦ 치과재료 등을 관리한다.

(2) 교육양성

치과의사 업무 중에 치과보철이 포함된 나라에서는 치과의사는 이론적, 실제적인 지식과 기술을 갖춘 전문가, 즉 치과기공사의 협조를 받도록 되어 있으며 모든 치과기공 업무는 치과의사의 지시와 감독 하에 행하여진다는 것이 확인되었다. 그리고 치과기공사가 되기 위한 교육이수는 기술적 연구가 이루어지도록 충분한 기초교육이 필요하고 이 기초교육에는 가능하다면 질이 높은 교육내용이 많이 포함되어 있는 것이 요망된다.

(3) 교육기간

교육기간은 최소 2년이 필요하지만 가능하다면 3년으로 연장하는 것을 권장하고 있다. 법령에 준하여 교육을 실시할 때 치과대학부속 혹은 그 외의 어떠한 곳에서라도 교육기간의 대부분을 특정시설에서 실시하는 것이 필요하며, 법에서 정해진 교육과정에서 교육을 받은 학생은 면허 취득을 전제로 해야 하고, 학교부속 또는 개인이 운영하는 치과기공소에서 연수 훈련을 이수해야 한다.

(4) 교육과정

정규 교육과정은 이론교육과 실험실습으로 구성되어야 한다. 정규 양성과정이 개설되면 교육과정의 내용에 다음의 요소를 포함시키는 것이 바람직하다.

① 치과기공사가 필요로 하는 교육내용(화학 및 물리학의 기초적 원리)
② 중요한 기구, 기계, 장치 사용법에 관한 교육
③ 치과기공사의 역할 및 기초의학의 기초적 원리 등에 관한 교육
④ 치과보철물 제작에 대하여 필요한 기술적인 교육
㉠ 총의치 작업
㉡ 국소의치 작업
㉢ 치과도재 작업
㉣ 관교의치 작업
㉤ 치과교정장치 작업
㉥ 기타 치과의사가 필요로 하는 장치물
⑤ 직업윤리 및 법률 지식을 포함한 치과기공사의 임무에 관한 교육
⑥ 치과용 재료의 응용 지식 및 치과보철물 제작에 관한 재료의 응용 기술교육
⑦ 치과기공사와 치과의사의 업무관계를 이해하고, 치과의료와의 역할교육

이상과 같이 세계 각국의 치과기공교육은 국제적인 회의를 통하여 앞으로는 여러 나라에서 공히 기준에 따라 자연히 법적 정비를 하게 될 것으로 전망된다.

2) 일본

치과기공법이 제정(1955년)되기 전에는 2, 3개의 양성기관 밖에 없었으며 대부분의 치과기공사는 치과의원 또는 치과기공소에서 양성되었다. 치과기공법의 제정과 더불어 양성소 지정 규칙이 익년 제정되어 동경의과치과대학 치학부 부속 치과기공사학교, 愛齒기공사 양성소, 일본대학 치과기공사학교가 설립되었다. 당시의 입학 자격은 중학교 졸업을 해야만 자격이 부여되었으며 수업년한을 3년으로 하였으나 1966년에 개정되어 고등학교를 졸업한 자에게 입학 자격을 부여하고 수업연한은 2년으로 조정하였다.

치과기공사 양성소 지정 규칙에는 본래 치과기공은 치과의학 중에서 치과보철학, 치과충전학, 치과교정학의 이론에 준하는 과학적 기술이므로 종래와 같은 변칙적인 기술습득으

로는 치과기공 업무를 수행할 수 없다고 판단하여 2년제 전문학교나 4년제 대학에서 치과기공사를 양성하고 졸업 후 면허를 취득케 함으로서 자질향상과 치과기공 업무를 충실하게 할 수 있도록 법 제정을 하였다.

1966년 개정한 교육제도에 의해 치과기공사 학교의 입학 자격이 고등학교 졸업 이상의 학력과 2년의 수업연한으로 되었고, 이후 1976년 일본 문부성은 전수학교를 개정하여 종전까지 각종학교로 있었던 것을 대학과 단과대학으로 승격시켜 국민이 요구하는 고등교육의 수요에 충족시킴과 동시에 실기 기술교육의 충실을 도모한다는 취지하에 설치기준을 공포하고 수업시간, 학생 수, 교원의 자격 등에 대하여 기준을 설정하였다.

1990년 이후 치과기공사를 배출하기 위한 교육기관은 약 70개교로서 입학 정원은 약 3,600명으로 우리나라에 비하여 훨씬 많다. 법정 수업시간은 2,200시간이나 대부분의 학교에서는 법정 수업시간을 초과하여 교육시키고 있으며, 각 학교의 교육과정과 교과목은 거의 동일하나 전공과에 있어서는 조금씩 차이가 있다(표 5-3).

치관수복기공학과 유상의치기공학 각각 440시간, 치과기공실습 520시간과 선택필수과목 200시간을 기공실습시간으로 할애하여 전체 교과목에 2/3 이상을 실습에 비중을 두고 있으며 대부분의 과목에서 기초실습교육을 포함하고 있다. 이것은 일본의 치과기공사 양성교육에 있어 기초교육에 큰 비중을 두고 있음을 알 수 있으며, 2년의 교육을 받고 치과기공사 면허를 취득하고 학문을 더 연구하고자 하는 사람에게 특정과정 2년을 더 이수할 수 있는 교육프로그램을 개설하고 있다.

|표 5-3| 일본 모형교육과정표

교과목명	시간수	비고	교과목명	시간수	비고
외국어	30		치관수복기공학	440	실습포함
조형미술개론	15		교정치과기공학	30	실습포함
치과기공개론	50		소아치과기공학	30	실습포함
관계법규	15		치과이공학	220	실습포함
치아해부학	150		치과기공실습	520	
악구강기능학	60	실습포함	선택필수과목	200	기공실습
유상의치기공학	440	실습포함	소계	1,440	
소계	760	실습포함			
총계	2,200				

3) 미국

미국의 경우 최초의 치과기공소가 개설된 것은 1887년 보스턴이다. 치과기공사의 정식 교육제도로는 2년제 개방대학(community college)이나 학점제, 시간제의 직업훈련학원이 있다. 그러나 비인정 기관에서도 교육이 이루어져 체계적이지 못하다.

교육을 받은 사람은 포괄시험을 거쳐 인증위원회(National Board for Certification Dental Technician)에서 인정하는 연수에 참가하여야 치과기공사의 인증을 받게 된다. 이러한 현상은 미국의 경우 치과기공 분야에 대해서는 연방정부는 관여하지 않으므로 치과기공사를 위한 연방정부 차원의 자격인정은 없다. 따라서 치과기공소를 경영하는데 자격이 필요하지 않으므로 누구나 치과기공소의 경영이 가능하다. 그러나 텍사스, 사우스캐롤라이나와 켄터키 주에서는 치과기공소의 경우, 시험에 합격한 치과기공사만을 고용하는 경우도 있다. 또한 2년간의 정식 학교교육을 받지 않은 사람은 C.D.T.(Certified Dental Technician)에 응시하기 전에 포괄적 시험(총의치, 국소의치, 관교의치, 교정 등의 필기시험과 실기시험을 말함)이라는 기본적 시험에 응시하여 합격해야 한다.

미국치과의사협회에는 치과기공사의 교육기관인 학교를 인정하기 위한 인정위원회가 있는데 현재 이 인정위원회에 인정된 학교는 약 60개교로 이들 학교에서 매년 1,000여 명의 졸업생을 배출하고 있다. 최근에는 2년 과정의 치과기공교육을 마친 사람을 대상으로 2년간의 고급 치과기공 과정을 추가 이수할 경우 치과기공 학사학위를 수여하는 교육프로그램도 개발 운영되어지고 있다.

미국의 치과기공과 교육과정을 2년제 과정인 펜실베이니아 Lyons Technical Institute 교육과정의 경우 1,850시간으로 치과도재학 325시간, 총의치기공학 300시간, 국소의치기공학 200시간, 관교의치기공학(치과도재학 제외) 475시간 등으로 교양과목이 없이 전공과목에 많은 비중을 두는 것은 일본과 유사하다(표 5-4).

4년제 과정인 Louisiana State University Medical Center의 경우는 표 5-5에서 나타난 것처럼 교양과 전공 비율이 30 : 70으로 전공과목에는 응급의학, 직업개발, 회계학 등 치과기공소를 운영할 때 필요한 과목과 교양과목을 많이 개설하여 전인교육에 중점을 두고 있음을 짐작케 한다(표 5-5).

|표 5-4| 펜실베이니아 Lyons Technical Institute 교과과정(2년)

교과시간 1,850시간(주간, 야간) 주 간 - 74 주(주당 25시간) 야 간 - 133 주(주당 14시간)			
치아형태학 및 실습	- 125시간	국소의치금속상	- 220시간
총의치기공학	- 300시간	치과교정기공학	- 100시간
국소의치기공학	- 200시간	수지관교의치	- 250시간
인레이 및 단순관	- 125시간	치과도재학	- 325시간
관교의치기공학	- 225시간		

|표 5-5| Louisiana State University Medical Center(4년)

	교 과 목	학점		교 과 목	학점
교양	영작	6	3학기	가철성보철학	3
	영문학	3		직업 윤리	1
	대수학	6		치과도재학(Ⅰ)	2
	무기화학	3		교정기공학	1
	경영, 경제사무	6		임상기공학	6
	예능(음악, 미술, 무용, 연극)	3		응급의학	1
	자연과학(생물학, 동물학, 식물학)	3		컴퓨터 개론	2
	심리학	3		소 계	16
	역사	3	4학기	임상기공(Ⅱ)	15
	사회학	3		치과도재학(Ⅱ)	1
	인문학(영문학, 역사, 언어철학, 외국어)	3		직업개발	1
	소 계	42		회계학	3
1학기	치아형태학	5		소 계	20
	치과재료학(Ⅰ)	4	5학기	치과도재학(Ⅲ)	2
	교합기 및 교합(Ⅰ)	3		총의치(Ⅱ)	1
	전공해부학	1		가철성국소의치(Ⅱ)	1
	총의치개론	2		고정성보철학(Ⅱ)	2
	중량과 측량	1		기공기술방법	9
	소 계	16		치과재료학(Ⅱ)	1
2학기	총의치(Ⅰ)	4		컴퓨터개론	2
	고정성보철학(Ⅰ)	4		소 계	18
	가철성국소의치(Ⅰ)	4	6학기	기공(실무)담당	13
	교합기 및 교합(Ⅱ)	4		선택절차	1
	소 계	16		소 계	14
총 계					142

4) 호주

호주의 Mt. Lawley Technical College는 4년제 대학으로 예비도제과정을 이수한 후 3년제 본과에 지망하여 수여한다. 본과의 경우 이론 2시간, 실습 6시간을 주당 교육시수로 하여 3년간 단계별 수업을 시행한다. 교양으로는 영어, 물리화학, 도서열람 등 주당 8시간씩 1년간 수업을 하며 총 이수학점은 60학점이다. 이 과정을 마친 후 치과기공사로 더 연구하거나 학위를 취득하고자 할 때는 후기 상업과목 및 과정(post trade subjects and course)으로 행정, 실무, 사업연구를 하게 되며 행정연구에서는 학위를 취득할 수 있다. 행정연구는 치과업무기술, 후기 도제훈련 등이다(표 5-6).

5) 독일

독일에서는 치과기공 Meister의 자격을 취득하기 위한 Meister 학교가 4학교가 설치되어 있으며 교육기간은 1년간으로 전일제 수업방식을 취하고 있다. 그러나 이 학교의 입학은 경쟁이 치열하여 좀처럼 입학이 어려운 현상이다. 한편 독학으로 Meister 시험을 볼 수 있으나 합격은 대단히 어렵다. Meister 시험은 두 번 불합격하면 시험자격이 일생동안 상실되는 엄한 규정으로 되어 있다. Meister의 자격을 취득하면 치과기공소를 개설할 수 있으며 관리자가 될 수 있는 권리가 부여된다. 또한 치과기공사를 교육시킬 수 있는 자격이 부여되고 Meister의 자격이 없는 치과기공사는 근무자로서 치과기공 업무에 종사할 뿐이다.

독일 치과기공사의 양성교육은 3개의 군으로 나누어 운영되고 있다.

(1) 견습 제도

견습공은 Meister 밑에서 교육이 이루어지며 교육과정은 치과기공사의 guild에 의하여 이루어지고 있는데 이것은 학생의 연령이나 학력에 따라 다르다. 견습 기간은 3년 6개월간 지속되고 치과기공사가 되기 위해서는 시험을 치르게 된다. 시험은 전치, 구치에 대한 교의치, 2개의 jacket crown, 가철식의치, 총의치 등 실기와 필기시험 및 구두시험을 본다.

|표 5-6| Mt. Lawley Technical College(4년)

<table>
<tr><th>구 분</th><th>학 년</th><th>교 과 목</th><th>이론(주당)</th><th>실습(주당)</th></tr>
<tr><td rowspan="9">예비도제 과 정</td><td rowspan="9">1학년</td><td>영어</td><td>4</td><td></td></tr>
<tr><td>물리화학</td><td>2</td><td>2</td></tr>
<tr><td>치과재료학</td><td>4</td><td></td></tr>
<tr><td>치과기공행정학</td><td>2</td><td></td></tr>
<tr><td>치아형태학 및 교합</td><td>2</td><td></td></tr>
<tr><td>치과기공실습(Ⅰ)</td><td>2</td><td>12</td></tr>
<tr><td>치과기공실습(Ⅱ)</td><td>1</td><td>3</td></tr>
<tr><td>도서열람</td><td>2</td><td></td></tr>
<tr><td>소 계(36)</td><td>19</td><td>17</td></tr>
<tr><td rowspan="10"></td><td rowspan="3">2학년
(1단계)</td><td>치과재료학
금속납착
총의치학
치아형태학</td><td>2</td><td></td></tr>
<tr><td>총의치실습
교합기장착
기타금속납착</td><td></td><td>6</td></tr>
<tr><td>소 계(8)</td><td>2</td><td>6</td></tr>
<tr><td rowspan="3">3학년
(2단계)</td><td>국소의치학
금속학
주조학</td><td>2</td><td></td></tr>
<tr><td>총의치실습
국소의치실습</td><td></td><td>6</td></tr>
<tr><td>소 계(8)</td><td>2</td><td>6</td></tr>
<tr><td rowspan="3">4학년
(3단계)</td><td>교정학
가공의치학
도재학</td><td>2</td><td></td></tr>
<tr><td>3본가공치제작
가공치의 제작 및 납착
교정장치제작
Inlay, Crown 제작
도재학실습</td><td></td><td>6</td></tr>
<tr><td>소 계(8)</td><td>2</td><td>6</td></tr>
<tr><td colspan="2">총 계(60)</td><td>25</td><td>35</td></tr>
</table>

|표 5-7| 일반 치과기공사를 위한 교육과정(3, 5년)

구 분	교 과 목	비 고
기 술 학	해부학 조직학 심리학 치과재료학 총의치학(Ⅰ) 국소의치학 가공의치학 총의치학(Ⅱ) 악골구조 및 교정	1. 독일중부에서 실시하고 있는 치과기공사 교육과정임. 2. 2원식 교육시스템으로 직업전문학교에서 이론교육은 1주일에 1~2일(6~12시간) 실시. 나머지 시간은 치과기공소에서 실기 실시.
용 어 학	해부학용어 의치에 관한 용어	
기 타	정치학 경영학 수학 물리학 화학 사고방지대책	
계	17과목	

|표 5-8| 뮌헨 Meister Scheule 교육과정

교 과 목	1학기	2학기	교 과 목	1학기	2학기
A. 실기교육			6. 수확기법	2	1
1. 총의치	3	3	7. 기자재	2	2
2. 연결작업(모형 제작)	11	11	소 계	16	15
3. 관교의치기공	4	4	C. 경영학		
4. 기자재	3	2	1. 경영학	2	3
소 계	21	20	2. 직업관계론	2	3
B. 이론과목			3. 서식 및 사회학	1	1
1. 국소의치학	3	3	소 계	5	7
2. 해부학, 생리학, 신체학	2	2	D. 직업교육 및 노동(작업교육)		
3. 화학 및 재료학	4	4	1. 직업교육과 작업교육방법	3	2
4. 작업장학	1	1	2. 실기교육	–	1
5. 가격계산법	2	2	소 계	3	3
총 계				45	45

(2) 직업전문학교

직업전문학교의 교육은 학교에서 기술학과 용어학, 기타 교양과목으로 이론교육을 중심으로 1주에 1~2일 교육을 시행하고, 실습교육은 3~4일 치과기공소에 위탁하여 전공실습을 단계적으로 실시한다(표 5-7).

Cuno 직업전문학교의 교육과정을 보면 다음과 같다.

제 1 단계는 치과기공실기 입문으로 44시간
제 2 단계는 구강해부학 및 교정학으로 40시간
제 3 단계는 도재학 분야로 40시간
제 4 단계는 주조관 제작으로 40시간

(3) Meister 제도

Meister 교육은 치과기공사로 일반 치과기공사(Geselle)시험을 통과한 자 또는 이와 동등한 자격교육을 마친 자 또는 치과기공사로 5년 이상 경력 소지자에 한하여 입학 자격이 주어진다(표 5-8).

학교의 교육과정을 마치고 시험을 통하여 Meister의 인정을 받으며 산업체에서 일하거나, 대학이나 치과기공소에서 학생을 교육시킬 수 있는 자격이 부여되며 자신이 치과기공소를 개업, 운영할 수 있다.

6) 캐나다

캐나다의 경우 치과기공사가 되기 위한 방법은 두 가지의 길이 있다.

첫 번째는 먼저 college에서 2년간의 교육과정을 이수하고 치과기공소에서 인턴으로 2년간 근무하였거나 직업학교를 졸업한 경우와 다른 한 방법은 치과기공소에서 4~5년간 견습생으로 근무한 다음 자격시험에 응시하여 치과기공사가 되는 방법이 있다.

Canada의 Vancouve Vocational Institute Dental Technician의 교육과정 운영은 교양과 전공으로 대별되어 있고 전공의 경우 9단계 교육을 실시하고 있다. 제 1, 2단계는 총의치 과정이고 제 3, 4단계는 국소의치과정이며 제 5, 6단계는 고정성보철과정, 제 7, 8단계는 치과도재과정으로 나누어 실시하고 있으며, 마지막 제 9단계는 종합적인 치과기공물을 제작함으로서 교육과정을 마치는 것으로 되어 있다.

|표 5-9| Alberta High School Denturist Technology(2년)

	교 과 목	이수시간
1학기	물리학 기업경영 치과해부학 및 전문용어 총의치 국소의치제작 치아형태학 구강병리학 치과재료학 미생물입문	34 34 34 153 85 68 34 34 34
	소 계	510
2학기	효과적인 전달 심폐의 소생 총의치 가철성국소의치 설계 임상처리 응급처치 구강병리학 신체와 여가교육	68 14 225 51 51 20 34 60
	소 계	523
3학기	총의치 임상처리 치과심리학	323 153 17
	소 계	493
4학기	효과적인 전달 의치제작 임상처리	34 323 153
	소 계	510
총 계		2,036

이와 같은 캐나다의 치과기공사 교육제도는 교과목의 단계적인 교육으로 인하여 학습의 전이와 학습의 효과가 좋으며 학생의 학습의 흥미 및 동기 유발에 효과적인 방법이라 하겠다. 또한 캐나다에는 denturist라는 제도가 있어서 환자의 구강 내에서 의치를 직접 시술할 수 있도록 하고 있다. Alberta High School Denturist Technology는 의치를 제작

하여 환자에게 직접 시술하는 denturist를 양성하는 기관으로서 2년 과정으로 2,036시간을 교육한다. 구강병리, 미생물입문, 심폐의 소생, 구강병리 등 환자를 직접 대하는 데 필요한 기초학문과 임상처리, 치과심리학, 효과적인 전달 등 임상과목이 포함되어 있으며, 의치만을 제작하므로 총의치 701시간, 의치제작 323시간으로 대부분 이 분야에 시간을 할애하고 있는 것으로 보인다(표 5-9).

Ⅱ 치과기공사 국가시험

1. 치과기공사 국가시험 현황

치과기공사는 의료기사의 한 종별(의료기사등에관한법률 시행령 제2조)로, 자격기준은 치과보건의료에 관한 학문을 전공하는 전문대학 이상의 학교를 졸업하거나 외국에서 동등 이상의 교육과정을 이수하고 해당 의료기사의 면허를 받은 자로서, 당해 국가시험에 합격한 후 보건복지부장관의 면허를 받아야 하는 것으로 규정되어 있다(의료기사법 제4조)

치과기공사는 의료기사등에관한법률에서 규정하고 있듯이 소정의 교육과정을 이수하고 매년 실시되는 필기 및 실기시험을 통과하여 보건복지부장관의 면허를 취득하게 된다.

치과기공사 면허시험은 1963년 의료보조원법(법률 제1380호)이 제정된 후 1965년 4월 29일 의료보조원 국가시험 1회가 시행되어 1973년까지 총 응시자 1229명 중에서 모두 779명(46.1%)이 합격하였다.

1973년 2월 16일에 의료보조원법이 의료기사등에관한법률(법률제2534호)로 제정, 공시되면서 1974년 국립보건원에서 제 1회 치과기공사 국가고시가 시행되었다. 이후 1998년부터는 정부로부터 인가된 재단법인 형태의 비영리 평가기관인 한국보건의료인 국가시험원(국시원, National Health Personal Licensing Examination Board)에서 정부로부터 위임받아 시행하고 있다. 국시원은 양질의 보건의료 인력을 배출함으로서 국민의 건강을 보호하는데 그 목적을 두고 있으며 보건의료인 면허시험의 질과 수준을 향상시키고자 노력하고 있다.

1963년 제 1회 의료보조원 국가시험으로부터 2019년 현재 47회 국가시험이 시행되어

|표 5-10| 연도별 치과기공사 국가고시 합격 현황(1965~2019)

	연 도	응 시 자	합 격 자	합 격 률(%)	비 고
	1965~1973	1,229	779	46.1	검정고시
1	1974	118	27	22.9	
2	1975	215	109	50.7	
3	1976	231	54	23.4	
4	1977	217	65	30.0	
5	1978	355	121	34.1	
6	1979	402	159	39.6	
7	1980	543	178	32.8	
8	1981	621	263	42.4	
9	1982	658	186	28.3	
10	1983	911	273	30.0	
11	1984	1,233	810	65.7	
12	1985	1,239	858	69.2	
13	1986	1,342	1,007	75.0	
14	1987	1,444	792	54.8	
15	1988	1,436	957	66.6	
16	1989	1,341	342	25.5	
17	1990	1,285	772	60.1	
18	1991	1,094	776	70.9	
19	1992	1,056	722	68.4	
20	1993	1,131	728	64.4	
21	1994	1,209	872	72.1	
22	1995	1,283	719	56.0	
23	1996	627	434	69.2	
24	1997	883	647	73.3	
25	1998	951	673	70.8	
26	1999	796	652	81.9	
27	2000	1,214	981	80.8	
28	2001	1,240	1,075	86.7	
29	2002	1,253	971	77.5	

	연 도	응 시 자	합 격 자	합 격 률(%)	비 고
30	2003	1,388	1,077	77.6	2월 시행
31	2003	1,502	1,164	77.5	12월 시행 시작
32	2004	1,630	1,280	78.5	
33	2005	1,643	1,341	81.6	
34	2006	1,620	1,386	85.6	
35	2007	1,731	1,490	86.1	
36	2008	1,623	1,379	85.0	
37	2009	1,649	1,355	82.2	
38	2010	1,707	1,412	82.7	
39	2011	1,624	1,386	85.3	
40	2012	1,535	1,278	83.3	
41	2013	1,545	1,188	76.9	
42	2014	1,454	1,114	76.6	
43	2015	1,380	1,147	83.1	
44	2016	1,221	1,001	82.0	
45	2017	1,212	958	79.0	
46	2018	1,208	1,009	83.5	
47	2019	1,217	963	79.1	
계		53,217	38,151	65.7	

현재 총 응시자 53,217명 중 38,151(합격률 65.7%)명이 합격하여 면허증을 소지하고 있다(표 5-10).

2. 국가시험 응시자격 및 결격사유

치과기공사는 의료기사등에관한법률 제4조, 제6조 및 동법률 시행령 제6조에서 규정하고 있는 바와 같이 소정의 교육과정을 이수하고 매년 실시되는 국가시험을 통과하여 보건복지부장관의 면허를 취득해야 한다.

1) 자격요건(의료기사등에관한법률 제4조)

① 고등교육법」 제2조에 따른 대학·산업대학·전문대학(이하 "대학등"이라 한다)에서 취

득하려는 면허에 상응하는 보건의료에 관한 학문을 전공하고 졸업한 사람. 다만, 보건의료정보관리사의 경우 「고등교육법」 제11조의2에 따른 인정기관(이하 "인정기관"이라 한다)의 보건의료정보관리사 교육과정 인증을 받은 대학 등에서 보건의료정보 관련 학문을 전공하고 보건복지부령으로 정하는 교과목을 이수하여 졸업한 사람이어야 한다.

② 외국의 제1호에 해당하는 학교(보건복지부장관이 정하여 고시하는 인정기준에 해당하는 학교를 말한다)와 같은 수준 이상의 교육과정을 이수하고 외국의 해당 의료기사등의 면허를 받은 사람(2019.12.12. 시행)

※ 치과기공사 국가시험의 경우 이 법률 제4조제1항제1호의 "취득하려는 면허에 상응하는 보건의료에 관한 학문을 전공하고 졸업한 사람"은 "치과기공(학)과"를 전공하고 졸업한 사람을 의미하며 복수전공(다전공, 이중전공)자 및 유사학과 졸업자, 학점은행제, 독학사, 사이버대를 통해 취득한 전공과목졸업자에 대하여는 일정학점을 이수하여도 응시자격이 없음

2) 결격사유(의료기사등에관한법률 제5조)

① 「정신건강증진 및 정신질환자 복지서비스 지원에 관한 법률」 제3조제1호에 따른 정신질환자. 다만, 전문의가 의료기사 등으로서 적합하다고 인정하는 사람은 그러하지 아니하다.

② 「마약류 관리에 관한 법률」에 따른 마약류 중독자

③ 피성년후견인, 피한정후견인

④ 이 법 또는 형법 중 제234조·제269조·제270조제2항 내지 제4항·제317조제1항, 보건범죄단속에관한특별조치법, 지역보건법, 국민건강증진법, 후천성면역결핍증예방법, 의료법, 응급의료에관한법률, 시체해부및보존에관한법률, 혈액관리법, 마약류관리에관한법률, 모자보건법 또는 국민건강보험법에 위반하여 금고이상의 실형의 선고를 받고 그 집행이 종료되지 아니하거나 면제되지 아니한 자

3) 응시자격 제한(의료기사등에관한법률 제7조)

① 부정한 방법으로 국가시험에 응시하였거나 또는 국가시험에서 부정행위를 한 자는 해당시험을 정지시키거나 합격을 무효로 한다.

② ①의 사유로 시험이 정지되거나 합격이 무효가 된 사람에 대하여 처분의 사유와 위반 정도 등을 고려하여 보건복지부령으로 정하는 바에 따라 그 다음에 치러지는 국가시험 응시를 3회의 범위에서 제한할 수 있다.

3. 국가시험 과목

치과기공사 국가시험은 의료기사등에관한법률 시행규칙과 시행령에 의거 5지선다형 객관식 필기시험과 주관식 실기시험으로 나누어 시행하고 있다.

그 동안 시행되었던 각 과목당 합격기준 점수와 전 과목 평균 합격기준 점수로 합격자를 결정하던 국가시험이 의료기사등에관한법률 시행규칙 개정(시행일 : 2014.1.1.)에 근거하여 의료기사 등 8개 직종 국가시험 과목이 직무중심으로 통합 개편되었다.

따라서 객관식 필기시험은 1교시에 치과기공학 기초와 의료관계법규, 2교시 치과기공학으로 실시되며, 주관식 실기시험은 140분 이내에 완성할 수 있는 직접 실기로 치러진다(표 5-11).

치과기공학 기초 과목은 구강해부학, 치아형태학, 공중구강보건학개론, 치과재료학(75문제)과 의료관계법규(20문제)로 80분간, 치과기공학 과목은 관교의치기공, 치과도재기공, 총의치기공, 국소의치기공, 치과충전기공, 가철성치열교정기공(110문제)로 90분간 실시한다.

주관식 실기시험은 관교의치기공물(치과도재기공물 포함), 국소의치기공물, 총의치기공물 제작 등 기존의 문제 외에도 복합형 문제가 추가되어 시행되고 있으며, 복합형 모형은 한 모형에 두 분야의 문제가 출제되는 형식으로 출제 분야 모두 제작하여야 하기 때문에 한 분야라도 제작을 하지 않으면 0점 처리하게 된다.

합격자의 결정은 필기시험에서는 치과기공학 기초, 의료관계법규, 치과기공학 과목에서 만점의 40점 이상, 전 과목 총점의 60점 이상, 실기시험에서는 60점 이상 득점한 자를 합격자로 한다.

|표 5-11| 필기시험과목 및 배점

<table>
<tr><th>과 목</th><th>분 야</th><th>영 역</th><th>과 목
문제수</th><th>배점</th></tr>
<tr><td rowspan="4">치과기공학 기초</td><td>구강해부학</td><td>1. 두개골(신경과 혈관 포함)
2. 근육
3. 악관절
4. 구강</td><td>12</td><td rowspan="4">75</td></tr>
<tr><td>치아형태학</td><td>1. 기초 이론
2. 유치
3. 영구치(전치)
4. 영구치(구치)</td><td>16</td></tr>
<tr><td>공중구강
보건학
개론</td><td>1. 구강 건강 및 구강 역학
2. 구강 질환과 보철
3. 불소사용법, 잇솔질, 치아우식 활성 시험
4. 식품 및 영양소와 구강 보건</td><td>12</td></tr>
<tr><td>치과재료학</td><td>1. 석고제품
2. 인상재
3. 왁스
4. 금속, 합금 및 가공 금속
5. 치과용 귀금속 합금
6. 치과용 비귀금속 합금
7. 매몰재
8. 합성수지
9. 연마재
10. 치과용 도재</td><td>35</td></tr>
<tr><td rowspan="2">의료관계법규</td><td>의료법</td><td>1. 의료인
2. 의료기관
3. 의료 광고 및 감독
4. 벌칙</td><td rowspan="2">20</td><td rowspan="2">20</td></tr>
<tr><td>의료기사등에
관한법률</td><td>1. 의료기사의 업무범위와 한계
2. 의료기사의 면허와 국가시험 등
3. 치과기공소의 개설 등록, 치과기공사의 준수사항, 과대광고, 시정명령 및 등록취소
4. 의료기사의 품위손상 행위
5. 의료기사의 보수교육
6. 의료기사의 면허취소와 자격정지
7. 벌칙</td></tr>
</table>

과 목	분 야	영 역	과 목 문제수	배점
치과기공학	관교의치 기공	1. 모형 제작 2. 교합 및 모형 부착 3. 치관 제작 4. 교의치 제작	19	110
	치과도재 기공	1. 금속도재관 제작의 기초 2. 금속도재관 제작 3. 전부도재관 제작	15	
	총의치 기공	1. 납의치 제작(연구모형부터 의치상 조각까지) 2. 수지의치 제작(매몰부터 연마까지) 3. 의치수리 4. 즉시의치	24	
	국소의치 기공	1. 국소의치 제작 전 준비 (국소의치 기초 및 지대장치 제작) 2. 국소의치 설계 3. 국소의치 제작 4. 치과 캐드캠을 이용한 국소의치 설계 5. 기타 직접유지 장치를 이용한 국소의치 제작	24	
	치과충전 기공	1. 보존수복과 와동 2. 금속인레이 제작 3. 기타 수복물 제작	14	
	치과교정 기공	1. 모형제작 2. 장치설계 3. wire bending 4. acrylic resin 축성 및 중합 5. 납착 6. 연마 및 마무리	14	
소 계			205	205
주관식 실기		1. 관교의치기공물 제작 2. 국소의치기공물 제작 3. 총의치기공물 제작 4. 복합모형	1	100
소 계			1	100
총 계			206	305

제6장

구강계 기관 및 기능

I 구강계 기관

구강(oral cavity)은 소화기계의 입구를 담당하고 있어 현관이라고 할 수 있다. 따라서 음식물 섭취에 중요한 역할을 한다.

이와 같은 기능을 꾀하기 위해 구강 내에는 여러 가지 기관이 있다. 즉, 음식물을 자르는 치아(teeth)가 있으며, 치아들이 음식물을 저작할 때 구강 내 주변에 퍼져있는 많은 타액선(salivary gland) 또는 구강선(gland of mouth)에서 타액이 분비되어 음식물을 삼키기 좋은 상태로 해주고 소화 작용을 도와준다. 미각기(gustatory apparatus)를 수용하는 혀(tongue)에서는 미각기능을 담당하거나 연하작용을 한다.

구강은 전방에서는 입술을 통해 외부와 교통하고 후방에서는 구협(fauces)을 통하여 인두(pharynx)와 교통한다. 전외측벽(anterolateral wall)에는 윗입술(upper lip)과 아랫입술(lower lip), 뺨(cheek), 상벽(roof)은 경구개(hard palate)와 연구개(soft palate), 하벽은 구강저(floor of mouth)와 혀(tongue)로 구성되어 있다.

구강 내에는 상·하 치아가 악골(jaw)에 둥근 원형으로 심어져 있는데 이를 치열궁 또는 치조궁(dental arch)이라 하며 이 치열궁에 의하여 구강을 다시 2부분으로 구분한다. 치열궁을 중심으로 입술 및 뺨과 상·하 치열궁 사이에 생긴 궁상의 간격을 구강전정(oral vestibule)이라 하고, 상·하 치열궁 안쪽에 있는 공간을 고유구강(oral cavity proper),

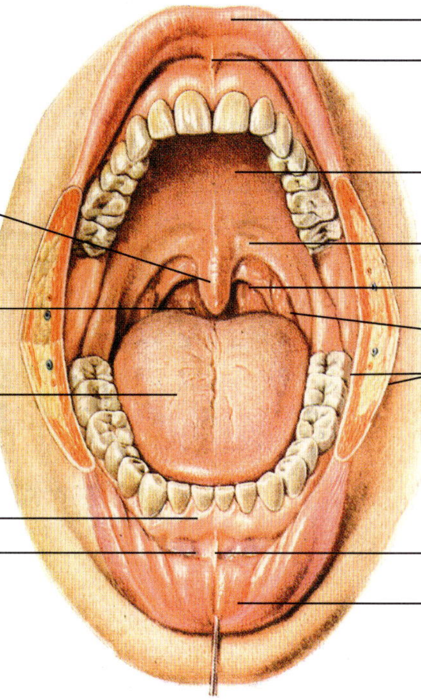

|그림 6-1| 구강

즉 구강이라 한다(그림 6-1). 고유구강과 구강전정은 치간공극(interdental space)과 구후극(retromolar space)을 통하여 서로 교통한다.

구강의 기능은 저작(mastication), 소화, 연하, 미각 등 음식물에 관련되는 것 외에 발음, 표정, 촉감을 인지하는 것을 비롯하여 방어기능이나 호흡 등에 관여하고 있다.

1. 입술

입술(lip)은 구강의 전벽을 이루고 있으며 윗입술(upper lip)과 아랫입술(lower lip)이 있다. 윗입술과 아랫입술이 맞닿아서 생기는 횡열구를 구열(rima oris)이라 하고 양 입술이 맞닿는 끝 부분을 구각(angle of mouth, mouth corner)이라 한다. 비익의 외측에서 구각의 외하방으로 가는 구로서 윗입술과 뺨과의 경계가 되는 비순구(nasolabial sulcus)가 있으며 아랫입술과 턱과의 경계가 되는 이순구(mentolabial sulcus)가 있다. 정중부에는 비중격에서 내려오는 얕은 구가 있는데 이를 인중(philtrum)이라 하고 인중의 하단,

윗입술의 대략 중앙부에 생긴 융기를 상순결절(upper labial tubercle)이라 한다.

구강점막이 입술과 뺨의 내면을 피복한 후 반전하면서 치조돌기를 덮는데 이것을 치은(gingiva)이라고 한다. 특히 이것은 비후되어 골막과 밀접하게 결합되어 형성되어 있다.

2. 뺨

뺨(cheek)은 구강의 외측벽을 이루는 연조직(soft tissue)으로 외면은 피부(skin), 내면은 점막(mucose membrane)이고 그 사이에는 근층이 있다. 외면 피부에는 어린아이나 여자의 볼 중앙부에서 볼 수 있는 보조개(dimple)가 있고, 내면은 구강점막의 일부인 협점막으로 덮여 있는데 점막하조직(submucosa)은 적고 근층과 밀접되어 있기 때문에 저작 시에 상·하 치열 간에 협점막이 물리는 것을 방지하여 준다. 대개 상악 제2대구치 치관 높이의 협점막에서 소융기가 나타나는데 이를 이하선유두(parotid papilla)라 하며 이는 대구강선의 하나인 이하선에서 타액을 운반하는 이하선관의 개구부이다.

3. 구개

고유구강의 상벽, 비강의 하벽을 이루는 부분으로 경구개와 연구개가 있다.

1) 경구개

경구개(hard plate)는 구개의 전방이고 기초는 골구개로 되어 있다. 정중선에 있는 얕은 능선을 정중구개봉선(median palatine raphe)이라 한다. 경구개의 앞쪽에는 절치공을 덮고 있는 절치유두(incisive papilla)가 있고 정중구개봉선 양측 앞부분에는 3~4개의 횡구개주름(transverse palatine folds)이 있으며 뒤쪽에서는 구개봉선 양측에 작은 구개소와(fovea palatine)가 있는데 이는 경구개와 연구개의 경계부이고 구개선(palatine gland)이 개구하는 곳이다.

2) 연구개

연구개(soft plate)는 구개의 후방 부위로 주로 근과 결합조직으로 구성되며 가동성이 있다. 음식물을 삼킬 때(swallowing)에 연구개는 인두의 비부(nasal part)와 구부(oral part)를 차단하여 음식물이 비강(nasal cavity)으로 들어가는 것을 방지한다. 연구개는 경구개와 달리 뼈가 없는 대신 구개근(muscle of palate)이 있다. 연구개의 점막하조직에는 소구강선의 하나인 다수의 구개선이 있다. 연구개의 후면 정중에는 원추상의 돌기인 구개수(uvula)가 있으며 이 좌우에는 2개의 주름, 즉 전방의 구개설궁(palatoglossal arch)과 후방의 구개인두궁(palatopharyngeal arch)이 있고 이 2개의 궁 사이의 함요부에는 구개편도(palatine tonsil)가 있다.

4. 구강저

구강저(floor of mouth)는 구강의 하벽을 형성하며 전방은 설하부로 혀를 올렸을 때 나타나는 부분이고 후방은 혀가 있으며 이는 구강 내에 가득 채워져 있다.

1) 설하부

설하부(sub-lingual area)는 외면은 피부, 내면은 점막, 그 중간층은 근층으로 되어 있다. 설하부 점막은 구강점막의 연속으로서 하악 설측 치은이 되어 다시 설하부 점막에 이행하다가 혀의 하면에서 반전하여 설점막에 이행한다. 혀의 하면과 반전되는 설점막의 정중부에 부채꼴 모양으로 형성된 인대를 설소대(lingual frenum)라 하고, 설소대 양측에 있는 점막의 융기부, 즉 설하선, 악하선관, 대설하선관 때문에 생긴 융기부를 설하벽(sublingual fold)이라 한다. 또 설하벽의 전방부, 정중부 양측, 즉 하악 절치 후방부에 해당되는 곳에 생긴 유두상의 소융기를 설하소구(sublingual caruncle)라 하고 이곳에는 1~2개의 작은 구멍이 있어 악하선관 및 대설하선관이 개구한다.

2) 혀

혀(tongue)는 구강저 후부에서 전상방을 향해 돌출한 타원형으로 구강점막으로 피복된 근성기관(筋性器官)이다. 음식물 저작(mastication), 삼키는 작용(연하, deglutition, swallowing), 미각(taste) 그리고 발성(vacalization)에 중요한 작용을 한다.

혀의 상면에 중앙부가 후방을 향해 뾰족한 V자형의 분계구(terminal groove)가 있는데 이를 중심으로 전방을 설체(body of tongue), 후방을 설근(root of tongue)이라 한다. 혀의 맨 앞부분을 설첨(apex of tongue), 혀의 상면을 설배(dorsum of tongue), 설배의 정중부에 있는 얕은 도랑을 설정중구(median groove of tongue), 분계구 정상 가운데에 있는 오목한 함몰 부위를 설맹공(foramen cecum of tongue)이라 하며, 혀의 하면 정중부와 구강저 사이에는 설소대(lingual frenum)가 있다.

설체의 설점막 표면에는 사상유두(filiform papilla), 원추유두(conical papilla), 심상유두(fungiform papilla), 유곽유두(vallate papilla), 엽상유두(foliate papilla) 등 설유두가 있어서 거칠며, 미뢰(taste bud)라고 하는 미각기관이 존재한다. 설근의 점막에는 설편도(lingual tonsil)라고 하는 불규칙한 원형의 소융기가 있고 여기에는 임파소절이 많이 모여 있다. 혀의 점막하조직에는 소구강선의 하나인 설선(lingual gland)이 있으며 전설선, 후설선, 외측설선 등 3종이 있다.

혀에는 다수의 지방세포를 가진 느슨한 결합조직에 의하여 여러 개의 작은 다발로 나누어져 있기 때문에 부드럽고 자유로이 움직일 수 있으며 혀의 방향과 운동의 역할을 하는 외설근(extrinsic muscles of tongue)과 혀의 모양을 자유로이 변형시킬 수 있는 내설근(intrinsic muscles of tongue)으로 구분된다.

5. 구협

구협(fauces)은 목구멍이라고도 하며 구강과 인두의 경계부를 말한다. 상방은 구개범(palatine velum)으로 되어 있으며 연구개 후연 중앙에 하방을 향해 돌출된 구개수(목젖, uvula)가 있어 음식물 삼킬 때 음식물이 비강으로 역행함을 방지해 준다. 측벽에는 구개범의 하외방으로 향하는 구개설궁(glossopalatine arch)과 구개인두궁(palatopharyngeal arch)으로 되어 있고 하벽은 설근으로 되어 있다.

6. 구강선

구강선(salivary gland)은 타액선이라고도 하며 타액을 분비하는 구멍을 말한다. 크기에 따라 대구강선과 소구강선으로 분류한다.

대구강선은 구강과 다소 떨어져 있어 긴 도관(duct)을 거쳐 구강 내에 열려 있으며 이하선(parotid gland), 악하선(submandibular gland), 설하선(sublingual gland) 등 3종이 있다. 이하선은 대구강선 중 제일 크고 분비되는 타액은 장액성이며, 악하선은 이하선

다음으로 큰 타액선으로 분비되는 타액은 혼합성이다. 설하선은 구강저 점막의 악설골근의 상면에 있으며 분비되는 타액은 주로 점액성이 강한 혼합성이다.

소구강선으로는 구순선(labial gland), 협선(buccal gland), 구치선(molar gland), 구개선(palatine gland), 설선(lingual gland) 등이 있고 구강 내 점막하조직 속에 있으며 여러 개의 짧은 도관으로 구강 내에 개구한다.

II 구강계 기관의 기능

악구강계 기관이란 치아, 치주조직, 상·하악골, 악관절, 근육, 구강 연조직과 그에 분포된 신경 및 혈관 등 모든 것을 포함하며 이러한 것들이 서로 협조하여 구강의 모든 움직임을 행하고 있다. 그 중에서 주된 기능은 저작과 발음이다(그림 6-2).

1. 저작기능

저작기능(chewing, mastication function)은 악·구강계 기관의 주 기능이다. 소화 작용의 첫 단계로 음식물을 분쇄하여 타액에 골고루 섞이게 하여 소화를 용이하게 해준다. 저작기능의 능력은 악구강계 기관 모두의 영향을 받으나 그 중 치아의 형태, 치아의 수,

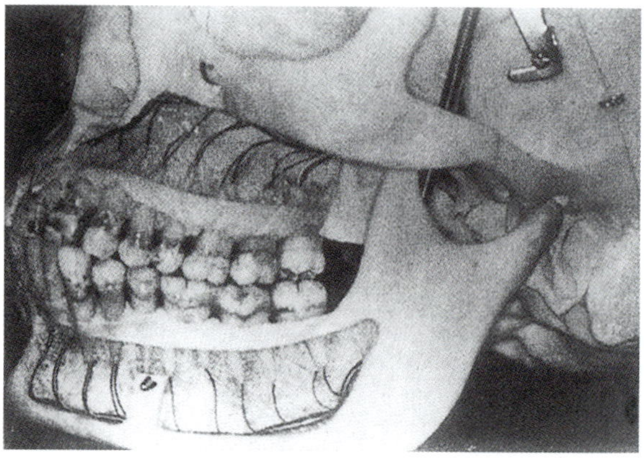

|그림 6-2| 구강계 기관

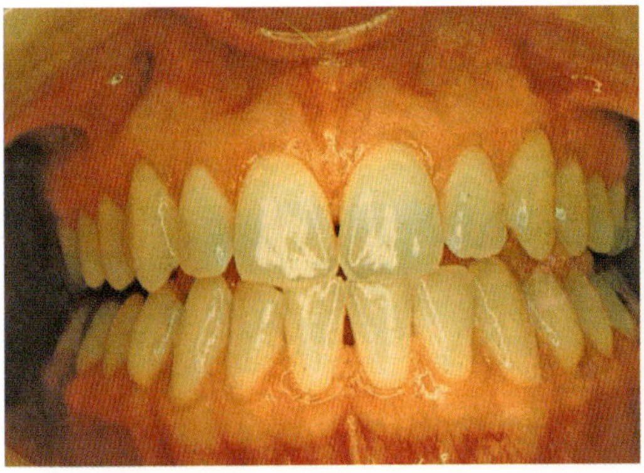

|그림 6-3| 상 · 하악 전치의 절단면

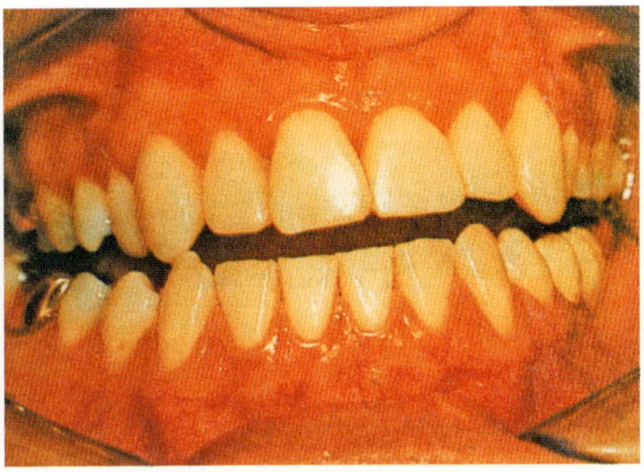

|그림 6-4| 상 · 하악 견치의 접촉

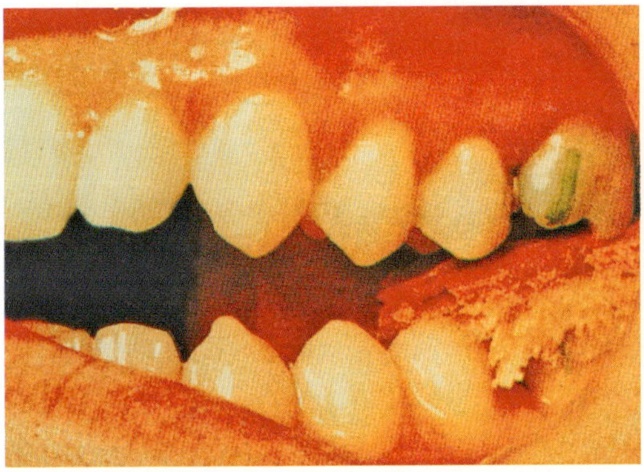

|그림 6-5| 상 · 하악 소구치 · 대구치의 저작기능

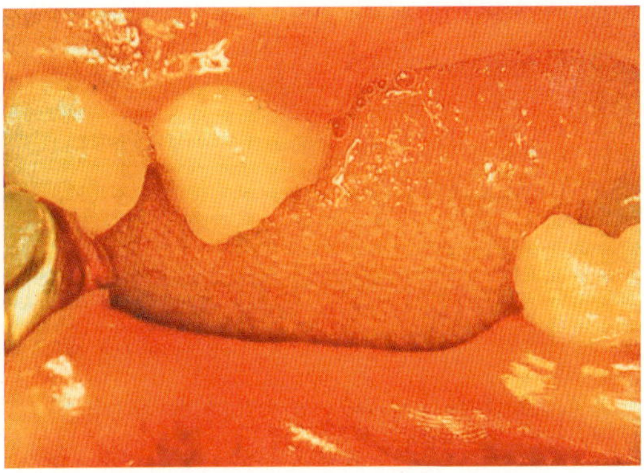

|그림 6-6| 치아가 결손된 상태

치아의 위치, 치아의 교합면 특성 등 고도로 석회화된 경조직성 기관인 치아의 조건에 매우 큰 영향을 받는다.

즉, 상악 절치는 음식물을 절단할 수 있도록 절단면이 칼날 형으로 이루어져 있으며 하악 절치는 하악운동에 의해 가변성으로 움직여 상악 절치의 고정 절단면과 조화를 이루고 있다(그림 6-3). 견치는 음식물을 쉽게 뜯을 수 있도록 절단이 V자 형태로 되어 있어 질긴 음식물을 찢는 역할을 하며(그림 6-4) 소구치나 대구치는 교합면이 교두, 구, 융선 등과 같이 요철형태로 되어 있어 음식물을 분쇄하기가 쉽다(그림 6-5).

치아가 결손 된 경우에는 치궁(dental arch)의 안정성 및 심미성의 결여와 음식물 저작 시 음식물과 치주조직 간의 충돌로 인한 자극에 의해 생물학적인 유해(有害)작용을 나타낼 뿐 아니라 저작능력에도 많은 영향을 준다. 저작능력은 상·하악 치아가 정상적인 형태로

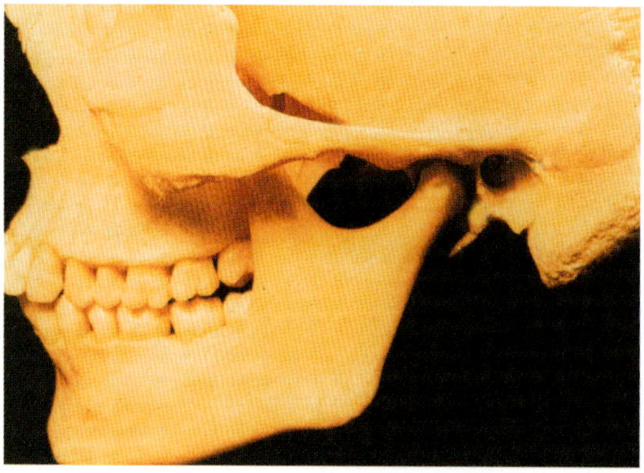

|그림 6-7| 악관절의 구조

교합할 때 높은 효율성이 있으나 치아의 일부가 결손되면 상호 간의 교합이 불가능하게 되므로 저작능력은 감소된다. 그러므로 상·하악 치아 간의 적절한 치아 배열관계는 교합의 저작능력에 매우 큰 영향을 미친다(그림 6-6).

또한 젊었을 때에는 치아의 교두는 곡면을 이루고 있으나 치아의 사용량이 많아짐에 따라 마모증, 교모증과 같은 치과 질환 에 의하여 교합면의 형태는 점점 편평한 면을 나타내어 절단할 수 있는 기능이 저하되며 저작능력이 감소된다.

음식물을 저작하기 위해서는 상·하악 치아가 서로 여러 가지 형태로 교합관계가 이루어지는데 인체의 구강은 상악은 고정성으로 되어 있고 하악은 가변성으로 되어 있어 하악운동을 한다. 하악운동이란 하악과두(condyle head)가 하악와(mandibular fossa)를 따라 움직이면서 좌우 관절이 한 개의 기능적 단위가 되어 이루어지는 운동으로 이 운동은 관절구조의 요소, 저작근, 근신경계 등이 상호조화를 이루며 수행되어진다(그림 6-7).

하악운동의 종류에는 기초적 운동과 기능적 운동으로 구분된다.

기초적 운동은 주로 개구운동(opening movement) 초기나 폐구운동(closing movement) 말기에 나타나는 운동이다. 하악과두를 이은 가상횡축을 축으로 하여 하악과두가 직각으로 회전하며 이루어지는 접번운동(hinge movement)과 양측성 전진 및 후퇴운동(bilateral protrosive & retrosive movement), 측방운동을 할 때 하악과두가 관절원판과 함께 관절결절을 향하여 미끄러지는 활주운동(sliding movement)으로 구분된다.

기능적 운동에는 하악과두가 전·하방으로 갔다가 다시 후상방으로 돌아오는 접번운동과 입을 크게 벌렸을 때에 하악과두와 관절원판이 관절결절을 향하여 미끄러지는 활주운동(sliding movement)이 동시에 이루어지는 개폐운동과 하악과두가 관절원판을 미끄러지며 이루어지는 전진, 후퇴운동(forward, backward movement) 및 양측의 하악과두 중 한 쪽은 하악과두와 관절원판이 전하내방으로 활주하고 다른 쪽은 활주하지 않고 약간 전외방으로 이동하는 측방운동(lateral movement)이 있다(그림 6-8).

저작을 할 때에는 위와 같은 하악운동 및 악구강기관의 조화에 의하여 이루어지므로

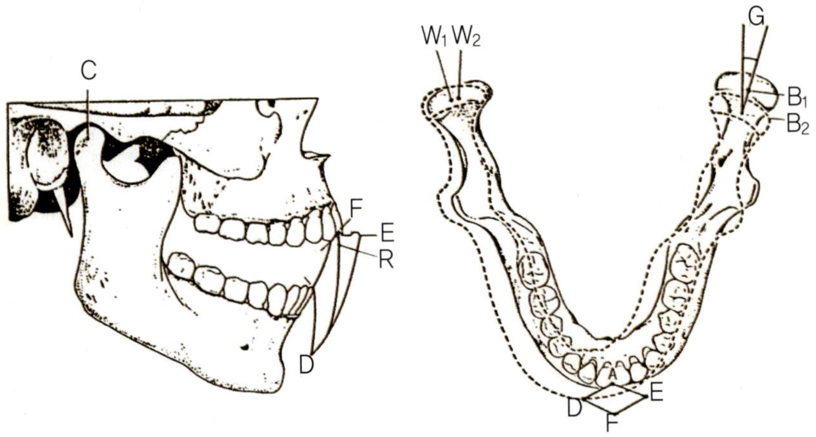

A : 중심위
B : 하악두 C가 하악와에 있을 때 최대개구위
C : 하악두
D : 최대개구위
E : 전방교합위
F : 중심교합
FRD: 습관성 개폐운동

A : 중심위
D, E : 측방교합위
F : 전방교합위
B_1~B_2 : 균형측 과두 운동로
W_1~W_2 : 작업측 과두 운동로
G : Bennett's 각

|그림 6-8| 하악운동

상·하악 치아의 교합관계가 정상으로 이루어져 있어야 한다. 만약 교합관계가 정상적인 형태를 이루지 못하면 악구강기관의 건전한 조화는 성립되지 않는다.

그러므로 치아우식증 등과 같은 치과질환의 원인으로 치질의 결손, 치아의 손실, 잔존치의 경사, 접촉점 상실, 대합치의 위치 변형이 일어나면 저작 면적의 감소와 저작력의 감소로 저작 능력이 저하된다. 또한 성장기에 이러한 치과질환이 있으면 건전한 영구치열의 구성에 장해가 되어 부정교합이 되는 수가 있고 이 부정교합으로 인하여 저작운동이 방해받으므로 그것을 정상적인 교합관계로 개선할 필요가 있다.

이와 같이 저작이란 하악운동과 악구강기관에 의해 이루어지며 하악운동은 치아의 교합관계와 아주 밀접한 관계를 가지고 있으므로 교합이론에 대한 충분한 지식을 습득해야 한다.

2. 발음기능

발음기능(phonetics function)은 저작기능과 마찬가지로 구강의 중요한 기능 중에 하나이며 정보 전달기구의 하나인 발음의 조음기관으로써 커다란 역할을 수행하고 있다. 발음을 할 때는 상·하악 입술로 조음되는 양순음(ㅂ, ㅃ, ㅍ, ㅁ), 상·하악 전치의 사이에서 조음되는 치음(ㅅ, ㅆ, ㅈ, ㅉ, ㅊ), 하순과 상악 전치 절단으로 조음되는 순치음(l, v, f), 혀끝과 잇몸에서 조음되는 설음(ㄴ, ㄷ, ㅌ) 등 여러 가지의 음이 조화를 이루어 발음이 된다. 따라서 부정교합이나 전치의 탈락, 구개열, 의치 및 고정성 보철물의 사용은 발음에 영향을 준다.

발음에 영향을 주는 것은 다음과 같이 여러 가지 요인이 있다.

1. **부정교합**: 전치와 소구치가 교합할 때 전치가 입을 벌리고 있는 것과 같은 교합조건에서의 발음 시 상·하악 전치가 접촉되지 않거나, 상악 전치가 하순에 접촉되지 않으며 또한 상·하 구순이 접촉되지 않기 때문에 정확한 발음이 되지 않는다.
2. **상악 전치의 손실**: 발음상에 소리가 새어나가 일부의 발음에서 이상이 생긴다.
3. **구개열**: 조음이 변화하여 발음 부족이 된다.
4. **의치장착**: 치과보철물 중에서 가장 발음에 영향을 주는 것은 의치를 구강 내에 장착하였을 때이다. 구강 내에 상악을 총의치보철물로 장착하였을 경우 구개나 전치 설면에 이물감이 발생하며 혀의 움직이는 범위가 상이하고 혀 운동 및 접촉 부위가 달라 발음에 장해가 생기므로 총의치보철물 제작 시 발음에 영향을 받지 않도록 세심한 주의를 기울여 제작해야 한다.

3. 심미기능

치과진료의 목적은 악구강계기관의 형태와 기능을 회복시켜 주는데 있으나, 상·하악의 전치는 심미성에 대한 중요도가 매우 크다. 치과수복물이 조직과의 친화력이나 기계적 성질을 매우 만족스럽게 갖추었다 하여도 그것이 환자에게 아름다운 모습과 미소와 같은 심미적 조건을 충족시켜 주지 못한다면 환자에게 치과보철물에 대한 만족감을 제공하지 못할 것이다.

전치의 경조직 질환에 해당되는 변색, 착색이나 형태 이상은 사람의 눈에 띄기 쉽다는

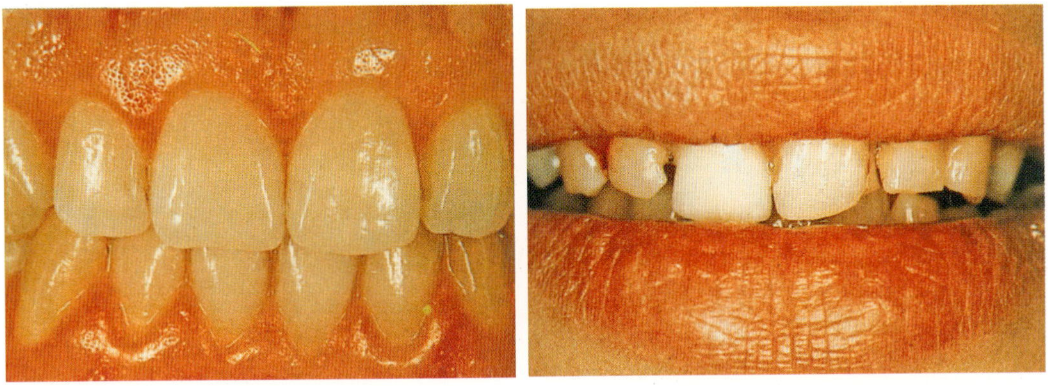

|그림 6-9| 1. 정상적인 치아배열 상태 2. 비정상적인 치아배열 상태

이유로 심미적 장애가 될 뿐만 아니라 환자의 정신적 부담도 크고, 일상생활에 있어 전치의 외형적인 결함으로 인하여 대인과의 접촉에서 소극적인 행동을 보이거나 자신감이 결여되고 감정표현에 있어서도 문제점을 나타낸다.

그러므로 오늘날 치과수복물에 있어 심미성에 관한 사회적 요구는 상당히 크기 때문에 치과임상 분야에서도 매우 높은 관심을 가지고 있으며 생물학적인 조건과 기계적인 성질 및 심미적인 측면 모두를 충족시킬 수 있는 최선의 상태로 환자에게 제공하고자 한다.

치과기공에 있어 미의 표현은 단순하게 나이가 들어감에 따라 치아가 변색이 되고 외형이 마모된 것을 재현하는 것이 아니라 치과보철물을 장착하는 사람에게 적합하고 건강하게 자연스러운 상태로 회복시켜 주어 환자에게 만족감을 주는데 있다.

이와 같이 환자에게 심미적 만족감을 충족시키기 위해서는 치과질환이 있는 치아의 기능을 회복시켜 줄 수 있는 기술적 능력 배양과 환자의 연령, 성별, 개성에 따라 치아표면의 질감, 색과 같은 개인적 조건을 만족시켜 줄 수 있는 미의 개념이나 미의 표현 기술인 치과심미에 대한 지대한 노력과 관심이 필요하다(그림 6-9).

4. 점막보호

악구강계 기관들은 치아의 교합을 통하여 점막에 타액을 배출하여 점막이 건조하지 않도록 점막을 보호한다. 이러한 타액을 통한 점막보호는 구강 내에 바이러스의 생성과 증식을 억제하는 역할을 한다.

이 외에도 악구강계기관은 구강기능인 저작, 하악운동, 발음, 심미성 외에 호흡에 관여하기도 한다. 일반적으로 호흡은 코를 통하여 이루어지는데 잘못된 원인으로 인하여 비강(nasal cavity)이 좁아져 호흡이 곤란할 때에는 구강을 통하여 구강호흡을 하기도 하며, 그 외 치아의 비정상적인 기능으로는 담배를 피우거나 치아를 이용하여 남에게 상처를 입혔을 때, 또는 손가락의 일부를 빨거나 치아를 이용하여 물건을 옮기는 것 등을 들 수 있다.

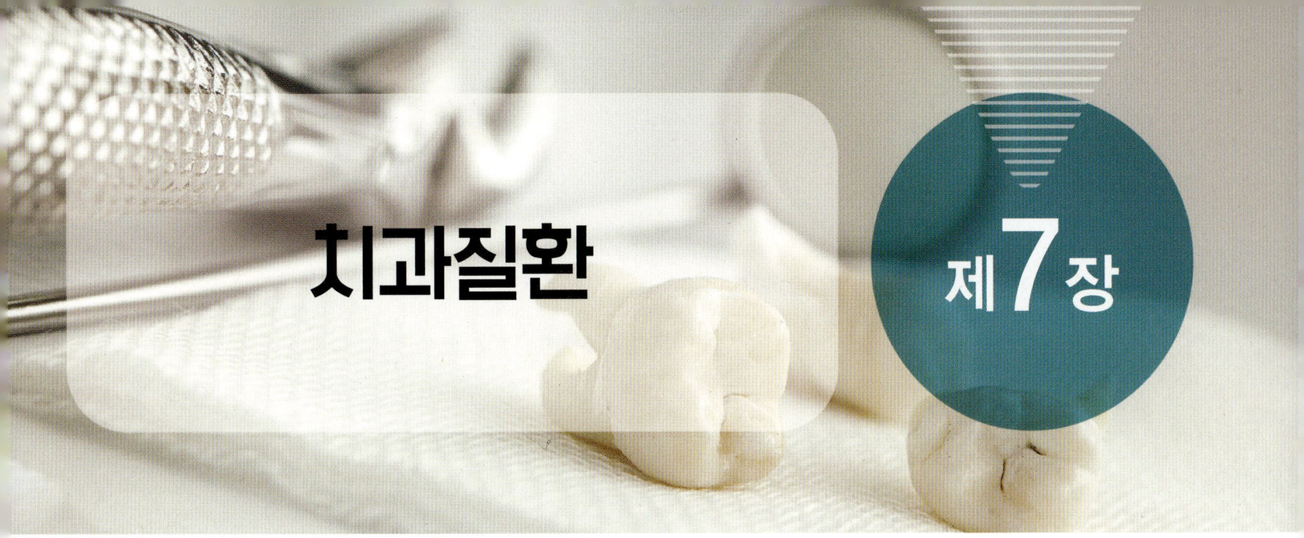

제 7 장 치과질환

I 치과질환

치과질환이란 치아나 구강에 나타나는 질환 전체를 말하며 치과질환의 종류로는 치아의 발육 및 맹출 이상, 유전 질환, 치아경조직 질환, 치주질환, 치수 질환, 타액선 질환, 구강 감염성 질환, 악골 질환, 악관절 질환, 피부과성구강점막 질환 등 여러 가지가 있다.

그 중 치과기공에 주로 관계되는 치과질환은 치아의 발육 및 맹출 이상, 치아경조직 질환, 치주질환 등으로 그 치과질환 증상을 치료하고 구강 내 조건에 맞는 치과수복물을 제작하여 만족스러운 결과를 얻어야 하나 치료 과정이나 치과기공 과정 중의 부주의나 숙련되지 않은 기술로 인하여 치과수복물의 파손이나 변형 및 구강조직에 유해성을 초래할 수도 있다.

1. 치아의 발육 이상 및 맹출 이상

1) 치아의 발육 이상

치아의 발육 이상이란 치아의 크기, 치아의 형태, 치아의 수, 치아의 구조 등에 이상 현상이 생긴 것을 말한다.

치아 크기의 이상이란 정상적인 치아보다 큰 거대치(macrodontia)와 정상적인 치아보다 작은 왜소치(microdontia)가 있다. 상악 측절치의 경우 간혹 못과 같이 뾰족한 형태를 띠기도 하는데 이를 정형치(peg lateral)라고 하며 이러한 형태를 왜소치라고 한다(그림 7-1, 7-2). 치아의 크기는 보통 유전적으로 결정되며 일반적으로 여성이 남성보다 작다.

치아형태의 이상으로는 여러 가지의 종류가 있다. 1개의 치배에서 함입(invagination)에 의해 2개의 치아로 분리되는 경우, 치근은 1개이나 치관이 2개인 쌍생치(gemination), 정상적인 2개의 치아가 발육과정에서 완전 또는 불완전하게 결합한 유합치(fusion), 2개 이상의 치근이 치관 형성 후에 백악질에 의해 결합된 유착치(concrescence), 치관과 치근의 만곡이 심하여 발치하기가 매우 어려운 만곡치(dilaceration), 드물게 나타나는 경우로 법랑질의 함입에 의하여 법랑질이 중심에 있고 주위에 상아질이 있는 치내치(dens in dente), 법랑질의 일부가 외층으로 돌출된 외반치(dense evaginatus), 상·하악 영구치에 있어서 전치의 설면이 독수리 발톱 모양으로 형성된 'T'자형치(talon cusp) 등 여러 가지가 있다(그림 7-3 ~ 7-9).

치아 수의 이상으로는 정상적인 사람보다 치아의 수가 많게 나타나는 과잉치(supernumerary tooth)와 적게 나타나는 무치증(anodontia)으로 구분할 수 있다. 무치증에는 부분적으로 결손된 부분 무치증과 완전히 결손 된 완전 무치증이 있으나 완전 무치증이 나타나는 경우는 드물며 제3대구치의 경우 35% 정도가 맹출하지 않고 있다. 상악 측절치와 상·하악 제2소구치가 간혹 양측성으로 결손되기도 한다(그림 7-10).

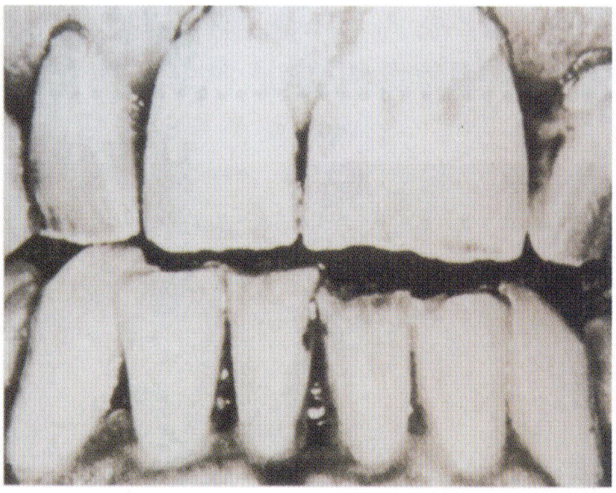

|그림 7-1| 상악좌측 중절치의 거대치 (macrodontia)

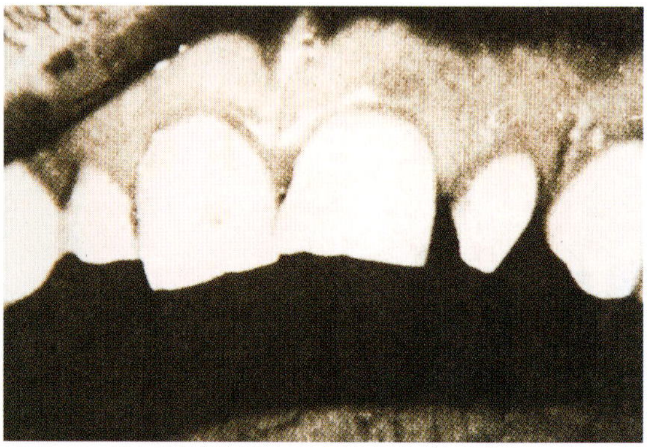

|그림 7-2| 정형치(Peg lateral)

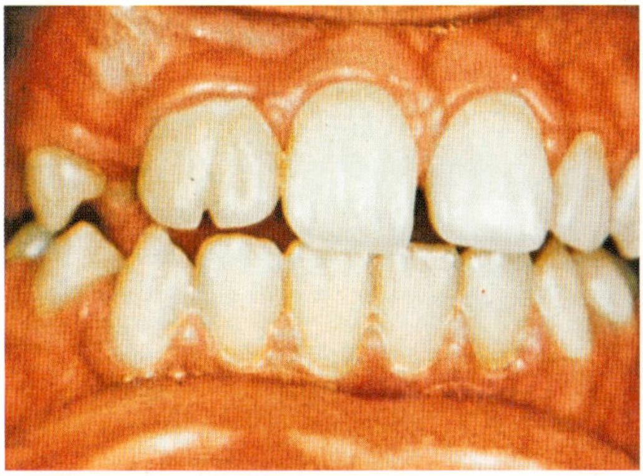

|그림 7-3| 쌍생치(gemination of teeth)

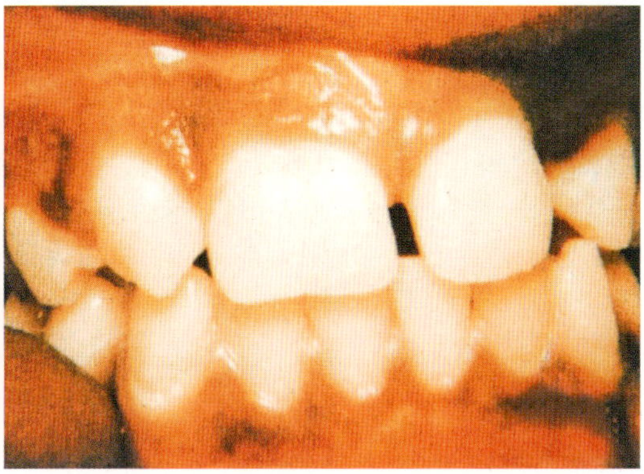

|그림 7-4| 유합치(fusion of teeth)

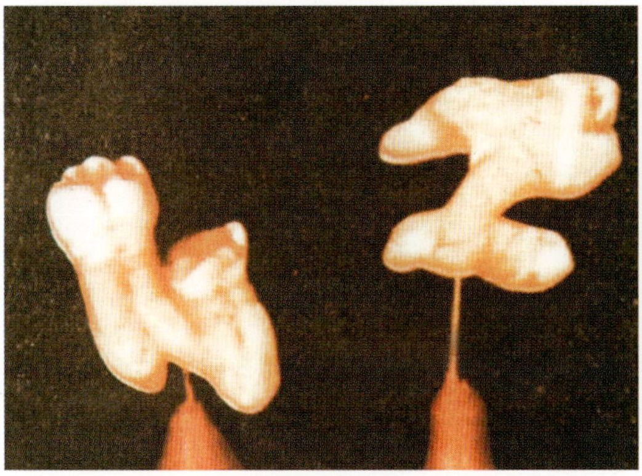

|그림 7-5| 유착치(concrescence of teeth)

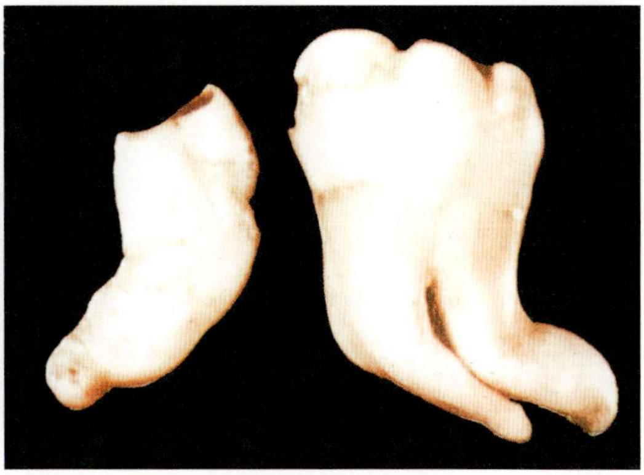

|그림 7-6| 만곡치(dilaceration of teeth)

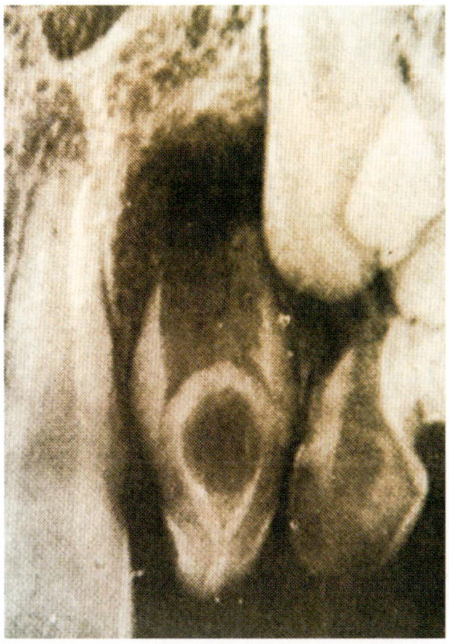

|그림 7-7| 치내치(dens in dente)

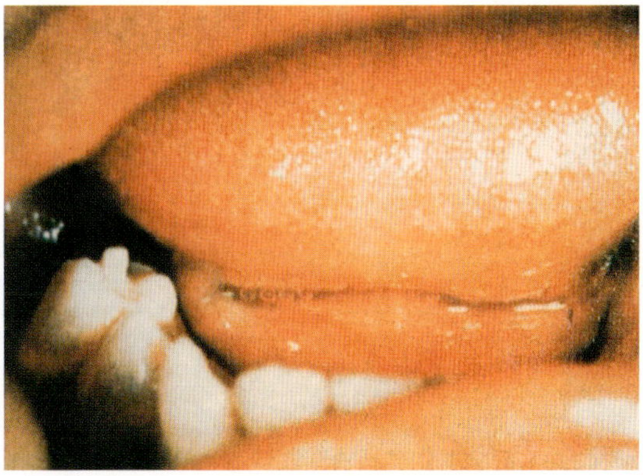

|그림 7-8| 외반치(dens evaginatus)

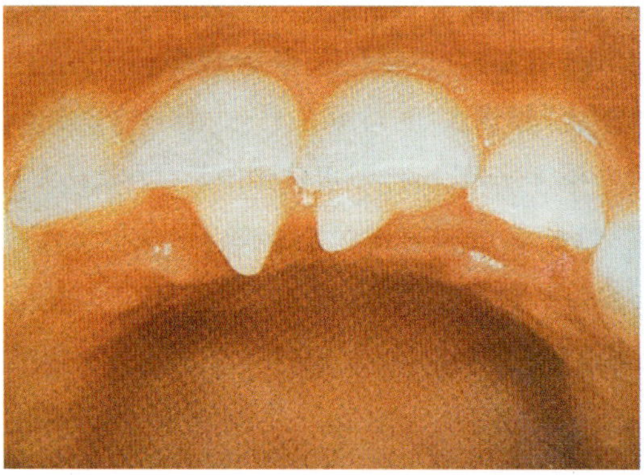

|그림 7-9| 'T'자형치(Talon cusp)

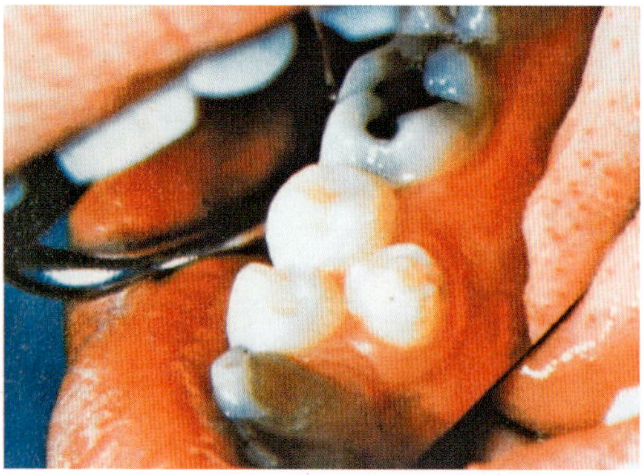

|그림 7-10| 과잉치(supernumerary teeth)

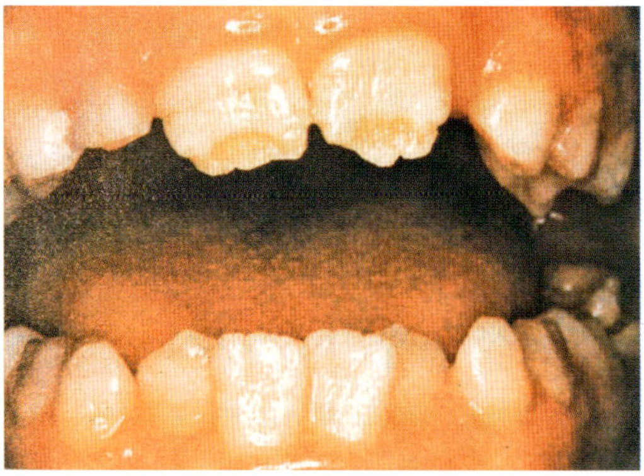

|그림 7-11| 법랑질형성부전증 (amelogenesis imperfecta)

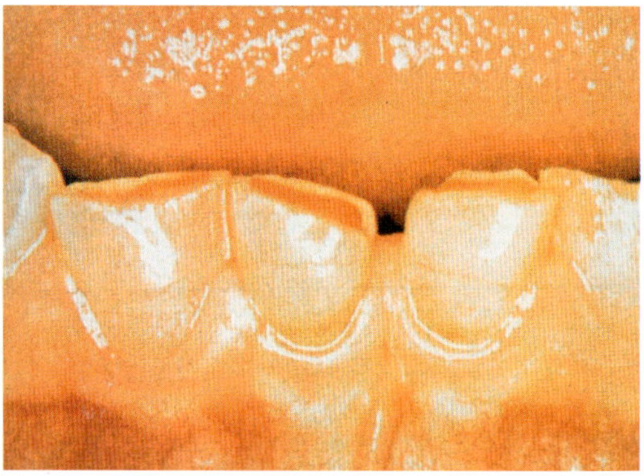

|그림 7-12| 상아질형성부전증 (dentinogenesis imperfecta)

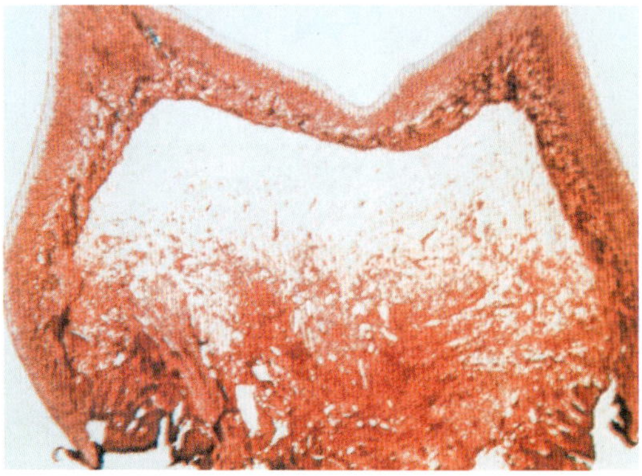

|그림 7-13| 각상치(shell teeth)

치아구조의 이상으로는 법랑질의 기능 불량으로 나타나는 법랑질형성부전증(amelogenesis imperfecta), 상아질의 기능 불량으로 나타나는 상아질형성부전증(dentinogenesis imperfecta), 또한 상아질형성 장애로 상아질은 얇고 치수강이 큰 각상치(shell teeth), 드물게는 상아질과 법랑질에서 상아질형성부전증과 법랑질형성부전증을 동시에 볼 수 있는 치아형성부전증(odontogenesis imperfecta)이 있다(그림 7-11 ~ 7-13).

2) 치아의 맹출 이상

치아의 맹출 이상에는 치아의 조기맹출(premature eruption)과 만기맹출(retarded eruption), 유치의 조기탈락(premature shedding of deciduous teeth)과 치아의 매복(impaction of teeth) 등이 있다.

치아의 조기 맹출에는 출생 시 치아가 맹출되어 있는 출생치(natal teeth)와 출생 후 30일 이내에 맹출되는 신생치(neonatal teeth)외에 유치나 영구치에 있어서 1개 또는 전체 치아가 조기 맹출하거나 맹출이 지연되는 비정상 맹출이 있다. 만기 맹출에는 유치의 조기 탈락, 치배의 전위나 변위, 치아가 늦은 속도로 맹출되어 영구치의 1개 혹은 전체의 치아가 맹출이 지연되는 영구치의 만기 맹출치, 영양결핍, 내분비의 이상, 감염 그리고 세포질의 이상으로 인하여 유치의 맹출이 지연되는 유치의 만기 맹출치가 있다(그림 7-14 ~ 7-16).

또한 유치의 조기탈락에는 치아우식증과 같은 원인으로 인하여 나타나는 유치의 조기 상실과 영구치의 발육 지연이나 맹출 지연, 영구치가 형성되지 않는 경우 나타날 수 있는 유치의 만기 잔존이 있다.

치아의 매복은 유치의 조기 상실로 인하여 치아의 위치에 변동이 생겨 치아와

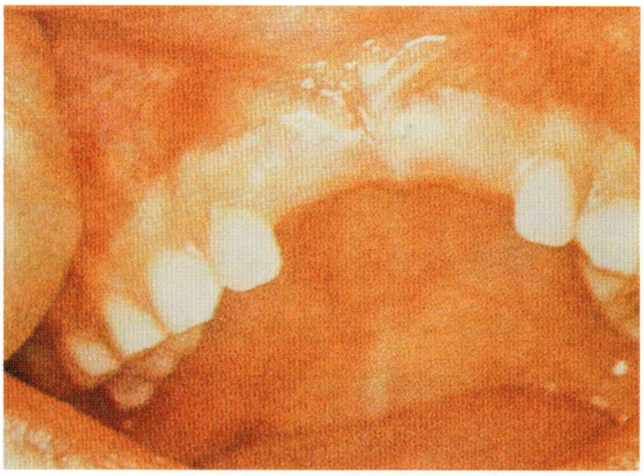

|그림 7-14| 치아의 맹출지연

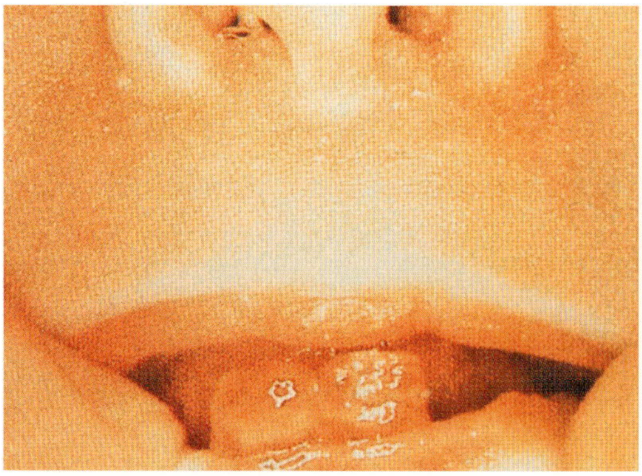

|그림 7-15| 출생치(natal teeth)

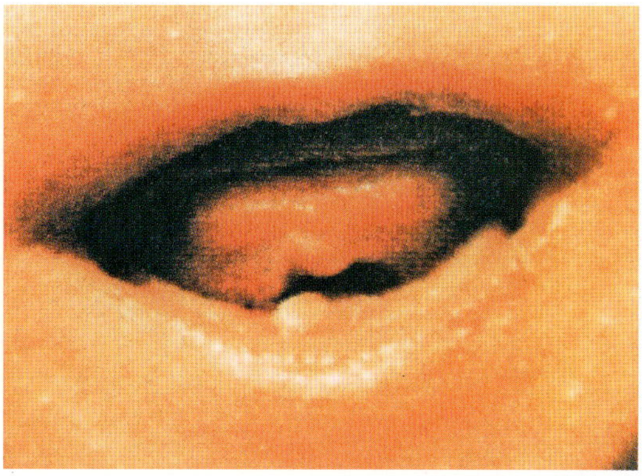

|그림 7-16| 신생치(neonatal teeth)

치아 사이에 간격이 좁아져 맹출을 방해하기 때문에 치아가 맹출되지 않는 것을 말한다.

2. 치아경조직 질환

1) 치아우식증

치아우식증(dental caries)이란 치아경조직에 발생하는 질환으로 치아의 무기질이 탈회되고 유기질이 파괴되어 나타나는 질환이다.

치아우식증이 발생하는 원인으로는 실험적으로 빵이나 고기, 설탕이 체온에서 타액과 반응하여 48시간 이내에 건전한 상아질을 충분히 탈회시킬 만한 산을 생성한다는 것을 보고한 W.D. Miller(1853~1907)의 세균설과 치아의 소주간 물질(interprismatic)이나 법랑소주초(enamel rod sheath)가 세균에 의해 용해되고 이때 생성된 산성물질에 의해 치아의 무기질이 탈회되어 치아우식증이 유발된다는 단백질용해설이 있다.

또한 치아우식증이 발생하는 간접적 요소로는 형태학적으로 깊고 좁은 교합면의 구(groove)나 소와(pit) 등에 음식물의 저류가 쉽게 되어 발생하는 요소와 치아의 위치 이상으로 인하여 유발되는 불충분한 자정작용 등으로 나타나는 치아형태학적인 요소, 섬유성 물질은 저작 시 치면을 청결하게 해 주지만 현대식품들은 부드럽고 정제되어 있어 많은 저작을 요하지 않는 반면 치면에 잘 부착되어 우식의 발생을 높게 해 주는 식품요소, 이 외에도 유전성, 임신, 수유 등의 전신적 요소(systemic factor) 및 타액의 영향에 의한 타액요소 등이 있다.

치아우식증은 병소의 부위에 따라 치면소와 열구우식증과 평활면 우식증으로 분류한다. 치면소와 열구우식증은 구치 교합면에서 경사가 깊은 내벽과 좁은 소와에 음식물의 잔사와 세균의 저류가 용이하여 치아우식증이 활발하게 진행되어 나타나는 것을 말하며, 평활면 우식증은 자정작용이 충분히 일어나지 않은 전위된 치아의 인접면이나 협·설면의 치은부 1/3에서 주로 발생되는 것으로 일반적으로 세균이나 치태에 의해 선행되며 2차적으로 청결이 유지되지 않는 부위에 탄수화물과 세균이 저류되어 산을 형성함으로써 진행되어지는 우식증을 말한다(그림 7-17, 7-18).

진행속도에 따라서는 급성 치아우식증과 만성 치아우식증으로 분류된다. 급성 치아우식증은 어린이와 젊은 층에 많이 나타나는 것으로 급속히 치아우식증이 진행되어 조기에 치

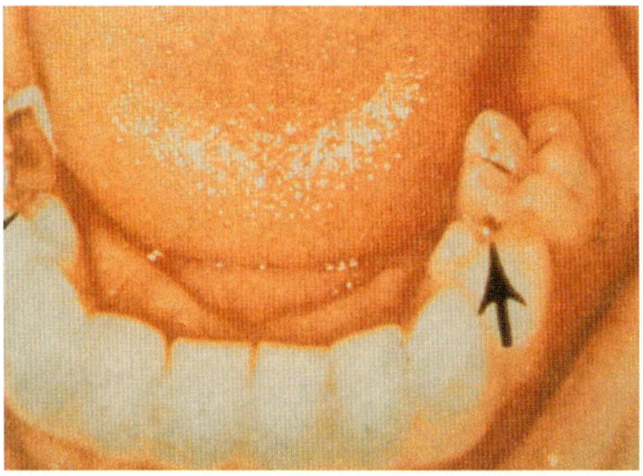

|그림 7-17| 치면소와 열구우식증

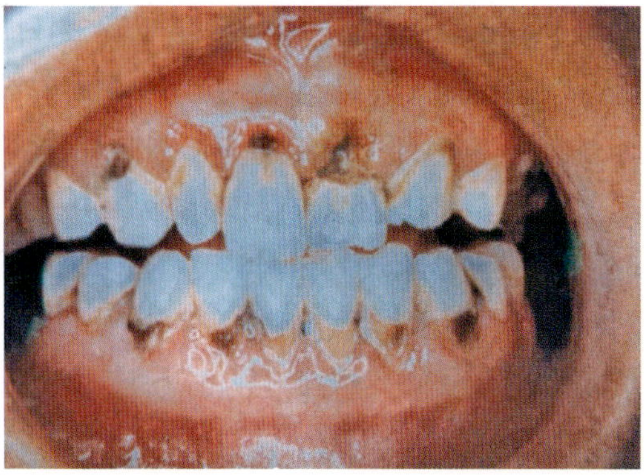

|그림 7-18| 평활면 우식증

수 침범을 야기하며 진행속도가 빠른 것을 말하고, 만성 치아우식증은 대부분 성인에서 일어나며 천천히 진행되어 치수 침범 속도가 느리고 병소의 입구는 큰 편이어서 음식물의 저류가 적고 타액의 접근이 용이하여 서서히 우식이 진행되는 치아우식증을 말한다.

이 외에도 부적절한 치관보철물에 의하여 보철물의 변연과 치아표면 사이에 틈이 생겨 세균이나 효소의 작용을 받는 물질이 투입되어 발생하며 일반적으로 1차 치아우식증과 동일한 현상이 나타나는 재발성 치아우식증과 발생빈도는 흔치 않은 치아우식증으로 더 이상 진행되지 않는 정지 상태의 정지 치아우식증 등 이상과 같이 여러 가지로 구분할 수 있다.

2) 치아의 변색

치아의 변색(discoloration)은 치아표면 침착에 의해 나타나는 외적인 착색과 치수 내로부터 발생하는 내적인 착색으로 구분할 수 있다.

외적인 착색으로는 사람에 따라 법랑질 표면의 활택도, 치아의 배열상태, 구강의 위생상태에 따라 차이가 있으며, 타액 내 점액의 함유량이 많으면 치아표면에 점착을 돕는 점질의 얇은 막이 형성되므로 다른 사람보다 치아표면에 착색이 빨리 될 수 있다. 외적인 착색 중 비금속성 착색으로 녹색, 흑색, 갈색, 황색, 오렌지색과 같은 착색이 있으며 이러한 착색은 담배가 원인인 경우, 노출된 상아질에 약제가 접촉되었을 경우, 치약의 발색제가 장기간 동안 치아와 접촉하였을 경우 착색이 발생할 수 있으며, 금속성 착색으로는 금속 취급자가 분진이나 연기를 흡입했을 경우, 치료를 하기 위한 목적으로 금속을 함유한 약제를 사용하였을 경우 나타날 수 있으며 구리에 의한 녹색 착색, 은과 철에 의한 검정 착색, 수은에 의한 착색 등 여러 가지가 있다(그림 7-19 ~ 7-22).

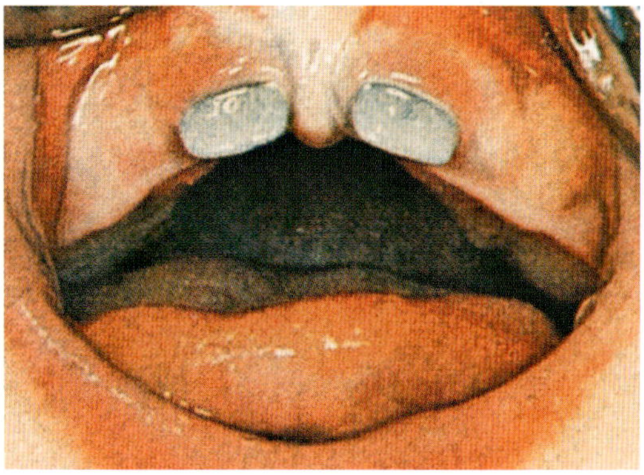

|그림 7-19| 녹색 착색

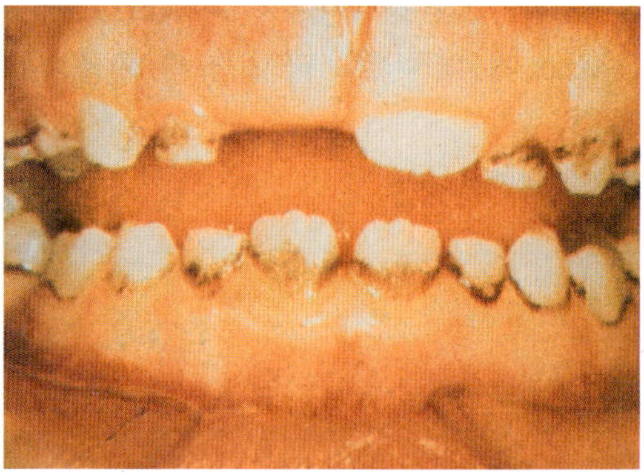

|그림 7-20| 외인성 착색(유치)

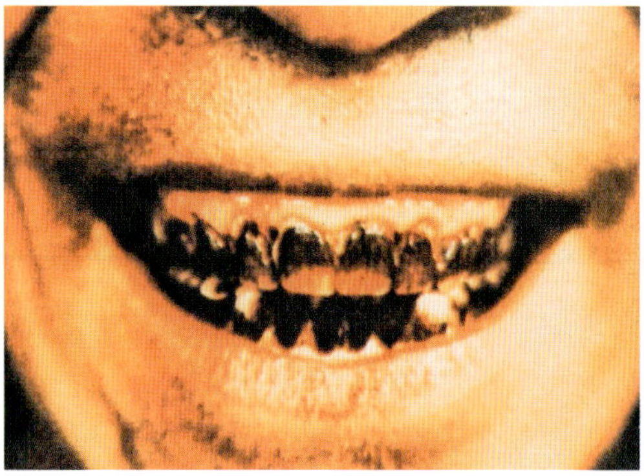

|그림 7-21| 씹는 담배 betel에 의한 검은 착색치

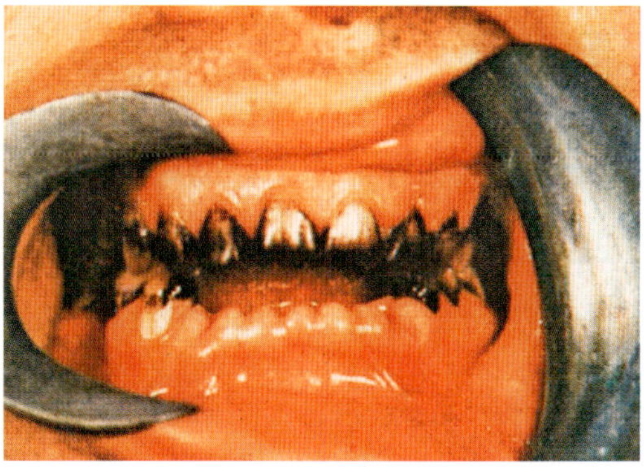

|그림 7-22| 철에 의한 치아의 외적인 착색

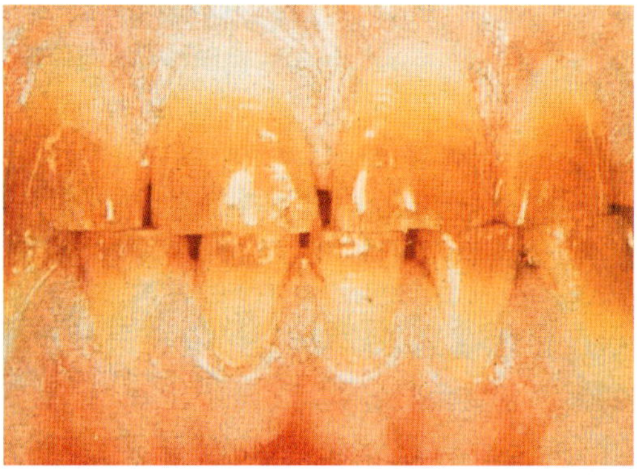

|그림 7-23| 철에 의한 치아의 외적인 착색

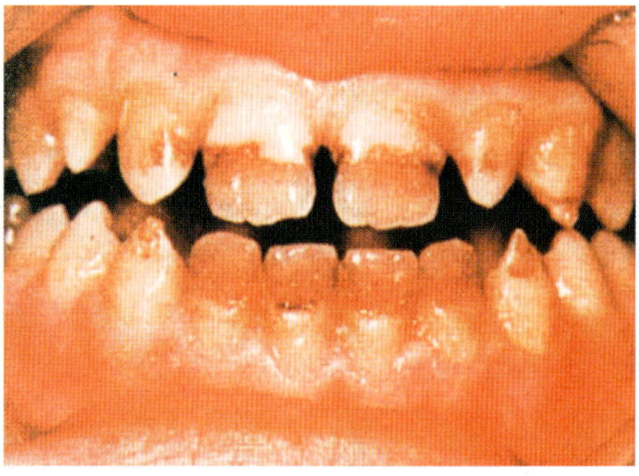

테트라싸이클린 투여에 의한 치아의 내적인 착색

내적인 착색으로는 어떤 질환에 있어서 다양한 색소가 혈관 내를 돌다가 치수 내의 말초혈관에 도달하여 치아에 착색을 하는 혈액성 착색이나, 테트라싸이클린(tetracycline)의 투여시간에 석회화가 진행되어 노란색이나 갈색으로 착색되는 경우, 동 아말감 등 보존 치과치료에 사용된 약제와 금속에 의하여 착색이 이루어질 수 있다(그림 7-23).

3) 치아의 퇴행성 변화

치아의 퇴행성 변화로는 치질의 손상을 가져오는 교모증, 마모증, 침식증 등으로 구분할 수 있다.

교모증(attrition)이란 정상적인 저작운동에 의하여 치아의 절단면이나 교합면이 점차적으로 마모되는 생리적인 교모증과 1개 또는 몇 개의 치아가 비정상인 기능이나 위치에 의해 마모되는 병적 교모증이 있으며 이는 지역별, 국가별, 습관, 환경 등의 차이에 의해 교모의 정도는 다를 수 있다(그림 7-24).

마모증(abrasion)이란 치아의 교합과는 상관이 없으며 다른 물질과의 기계적 마찰에 의해 치아의 경조직이 마모되는 현상이다. 부적절한 칫솔질 방법에 의한 마모증으로 상악 전치부와 소구치의 순면, 치경부에 많이 나타나며 수평적인 칫솔질법이 수직적 칫솔질법보다 마모가 크다(그림 7-25). 가철성 국소의치 장착 시 clasp의 마찰에 의한 마모증, 파이프 흡연자나 머리핀을 습관적 혹은 직업적으로 깨무는 재단사, 미용사 등에서 나타나는 습관성, 직업성 마모증이 있다(그림 7-26, 7-27).

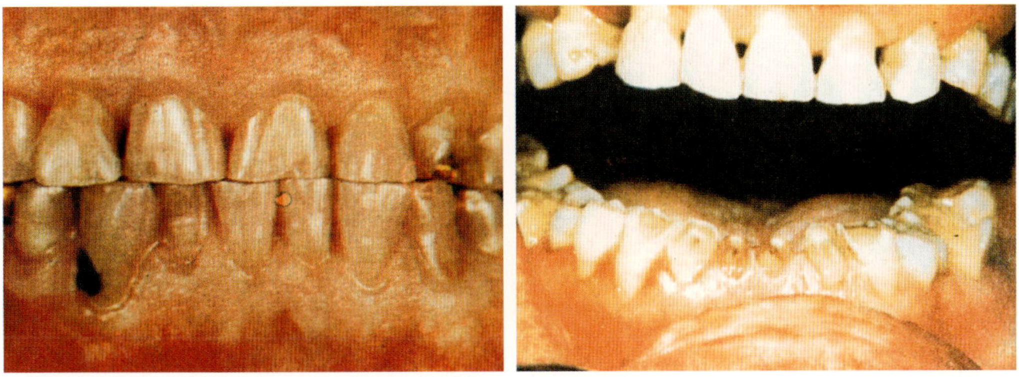

|그림 7-24| 교모증(attrition)

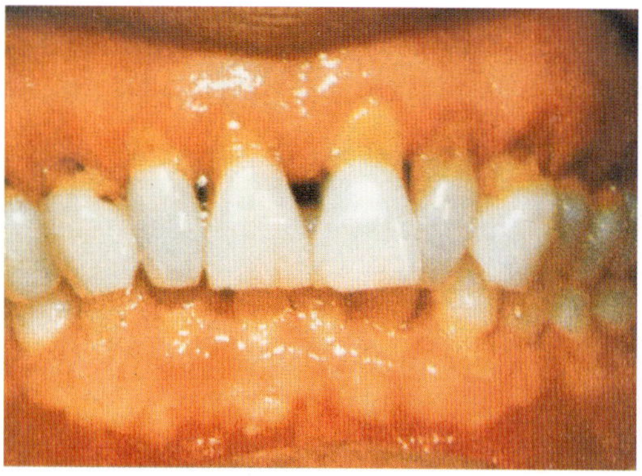

|그림 7-25| 칫솔에 의한 마모증

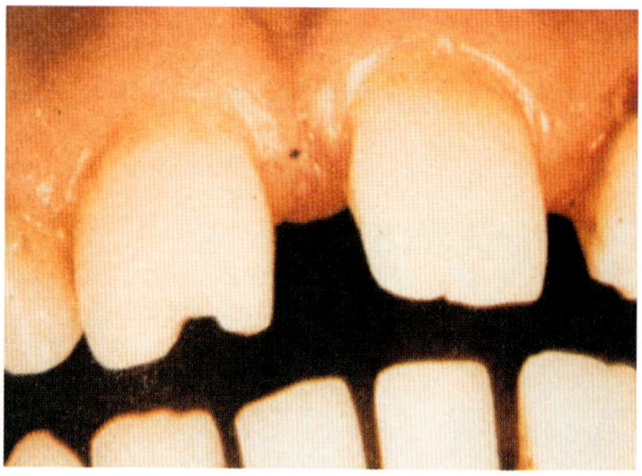

|그림 7-26| 머리핀에 의한 마모증

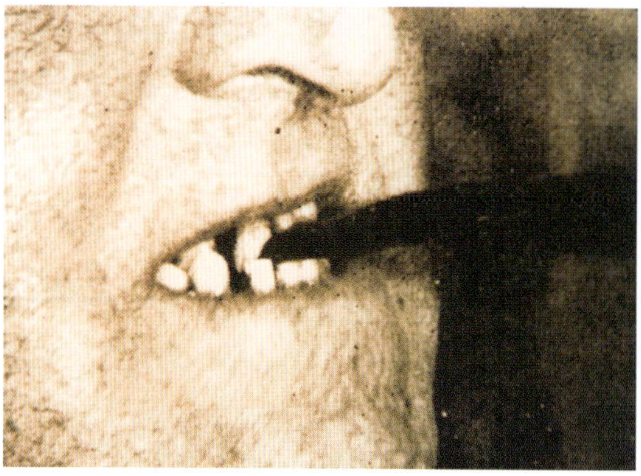

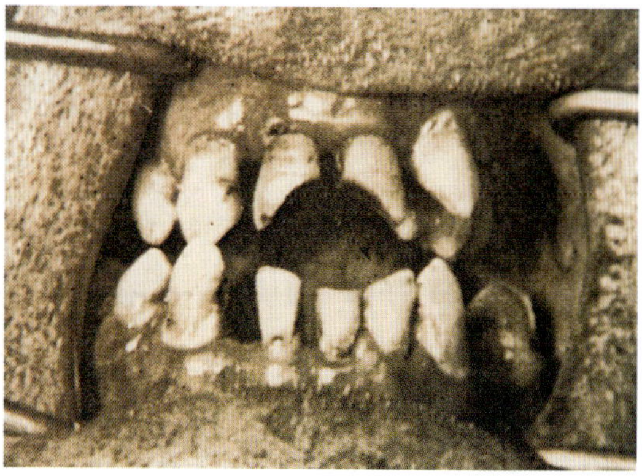

|그림 7-27| 파이프에 의한 마모증

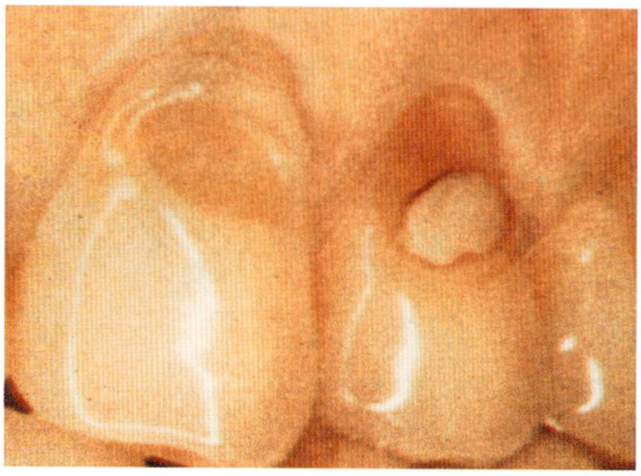

|그림 7-28| 침식증(erosion)

침식증(erosion)이란 세균과는 무관한 화학적 작용에 의하여 치아의 경조직이 손상되는 것으로 산도가 높은 음식물 섭취 시 발생하는 음식물에 의한 침식증, 산을 다루는 직종의 사람에게서 많이 볼 수 있는 직업성 침식증, 자극을 받아 유리된 타액 내에 구연산(citric acid)이 증가되므로 나타나는 특발성 침식증이 있다(그림 7-28).

3. 치은 질환과 치주질환

1) 치은 질환

치은 질환(gingival diseases)은 치은조직의 염증으로 통증이 없어 인식이 되지 않으므로 소홀히 지나치는 경향이 있다. 치은조직은 치주조직의 가장 외부조직으로 점막과 치은 경계부에서 치아의 유리치은까지를 말하며 유리치은(free gingiva), 부착치은(attached gingiva), 치간치은(interdental gingiva)으로 분류할 수 있다(그림 7-29). 건강한 치은은 치은 상피가 분홍색 혹은 산호색을 나타낸다. 부착치은은 하부조직에 단단히 부착되어 있으며 치간유두(interdental papilla)는 치아 사이를 완전히 채우고 있고 표면은 각화되어 있다(그림 7-30).

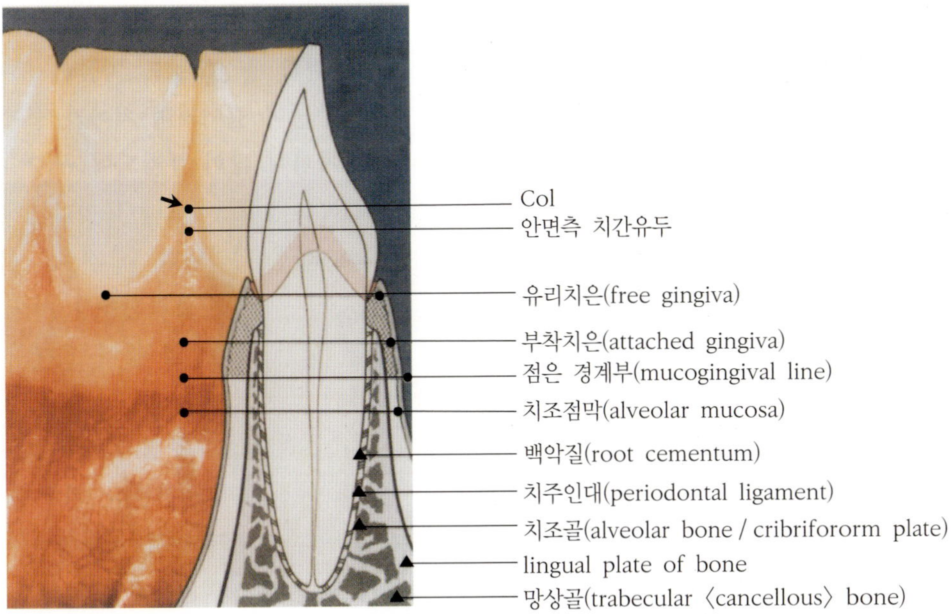

|그림 7-29| 치아 및 치주조직의 구조

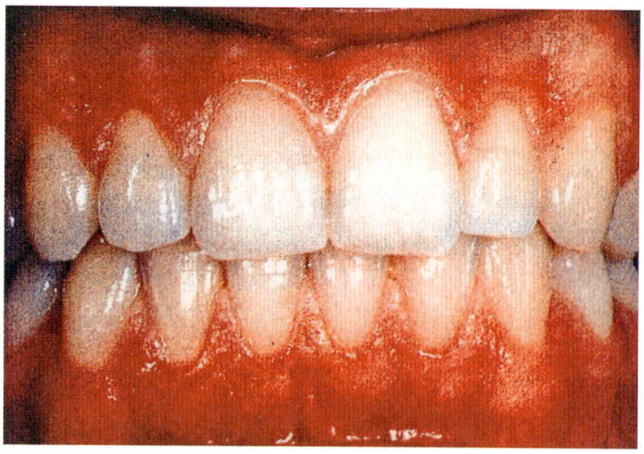

|그림 7-30| 건강한 치은조직

치은 질환의 일종으로 치은염(gingivitis)은 그 단계를 초기단계, 조기단계 및 확립기로 구분할 수 있다. 초기단계에서는 임상적 증상이 없고, 조기단계에서는 치은이 붉어지거나 탐침 시 출혈이 나타난다. 확립기에서는 치은이 붉어지고 치주낭 깊이가 증가하며 농양 등이 형성된다. 치은염의 형태에는 여러 가지가 있으나 그 중 만성치태(치석 : 석회화된 치태)관련 치은염(만성 치은염 질환)은 치아의 표면에 부착되어 있는 세균성 치태와 관계가 있으므로 주기적으로 치석을 제거해 주는 것이 치은염을 예방하는 좋은 방법이라고 할 수 있으며 치은 증식(gingival hypertrophy)은 세균성 치태나 전신질환의 부작용, 감염에 의한 과민성 반응 등 여러 가지 원인에 의해 나타난다.

2) 치주질환

치주질환(periodontal diseases)은 치주병이라고도 하며, 넓은 의미에서 치아를 둘러싸고 있는 치주조직, 즉 치은, 백악질, 치주인대, 치조골에 나타나는 질환을 말한다. 치주질환의 증상으로는 잇몸이 부어서 빨갛게 되거나 피가 잘나고, 치주인대에 염증이 생겨 치주낭이 깊어지며, 치아가 쉽게 동요되어 치아의 사이가 벌어지거나, 치아의 치근 부위에 치석이 많이 부착되어, 구강 내에서 냄새가 심하게 나기도 한다. 치주질환은 상피와 치은의 결합조직에만 나타나는 치은염과 달리 치근의 백악질에 부착되어 있는 결합조직의 손실을 나타낸다.

치주질환의 종류는 몇 가지로 분류되는데 그 중 성인형 치주염, 조기진행성 치주염, 전신질환과 연관된 치주질환, 급성괴사성궤양성 치주염, 난치성 치주염 등이 있다. 성인형 치주염은 30세 이후에 주로 나타나는 질환으로 세균성 치태(dental plaque)에 의해 나타나며 치아가 발치될 때까지 천천히 진행이 된다. 조기진행성 치주염은 젊은 나이에 발병하며 조직의 파괴가 빠르다는 특징을 가지고 있다. 전신 질환과 연관된 치주질환은 당뇨병이나 에이즈와 같은 전신 질환을 가지고 있는 환자의 인체 면역 저항성을 떨어뜨려 골 조직 손실이나 치주질환을 심화시키는 경우가 있다. 급성괴사성궤양성 치주염은 치은염이 심하게 진행하여 치조골 및 치근 표면의 결합조직이 상실되며 심한 입냄새, 치간유두에 분화구 형태와 출혈을 보이는 질환을 말한다.

치주염의 주요 원인으로는 세균성 치태(plaque)와 치석(dental calculus)을 들 수 있다. 유독성 산과 독소를 배출시켜 치아를 부식시키고 치은에 염증을 일으키는 것을 말하며 치석은 치태가 타액 내의 칼슘이온과 반응하여 석회화가 되어 치아 표면에 부착되어 칫솔질에 의해서도 잘 제거가 되지 않아 염증성 치주질환을 일으키는 것을 말한다(그림 7-31 ~ 7-36).

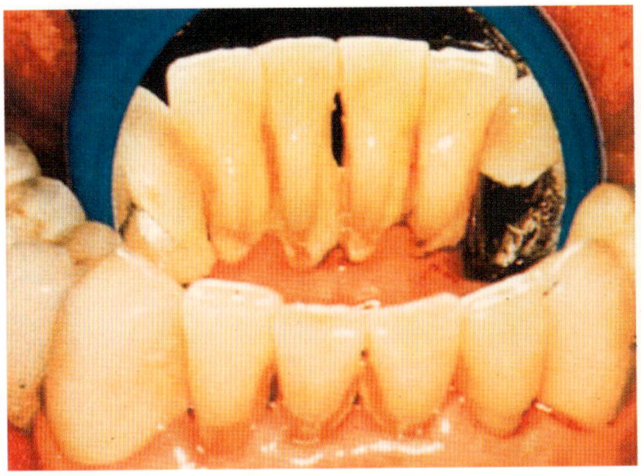

|그림 7-31| 심한 치석에 의한 치은염

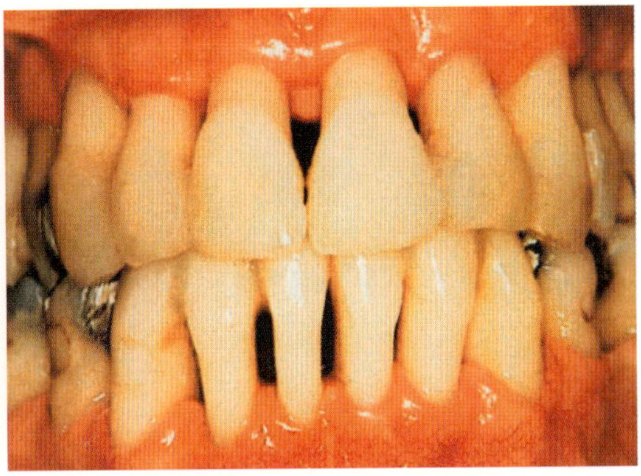

|그림 7-32| 심한 치은퇴축

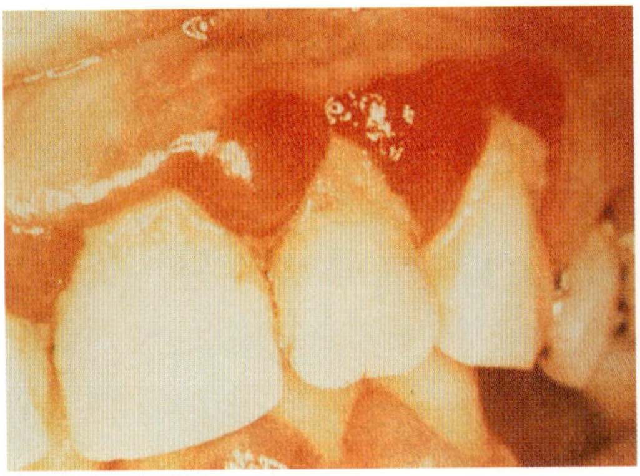

|그림 7-33| 염증성 치은증식

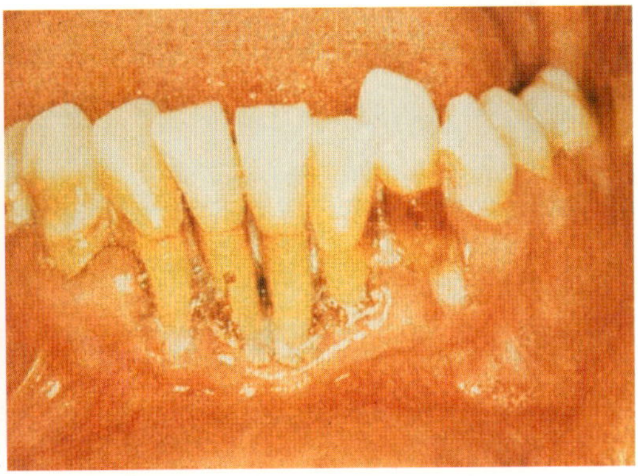

|그림 7-34| 심한 만성치주염

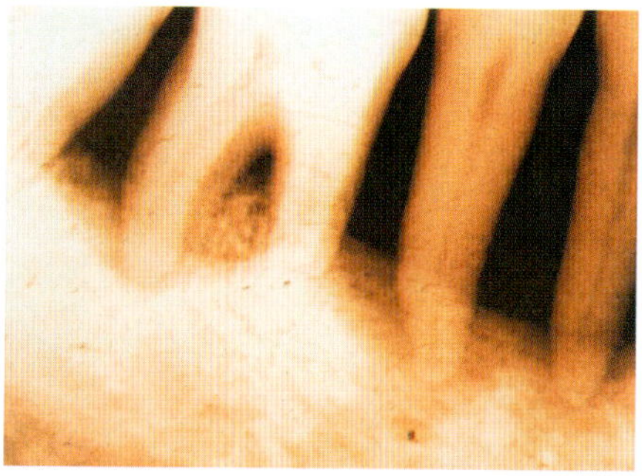

|그림 7-35| 심한 치주염의 X-선 관찰

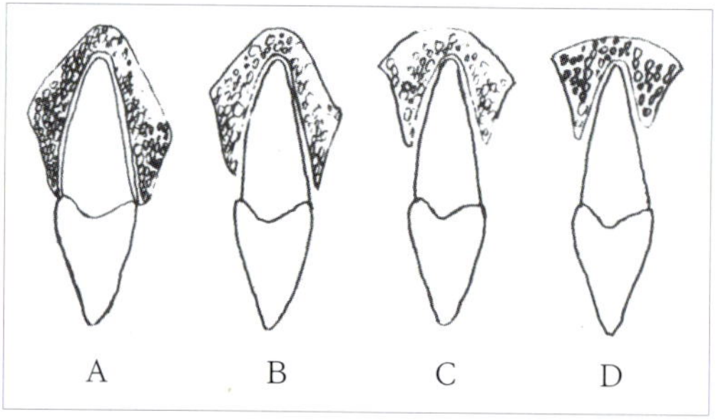

A : 정상
B : 치근이 1/3 정도 노출된 경우
C : 치근이 1/2 정도 노출된 경우
D : 치근이 1/2 이상 노출된 경우

|그림 7-36| 치조골의 흡수정도

4. 부정교합 및 측두하악 장애

치과질환 중 교합장애와 악관절증은 교합 이상, 악관절의 구조 이상 혹은 부정확한 저작 습관 등에 의해 기인한다. 예를 들어 비정상적인 저작 습관(grinding)이나 치아를 꽉 다무는 습관(clenching)은 치아에 전달되는 비정상적인 힘의 전달로 인하여 치주조직의 흡수나 악관절의 동통을 초래할 수 있다. 그러므로 이러한 치과질환은 환자에게 큰 불편감을 줄 뿐 아니라 정상적인 활동을 하는 데에도 어려움이 있다.

1) 부정교합

(1) 부정교합의 정의

부정교합(malocclusion)이란 유전성이거나 구순열이나 구개열의 선천성 이상, 혀를 내미는 버릇, 구호흡, 엄지손가락 빨기와 같은 일반적 요인과 치아의 선천적 결손, 과잉치, 치아의 크기와 형태 이상, 유치의 조기 상실 및 만기 잔존과 같은 국소적 요인에 의해 치아가 전위, 회전, 이동되어 치열이 고르지 못하거나 상·하악골의 관계가 비정상적인 것을 말한다.

어느 경우에도 부정교합을 방치해 두면 치궁의 성장 발육이 남아있는 어린이의 경우에는 부정교합이 더욱 심해지고, 성인의 경우에는 교합력이 균등하게 가해지지 않아 치아에 무리한 저작력이 가해지며, 자정작용이나 칫솔질이 원활하지 못하여 치태를 제대로 제거할 수 없기 때문에 치주질환의 진행에 영향을 줄 뿐 아니라 발음 이상 및 안면외형의 심미적 결손으로 인하여 심리적으로 매우 나쁜 영향을 준다.

(2) 부정교합의 분류

부정교합을 분류하는 방법에는 여러 가지가 있으나 일반적으로 상·하악골의 전후방 관계를 반영하는 상·하악 제1대구치의 전·후방 위치에 의해 분류하는 Edware H, Angel의 Class Ⅰ, Ⅱ, Ⅲ 분류법이 보편적으로 이용되고 있다(그림 7-37 ~ 7-39).

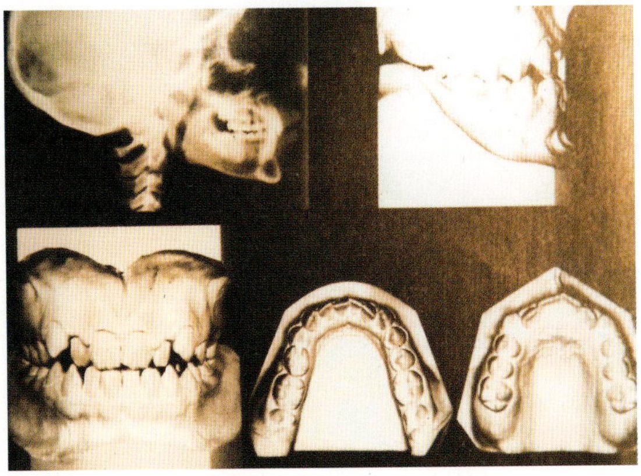

|그림 7-37| Class Ⅰ

상악 제1대구치를 기준으로 볼 때 상악 제1대구치의 근심협측교두가 하악 제1대구치의 근심협측구에 위치한다.

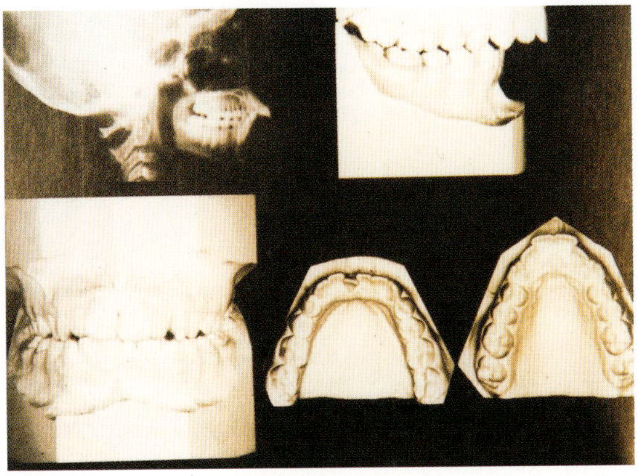

|그림 7-38| Class Ⅱ

상악이 하악에 대해 전방으로 위치된 상태.

상악 제1대구치 근심협측교두가 하악 제1대구치와 제2소구치의 embrasure에 위치한 상태이며 전치의 위치 관계에 의해 다시 세분화된다.

1) Division Ⅰ - 상악 전치의 순측 경사가 심하다.

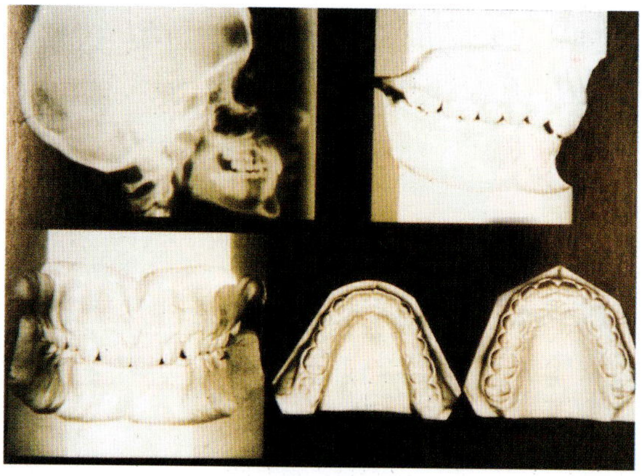

2) Division Ⅱ - 상악 전치가 직립해 있거나 설측 경사가 심하다.

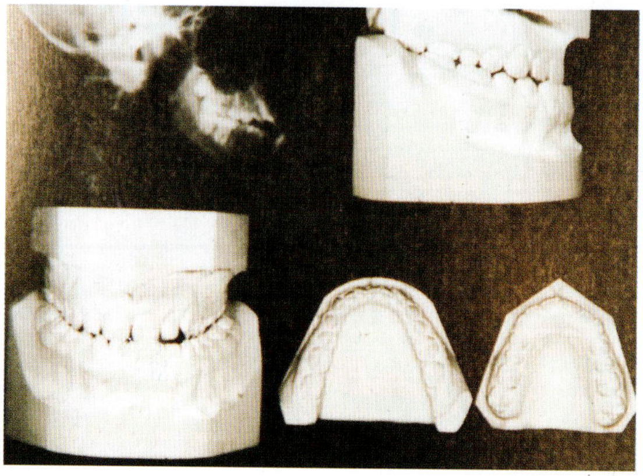

|그림 7-39| Class Ⅲ

하악이 상악보다 전방으로 돌출된 상태.
상악 제1대구치의 근심협측교두가 하악 제1대구치 근심협측구보다 후방에 위치한다.

2) 측두하악 장애

측두하악 장애(temporomandibular disorder : TMD)는 외상 및 충격과 같이 사고나 이갈이 혹은 부적절한 구강습관 등이 원인이 되어 나타날 수 있으며 악관절 질환으로는 저작 시스템의 근육과 안면 장애, 악관절 장애, 하악운동 장애, 상·하악 성장 장애 등을 들 수 있다

(1) 이갈이

이갈이(bruxism)란 저작(mastication)이나 연하(swallowing) 시의 치아 접촉이 아닌

저작이나 연하를 하지 않을 때 비정상적인 행위로 치아를 꽉 깨물거나(clenching), 치아를 가는 것(grinding)을 말한다. Clenching 시 치아의 수직적 압력으로 인하여 치아가 교모되거나 근육통, 치주질환, 두통 등을 호소할 수 있다.

(2) 부적절한 구강 습관

부적절한 구강 습관이란 정상적인 반복 운동을 넘어선 습관을 말하는 것으로 습관적으로 치아에 다른 물질을 물고 있거나 이갈이 등은 부적절한 구강 습관의 예로 볼 수 있다. 이러한 구강 습관은 치아를 마모시킬 뿐 아니라 치주조직의 손상 및 근육통 등을 유발시킬 수 있다.

(3) 악관절증

악관절증(TMJ arthrosis)은 이갈이나 구강의 악 습관, 악관절의 구조 이상 혹은 정신적 스트레스 등으로 나타날 수 있으며 한 가지 원인이나 상호 관련에 의한 원인으로 발생할 수 있다. 이러한 악관절증은 하악운동의 장애나 개구운동 장애, 악안면 부위의 동통 및 관절 잡음 등이 발생할 수 있다.

II 치과보철물에 의한 치과질환

치아우식증이나 치주질환과 같은 치과질환에 의하여 치아가 일부 또는 전부가 상실되면 주위치아의 위치 변경, 저작능력의 감소, 대합치의 정출, 지지조직의 파괴나 치주질환의 야기, 부정확한 발음, 안면의 표정 변화로 인한 심미성 결여 및 악관절의 변화 등과 같은 많은 문제점이 발생하게 된다. 그러므로 이러한 문제점이 발생하기 전에 그 치과질환을 치유하고 구강조건에 맞는 인공적인 치과기공물을 제작하여 구강 내에 장착해 줌으로써 발생할 수 있는 문제점을 예방하고 결손 된 기능을 회복시켜 주어야 한다.

치과기공에서 제작된 인공물은 구강 내에 장착되어 인체의 일부가 되기 때문에 오랫동안 그 가치를 발휘하지 않으면 안 되며, 그 인공물의 부적합이나 변형, 오염이나 부식 등이 치과질환의 원인이 된다. 치과기공물 제작의 설계 즉, 형태 및 재료는 치과의사의 의뢰에 의해 결정되어지나 적합성이나 형태 제작은 치과기공사에 의해 제작되어진다.

따라서 치과보철물 제작 시 치과의사의 부적절한 진료 과정과 치과기공사의 숙련되지 않은 치과기공술이나 인상재, 모형재, 왁스, 금속, 수지 등과 같은 치과보철물 제작 재료의 부적절한 취급으로 인하여 회복시켜 준 치과보철물에 여러 가지의 잘못된 현상이 나타날 수 있으며 이러한 결과는 환자에게 불편감과 구강 건강에 영향을 주어 치과질환을 야기시킬 뿐 아니라 치과보철물의 수명을 단축시켜 재제작을 하는 경우가 발생할 수 있다.

1. 치관보철물의 부적절한 변연

치관보철물의 금관이나 도재의 치경부 변연이 부적합한 경우 그 부위의 치은연에는 발적, 종창, 증식, 퇴축 등의 염증증상이 보이며, 치아와 치은 사이에 공간(pocket)을 형성, 치아가 흔들리게 되어 치은염, 치주염을 일으키는 원인이 된다.

지대치의 변연과 부적절하게 적합 될 경우 접착제의 경계가 노출되어 구강 내 조건에서 접착제의 용해가 쉽게 되므로 세균의 침입이 용이하고, 그 부분에 치태(plaque)가 정체되기 쉬워지고, 음식물 잔사 등으로 인하여 지대치의 2차우식을 유발시키며 치은에 압박을 가하여 치은염이 발생한다. 또한 심미에 절대적인 영향을 받는 전치부의 경우는 만족스럽지 못한 변연 부위의 형성으로 인하여 금속의 색이 노출되거나 치은 부위에 나쁜 영향을 준다(그림 7-40).

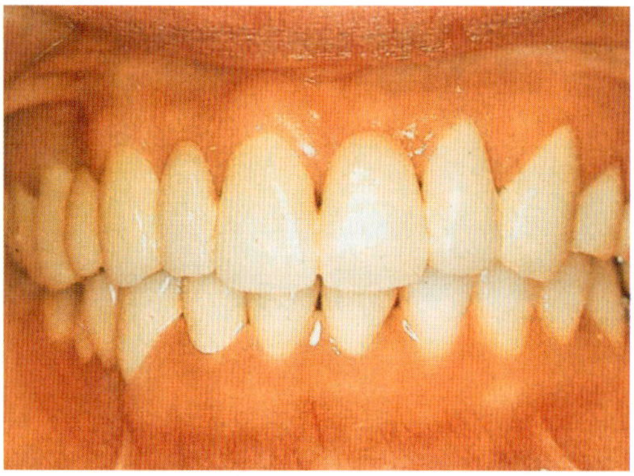

적절한 치관변연

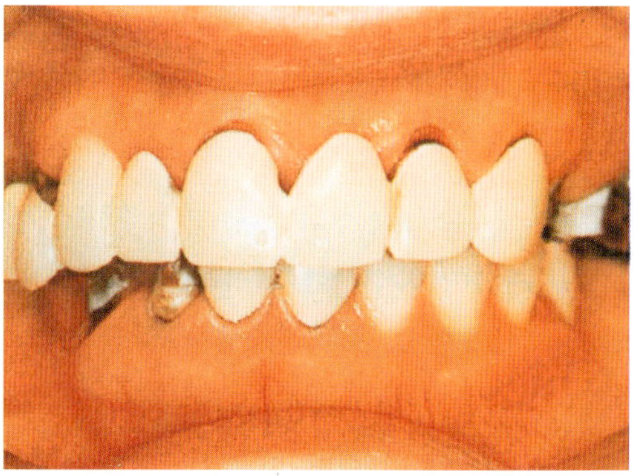

부적절한 치관변연

|그림 7-40| 상악 보철물의 치관변연 형태

2. 부적절한 치관외형

치관보철물의 외형은 대합치와의 교합관계, 인접치와의 접촉관계, 치관 협·설면의 풍융도와 치은과의 관계를 고려하여 제작되어야 한다. 만약 교합이 잔존치보다 높으면 통증이 생겨 치아는 흔들리고 움직이게 되어 치주조직의 장애를 초래하며 악구강계 기관에도 기능 이상의 영향을 초래한다.

치관의 길이가 원래보다 길게 제작될 경우 조기접촉에 의해 교합력이 일부 치아에 집중되므로 치아나 치주조직에 무리한 힘이 작용되어 유해 작용을 일으킬 수 있다. 부적절한 교합면 및 교합관계는 저작률이 감소하며 하악운동 시 비정상적인 하악운동으로 인하여 치아에 무리한 하중이 부과되거나 악관절 장애를 발생시킬 수 있다.

또한 인접치의 접촉관계에서 넓은 접촉면이 생기거나, 접촉위치가 잘못되었을 경우 상호 간에 측방 지지능력이 떨어져 인접치의 위치 변화가 생길 수 있으며 음식물 잔사가 쉽게 끼어 치아우식증 및 치은압박이 발생할 수 있으며, 전치부의 경우는 심미성이 결여된다.

치관의 협·설면 풍륭은 치아면의 자정작용과 음식물 잔사로부터 치은연을 보호하기 위하여 음식물 잔사의 흐름에 따라 부여해 주어야 한다. 치경부에 음식물 잔사가 침착되면 2차우식의 발생 원인이 될 수 있으며, 치은연에 외상을 입히거나 치은낭(gingival pocket) 내에 음식물 잔사가 압입되어 치은조직에 염증을 유발한다.

교의치(bridge)의 가공치 기저부와 치은의 간격이 좁으면 자정작용과 청소가 어려워 그 부위의 치은에 염증성의 병변을 일으킬 수 있다.

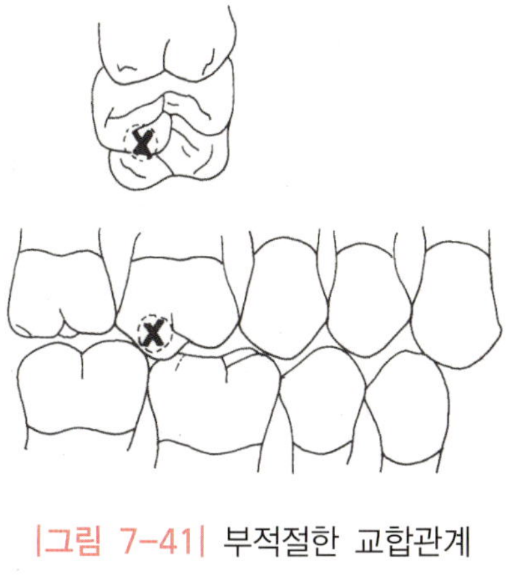

|그림 7-41| 부적절한 교합관계

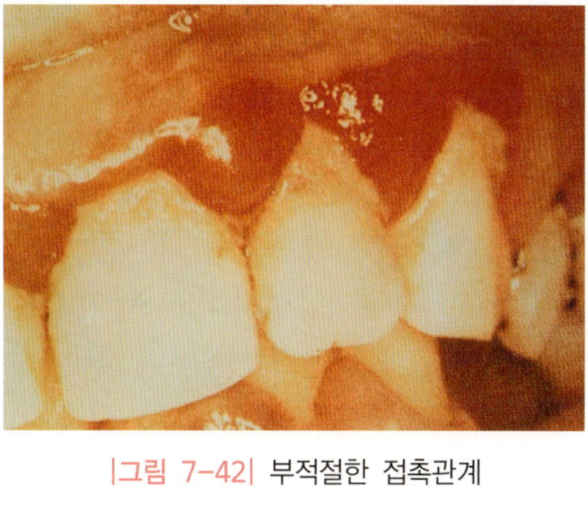

|그림 7-42| 부적절한 접촉관계

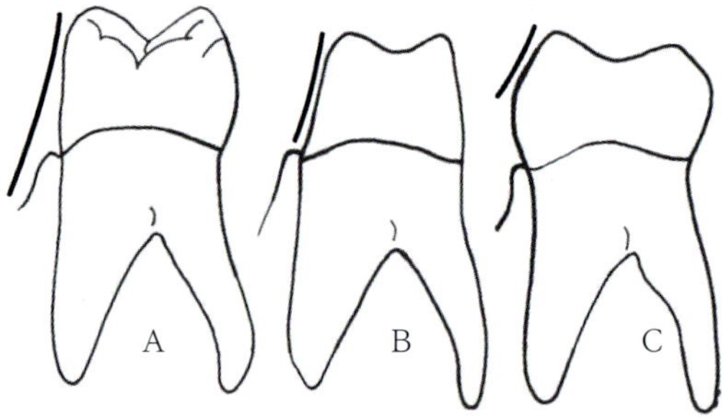

A : 적절한 형태 B : 부족한 형태 C : 과잉된 형태

|그림 7-43| 치관의 풍융도

이와 같이 부적절한 치관의 형태는 다양한 치과질환의 원인이 될 수 있으므로 치과기공사는 만족스러운 치관보철물을 만들기 위해서는 정확한 치아의 형태 및 교합관계, 하악운동에 대한 지식을 습득하고 있어야 한다(그림 7-41 ~ 7-43).

3. 금속의 부식

치과보철용 합금에 사용되는 금합금은 내식성이 우수한 합금으로 구강 내에서 부식이나 변색의 저항성이 매우 높다. 그러나 은합금이나 동합금, 비귀금속합금은 금합금에 비해 내식성이 떨어지므로 구강 내에서 부식이 쉽게 이루어진다. 이와 같이 치과보철물의 부식정도는 금속 고유의 조성에 의해 차이가 있으며, 그 외에도 금속 용융 시 부적절한 취급방법에 의해 산화막이 형성되거나 금속표면이 거칠게 형성되어 합금의 부식을 촉진시켜 치과수복물의 수명을 단축시키고 치과질환을 발생시키기도 한다.

4. 레진의 흡수성

레진을 사용한 유상의치나 치관수복물은 흡수성에 의하여 치태(plaque)의 부착이 도재에 비하여 대단히 많다. 의치를 구강 내에 장착하면 의치성 구내염이 발생되기도 한다. 또 그 표면이 조잡하면 할수록 치태의 부착량이 많아진다. 따라서 레진을 사용할 때에는 치태의 부착이 어렵고, 부착하여도 용이하게 제거할 수 있는 재료를 사용할 것과 연마를 충분히 하여 표면을 매끄럽게 하는 것이 구강 환경의 악화를 최소화 하는 것이 된다.

5. 국소의치보철물에 의한 치과질환

국소의치보철물은 부분결손 부위의 기능을 회복시켜주고 의치의 교합압을 조직 부위로 균일하게 분산시켜야 하며 지대치로 사용하는 치아에 가해지는 하중을 최소화하여 잔존치와 그와 관련된 조직을 보호해야 한다. 그러나 부적절한 국소의치보철물을 구강 내에 장착함으로써 의치상 내면의 점막에 지속적으로 자극이 전달되어 조직의 퇴축이 유도될 수 있으며, 금속구조물의 잘못된 설계는 구조물의 유지력 결여와 특정 치아에 전달되는 과다한 하중으로 인하여 치아의 수명을 단축시킬 수 있다. 또한 금속구조물 제작 시 부적절한 금속 용융은 금속의 기계적 성질에 영향을 주어 크래스프(clasp)의 파절을 초래하여 금속구조물의 수명을 단축시킬 수 있다.

6. 총의치보철물에 의한 치과질환

치과용 수지는 기계적 성질이 도재에 비하여 약하고 흡수성이 있어 변형이 크다는 단점이 있으나 취급하기가 쉽고 심미적이고 저렴하고 연마하기가 쉽다는 장점 때문에 인공치 제작 및 의치상 재료로 많이 이용되고 있다.

그러나 치과용 수지를 이용한 의치상 제작 시 치아배열의 잘못되었거나 의치상의 부적합은 하악운동에 장애를 일으킬 뿐 아니라 유지나 안정성이 결여되어 의치상하의 치주조직에 가해지는 교상(bite)에 의해 의치 주위 점막의 통증이나 치주질환 및 악관절부 통증 등의 증상이 나타나는 경우가 있다(그림 7-44).

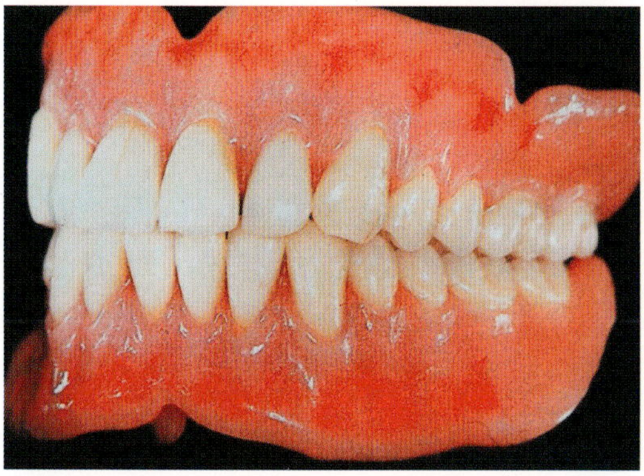

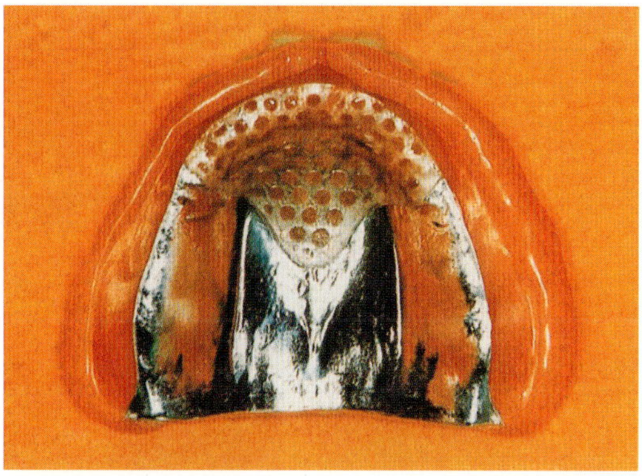

|그림 7-44| 총의치보철물의 외면과 내면

7. 임플란트 구성요소의 실패

자연치의 교합과 비교하여 순수 임플란트의 지지형 상·하악 보철물에서는 기능 시 작용하는 부적절한 교합력, 부적절한 교합면 형태에 의한 조기교합, 이갈이나 이를 악무는 악습관, 잘못된 위치 선정이나 제작 상의 결함으로 인하여 구성 요소가 파절 혹은 고정체의 골유착이 실패하거나 임플란트 고정체 주위에 과도한 골 흡수 등이 나타날 수 있다.

8. 치료용 장치의 불결성

교정장치나 교합유도장치 등은 각자의 치료목적을 달성하기까지 구강 내에 장착하고 있어야 한다. 이러한 장치물들은 일반적으로 복잡한 형태로 되어 있어 구강을 청결한 상태로 유지하기가 쉽지 않으며 음식물 잔사의 부착이 용이하다. 이와 같이 구조적 조건에 의해 구강위생이 불결히면 치과질환이 형성될 수 있다. 그러므로 치료용 장치물의 연마를 충분히 시행하여 음식물 찌꺼기의 부착을 방지하고 구강위생을 청결하게 유지하여 치과질환의 예방을 극대화해야 한다(그림 7-45).

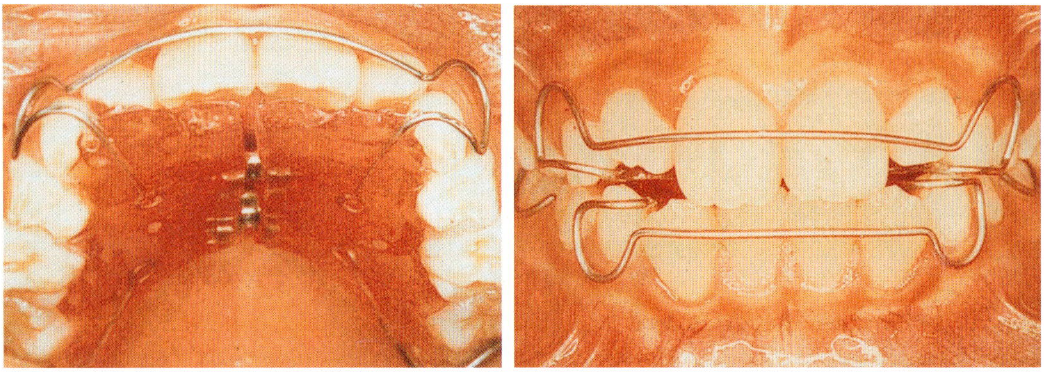

|그림 7-45| 교정장치물(orthodontic appliance)

제8장

치과기공 재료 및 장비

치과의술이 시작된 것은 서력기원보다 앞선다는 사실에도 불구하고, 치과재료와 장비에 대한 학문적 기록은 근세에 이르기까지 거의 남아 있지 않다. 그러므로 치과기공에 사용되는 재료, 기계, 기구의 역사적 배경은 훨씬 좁을 수밖에 없으나 치과기공의 변화에 따라 더욱 새롭게 개량, 개발이 되어가므로 상호간에 밀접한 관계를 이룬다. 이 장에서는 치과재료의 발달과정에 대하여 살펴보고 일부의 치과기계 및 기구에 대하여 알아보고자 한다.

I 치과기공 재료

인류의 치과치료로 가장 오래된 행위는 페니시아인이나 에트루리아인의 구강 내에 장착된 금 구조물에서 발견할 수 있으며 그 후로는 그리스인이나 로마인에서도 찾아 볼 수 있다. 금은 연성과 전성이 좋아 모양을 바꾸기 쉬우며 부식에 대한 저항성이 크고 조직과의 친화력이 좋아 적어도 2500년 전부터 치과보철 재료로 사용된 재료이다. 이와 같이 금을 이용한 고대의 치과보철물이 어떻게 누구에 의해 만들어졌는지는 확실하지 않지만 수련된 금속세공사와 같이 실질적으로 치과계에 종사하지 않는 사람들에 의해 만들어진 것으로 추측된다.

치과계의 발달을 연도별로 구분하면 서력기원부터 AD 1500년까지는 다른 과학과 마찬

가지로 거의 발달이 없었으며 이 기간 동안 간혹 창조적인 발명품이 있었다 해도 대부분 보존되지 못하고 파괴되었다. 그 후 1500년대에 문예부흥이 일어나 인쇄술의 발달과 함께 의학에서 독립된 치과진료에 관한 책이 1548년 독일인 Walter Herman Ryff에 의해 쓰여 졌으며 1600년부터 1840년까지는 치과학이 자리를 잡는 시기였다. 이때까지 치과학은 학문으로 거의 발전이 없었고 넓은 범위에 있어 일반 외과의사나 금속세공사에 의해 업무의 한 부분으로 시행된 기술에 지나지 않았다. 그러나 16세기말부터 뼈나 상아에 조각을 하여 인접해 있는 치아에 금이나 은으로 된 줄을 이용하여 묶는 방법이 프랑스, 독일, 이탈리아 등에서 이용되었다.

현대 치과학은 1728년 Pierre Fauchard가 여러 가지의 치과재료와 시술과정을 기록하고부터 시작되었다고 말할 수 있으며 1789년 도치(porcelain teeth)가 소개된 것은 치과학 역사에 있어 매우 중요한 사건 중에 하나이다. 이는 치과재료 분야에 있어 과학적인 발전의 시작이라고 할 수 있다.

1756년 Philip Pfaff는 구강상태를 왁스를 이용하여 인상을 채득하고 채득된 인상체에 모형재료인 석고를 주입하여 구강을 석고모형으로 복제하였으며 1795년 George Washington 미국대통령이 사용할 총의치를 John Greenwood가 상악은 금판과 하마치아, 하악은 상아와 하마치아를 이용하여 제작하였다(그림 8-1).

1767년 미국인 Wooffendale에 의해 금박(gold foil)이 처음으로 소개되어 충전 재료로 사용되었으며 그 전에는 주석과 납을 충전 재료로 사용하였다. 1840년에는 미국에서 도치를 개량하여 생산하였으며 Charles Goodyear는 고무의 건열경화법을 발견하여 후에 치과재료로서 유용하게 사용된 경화고무(vulcanite)를 소개하였다.

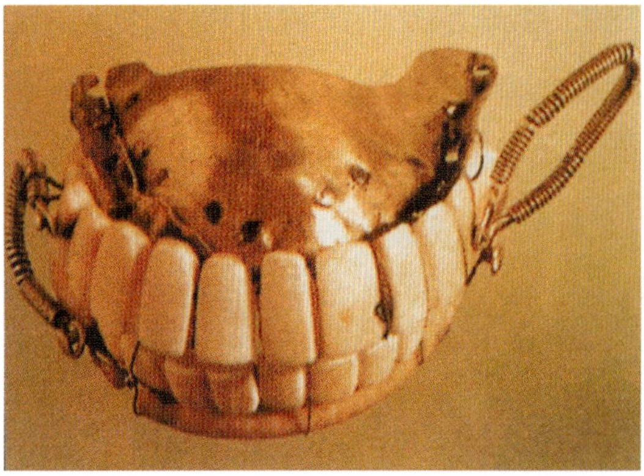

|그림 8-1| George Washington 의치

1840년부터 1900년 사이에 오늘날 사용되는 대부분의 주요 재료가 거의 소개되었고, 1840년 S.S.White가 색상과 형태가 다양한 인공도치를 생산하면서 치과재료 생산에 있어 선도적 역할을 하였으며, 1890년도 말부터 1905년도 사이에는 도재(ceramic)를 이용한 inlay나 jacket crown 등이 소개되었다.

1900년도 이후 의치에 사용되는 아크

릭 수지(acrylic resin), 국소의치를 위한 주조용 비귀금속(non-precious metal), 교정용 치료를 위한 stainless steel, 탄성이 있는 인상재료(impression material), 치아 삭제나 금속의 연마를 위한 carbide bur 및 diamond cutting instrument와 motor, 복합수지(composite resin) 등 여러 가지의 재료 및 기구와 시술과정에 필요한 주조과정이 소개되었다. 또한 악안면 외과나 임플란트는 사용되는 재료들이 조직과의 부작용 및 시술의 어려움 등으로 큰 관심을 끌지는 못하였으나 최근에는 치과재료의 발달과 구강조직과 시술 재료의 상호 작용에 대한 꾸준한 연구로 인하여 환자에게 만족한 형태의 치과시술이 행하여지고 있다.

이와 같이 치과보철물에 사용되는 재료는 환자의 구강 내에서 직접 시술해 주는 충전재료로 금박(gold foil)이나 아말감(amalgam) 등이 이용되었고, 구강 내 상태를 떠낸 모형 상에서 제작되어지는 간접 시술 재료로는 고정성 치과보철물에 금이나 고무, 수지, 도재, 비귀금속, 가철성 치과보철물에 인공치 및 의치상 재료 등이 사용되었다. 이들 재료는 오랜 기간 동안 다양한 형태로 변천과 발전을 거듭하였다.

인공치(artificial teeth)는 처음에는 동물의 치아나 뼈 및 사람의 치아를 사용하였고 그 후 광물성으로 인공치를 만들어 사용하였으나 일반인들에게는 널리 보급되지 않았다. 1800년대의 의치상은 금속으로 되어 있어 그 형태를 보면 치아 하나하나에 유지 장치를 만들어 의치상과 결합시키는 형식으로 사용하였다.

1829년 Claudius Ash가 도치의 제작 기술을 받아들여 회사를 설립하고 제조를 시작하였으며, 1840년에는 미국의 S.S.White가 회사를 설립하여 본격적으로 인공도치 제조를 시작하였다. 그 후 합성수지(acrylic resin)를 이용한 수지치(resin teeth, plastic teeth)가 발명되었으며, 이 수지치는 색조가 좋고 가공성이 좋으며 수지 의치상(resin base denture)과의 결합력이 우수하다는 장점이 있는 반면, 재료의 성질에 있어 기계적인 강도가 약하고 마모에 대한 저항성이 약하며 물을 흡수하는 성질이 있어 크기의 변화가 심하다는 단점을 가지고 있으나 앞서 설명한 장점으로 인하여 현재에도 많이 사용되고 있다(그림 8-2).

또한 의치상(denture base) 재료로 옛날에는 금속이나 상아가 많이 사용되었으며 1820년 Hadson에 의해 처음으로 금속상(metal base)이 제작되었다. 그 후 경화고무를 써서 의치상을 제작하는 방법이 나왔으며 1870년 알루미늄을 주조하여 의치상을 제작하기도 했다. 그러나 1935년에 acrylic resin이 치과영역에 도입되어 최근까지 점진적인 재료의 발

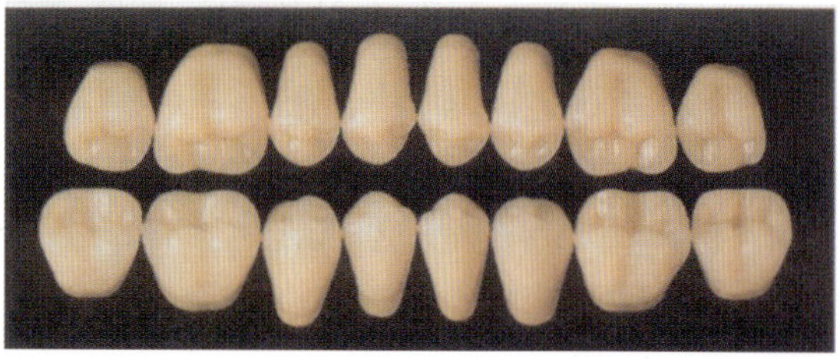

|그림 8-2| 기성 레진인공치

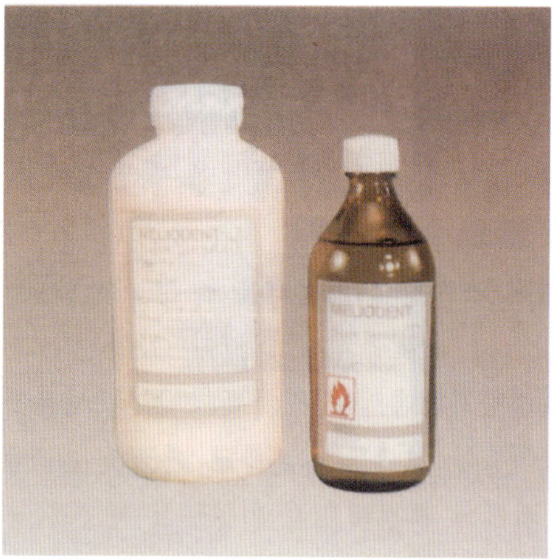

|그림 8-3| 의치상용 acrylic resin

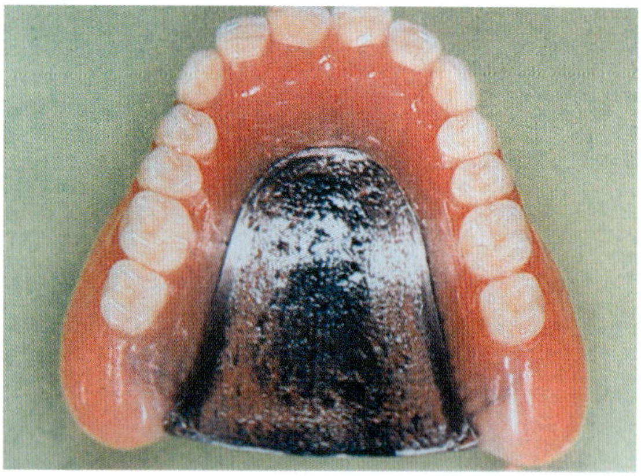

|그림 8-4| 금속상 의치

달을 거쳐 의치상 재료로 널리 사용되고 있다(그림 8-3).

그 후 합금의 발달과 연마재 등의 개발로 gold나 코발트-크롬 합금(co-cralloy)의 주조상(metal base)이 출현하였으며 이 금속상의치(metal base denture)는 수지의치상(resin base denture)에 비해 열전도가 좋고, 조직과의 친화력이 양호하고, 기계적 성질이 우수하고, 두께를 얇게 할 수 있어 혀 공간(tongue space)을 증가시킬 수 있다는 장점이 있다(그림 8-4).

그 외에도 치과기공용 재료로는 모형을 제작하는 모형 재료, 보철물의 형태를 재현하기 위한 왁스, 주형을 형성하기 위하여 필요한 매몰재 등 여러 가지 종류의 재료들이 있다.

Ⅱ 치과기공 장비

치과기공 장비 및 기구는 작게는 연마 기구부터 크게는 주조기까지 매우 다양하다.

1. 치과기공용 모터

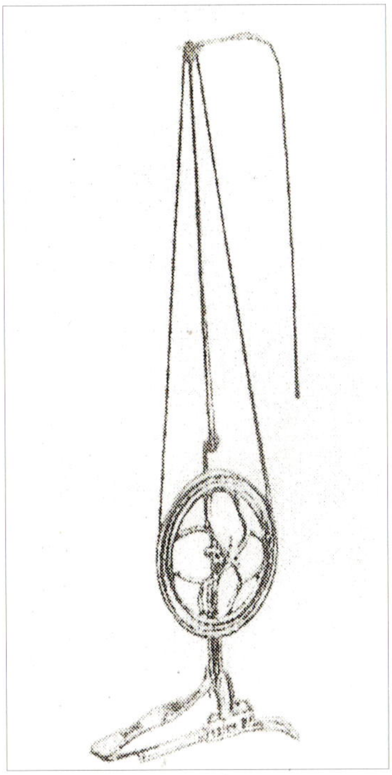

|그림 8-5| 발로 조절했던 초기 치과기공용 모터

치과기공용 모터(moter)는 회전절삭기계라고도 하며 치과보철물의 외형을 수정하거나 연마하는데 사용되는 기구로 처음에는 구강 내에서 치아의 절삭용으로 고안되었다.

1864년에는 발로 움직여 회전하는 foot engine이 영국의 페링톤에 의해 발명되어 사용되었고, 1870년 쿠린이 전기엔진을 발명하여 모터에 handpiece를 연결하고 절삭공구를 여기에 부착하여 사용하는 방식을 시도하였다. 그 후 기름, 공기 등을 이용하여 고속회전을 시키는 터빈엔진이 개발되었으며 절삭 효율에 영향을 주는 엔진의 회전수(rpm)도 3,000 rpm 정도였으나 이후 7,000 rpm으로 표준화되었고, 20,000 rpm에서 40,000 rpm의 회전수를 갖는 것도 개발되었다.

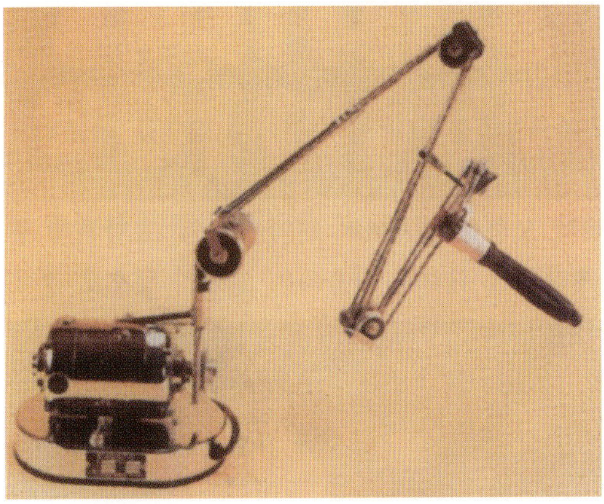

|그림 8-6| 치과기공용 모터(moter)

치과기공용 모터는 치과수복물을 연마하는데 매우 중요한 장비로서 경도가 낮은 치과용 수지부터 기계적 성질이 매우 큰 국소의치 구조물의 코발트-크롬 합금 연마를 위해 다양한 치과기공용 모터가 이용되고 있다. 근래의 치과기공용 모터는 작업을 쉽게 하기 위해 높은 회전수를 가지며 다루기가 쉽고 사용 시 위험성이

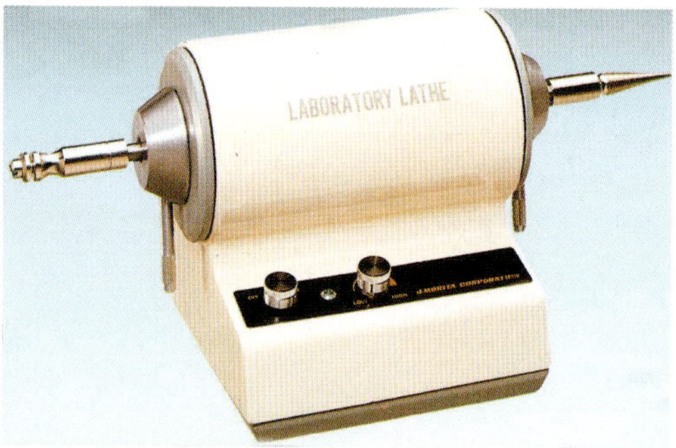

|그림 8-7| 치과기공용 선반(lathe)

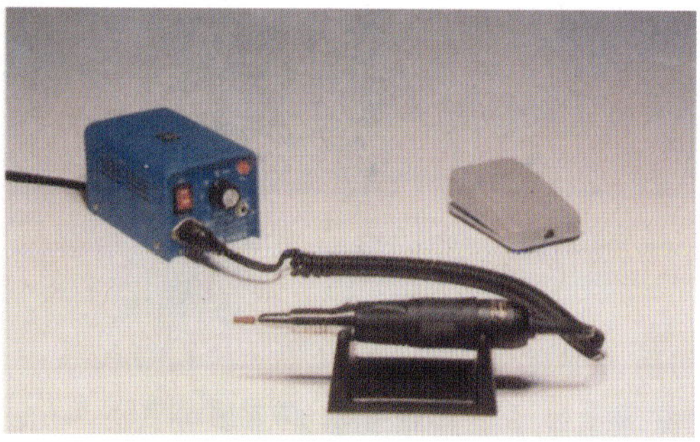

|그림 8-8| 마이크로 모터 엔진(micromoter)

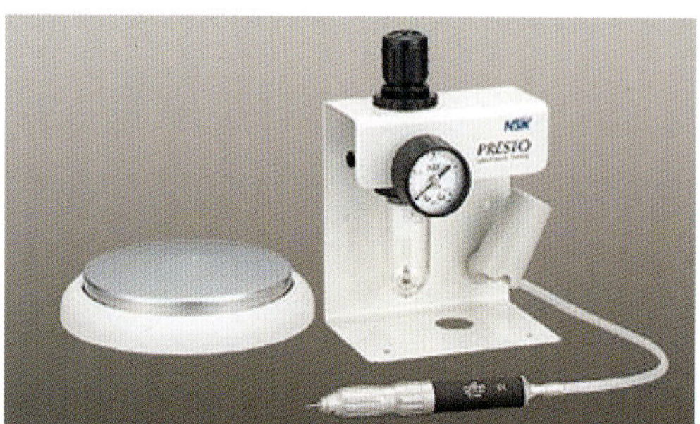

|그림 8-9| 에어터빈(air-turbin)

적으며 공간을 적게 차지하고 소음이 적다(그림 8-5 ~ 8-9).

치과기공용 모터는 벨트 방식, 마이크로 모터 방식, 에어터빈 방식 등으로 분류되고 있다. 벨트 타입의 치과기공용 모터는 90년대 중반까지 사용되어 오다가 벨트의 분리 및 끊어짐, 진동, 소음 등으로 인하여 현재는 거의 사용되어지지 않고 있다.

1970년 마이크로 모터(micromoter)가 개발되어 본격적으로 사용되기 시작하였다. 이 마이크로 모터 방식은 다시 카본(carbon)과 넌카본(non-carbon)으로 분류되는데 넌카본 방식의 마이크로 모터는 진동과 소음이 적으며 장시간 사용 시 손목에 무리가 가지 않는 장점이 있으나 가격이 비싸다.

반면에 카본 방식의 마이크로 모터는 가격이 저렴한 반면 카본에서 발생하는 분진으로 인한 오작동의 단점이 있다. 이러한 마이크로 모터 방식은 대부분 5,000 rpm의 회전수를 가지며, 6,000 rpm을 갖는 모터도 개발되었다.

에어터빈 방식은 압축공기를 이용하여 회전력을 얻으므로 마이크로 모터 방식보다 높은 회전수인 250,000~350,000 rpm을 가지며 장시간 연결하여 사용할 수도 있고 속도를 조절하기에 용이하며 강도가 강한 금속이나 도재를 삭제하기에도 적합하다.

이러한 치과기공용 모터는 치과수복물을 연마하는데 매우 중요한 장비로 최근에는 안정성과 내구성이 높고 고효율을 가지는 제품들이 다수 개발되어지고 있다.

2. 주조기

주조기(casting machine)는 구강 내에 장착될 치과보철물을 금속으로 제작할 경우, 금속을 용융시켜 주형 내로 주입시키기 위하여 사용되는 기구이다.

초기의 치과보철물은 금 band나 금 박(gold foil) 또는 동물의 뼈를 이용하여 구강 내에 문제가 되었던 치아 부위를 미흡하고 불완전하지만 일시적으로 기능을 할 수 있도록 처치하였다. 그러나 이런 종류의 치과보철물은 치아의 결손 부위를 정확하게 회복시켜 주기에는 불가능하기 때문에 왁스를 이용하여 납형(wax pattern)을 형성하고 매몰재(investment)를 이용하여 납형을 묻어 준 다음 lost wax technique 방법에 의한 주조방법을 개발하여 정확한 치과보철물을 제작하게 되었다. 따라서 금속을 용융하여 주형 내에 집어넣는 역할을 하는 주조기는 매우 중요한 치과기자재 중 하나가 되었다.

이러한 주조기는 1889년에 G. M. Martin이 왁스(wax)를 이용하여 납형을 만들고 이것을 매몰하여 금속을 주조하는 방법을 발명한 후부터 차츰 개발, 개량되었으며 1884~1905년 사이에는 압박주조기(1884년), 공기가압주조기(1888년), 증기압주조기(1896~1905년)을 이용한 압박법에 의한 주조법이 개발되었고, 1907년 W.C. Taggart에 의해 금 inlay의 주조 술식이 발표되면서부터 금속을 성형하는 수단으로서 금속을 두드리거나 압박을 가하여 가공하는 방법보다는 주조에 의한 방법과 가스압주조기가 개발되었다.

주조체를 얻는 주조방법에는 손으로 압력을 가하는 압박주조법(pressure casting method)과 원심주조법(centrifugal casting method) 및 진공음압주조법(vacuuming casting method) 등 여러 가지가 있다.

이 중 압박주조법(pressure casting method)은 증기압에 의하여 용융 금속(molten metal)을 주형(casting mold) 내에 압입하는 방법이다. 그러나 압박하는 순간에 용융 금속이 젖은 석면(asbestos)에 닿아서 급냉(quenching)하거나 압박 방향이 주조할 주조링(casting ring)과 수직이 되지 않아서 금속이 흩어질 수 있거나 부정확 주조압으로 불완전한 주조체를 얻을 수 있으며 보철물의 크기가 클 경우 압박대의 부족한 주조압 등으로 인하여 부정확한 주조체를 얻을 수 있다는 단점이 있기 때문에 지금은 사용하지 않는 주조방법이다(그림 8-10).

원심주조법(centrifugal casting method)은 spring tension을 이용하는 방법과 손으로 돌리는 방법 및 전열로 금속을 용융하고 전동력으로 원심력을 얻는 방법이 있다. 그 중 손

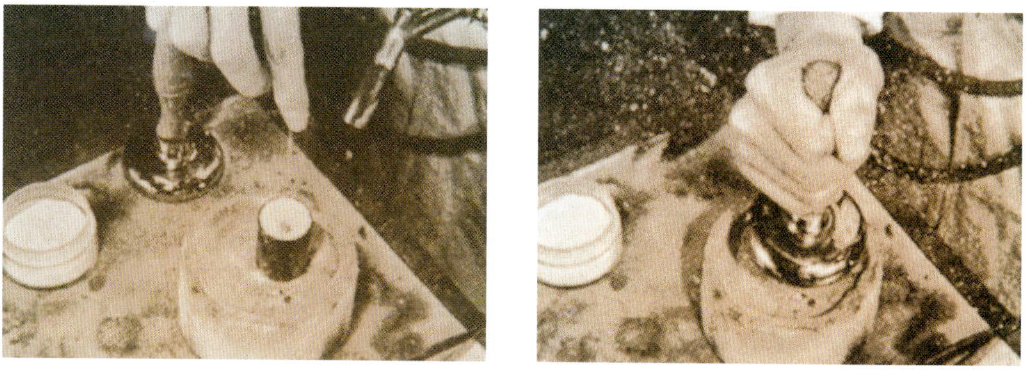

|그림 8-10| 압박주조방법

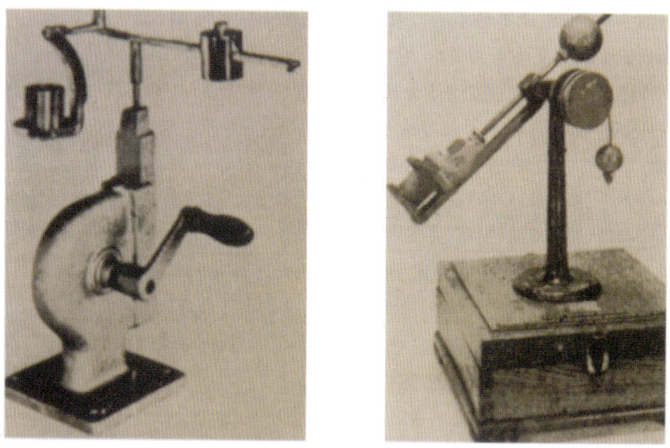

|그림 8-11| 수동식 원심주조기

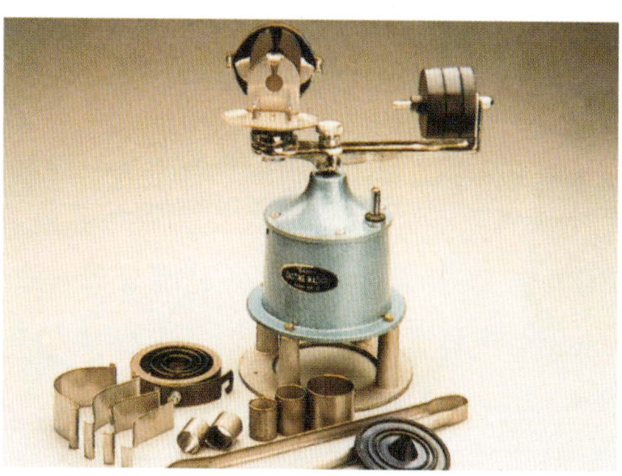

|그림 8-12| Spring에 의한 원심주조기

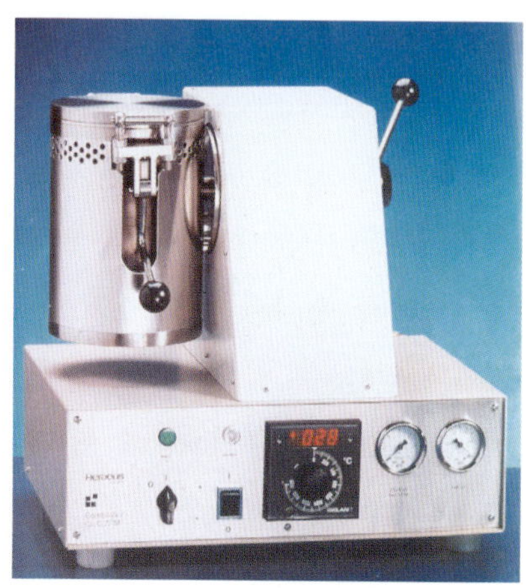

|그림 8-13| 진공 압박주조기

으로 돌리는 수동식 원심주조기는 작업의 불편성과 일정한 주조압을 유지하기가 어렵다는 단점으로 현재에는 사용하지 않는 주조기이며(그림 8-11) spring이나 전동장치를 이용하여 주조하는 방법이 현재 널리 사용되고 있다(그림 8-12).

진공음압주조법(vacuuming casting method)은 주형(casting mold) 내를 진공상태로 유지하여 기압 차이에 의하여 녹은 금속이 주형 내로 흘러들어가는 주조 방식으로 압박주조법은 주형 내에 계속적인 주조력을 제공해줄 수 없는 반면에 진공음압주조법은 주조력이 유지되므로 완전한 주조체를 얻을 수 있다(그림 8-13).

금속을 녹이기 위하여 가스-공기 혹은 가스-산소를 이용한 방법이나 용융된 금속을 손을 이용하여 주형(mold for casting) 안에 주입시키는 방법은 숙련된 경험이 없으면 용융온도의 부적절한 사용 및 주조기의 미숙련 등으로 만족스러운 치과용 금속구조물을 제작하기가 어렵다. 이에 최근에는 치과용 정밀기술 등의 소개로 정확한 금속 용융에 대한 필요성이 높아지고 있어 고주파나 전기유도로와 같은 장비를 이용하여 금속용융 및 주조를 한 장비에서 실시하는 등 사용이 간편하고 안전하며 정확한 용융과 주조가 가능한 고가의 첨단 장비들이 많이 이용되고 있다(그림 8-12).

3. 교합기

교합기(articulator)는 치과보철물 제작에 있어 중요한 기자재로 하악운동 및 교합관계 등을 확인하며 좀 더 정확한 치과보철물을 제작하기 위하여 사용된다. 상·하악 모형을 부착하여 상·하악 교합관계를 나타낼 수 있는 모형 부착 구조와 하악운동에 관여하는 인체의 T.M.J. 구조를 기계적 구조로 유사하게 재현한 기구를 말하며(그림 8-14), 인체의 구강 조건에 얼마만큼 가깝게 조절할 수 있는지 여부에 따라 비조절성 교합기, 반조절성 교합기(semi-adjustable Articulator), 완전조절성 교합기(fully-adjustable Articulator) 등으로 구분된다(그림 8-15 ~ 8-17).

교합기는 1805년에 Jean Baptiste Gariot에 의해 상·하악 개폐운동(opening and closing movement)이 가능한 접번교합기(hinge articulator)의 일종인 Barn Door 교합기가 소개되었다. 그러나 이 교합기는 상·하악의 교합위치 확인은 가능하나 측방운동에 관여하는 수평적 운동은 불가능하였다(그림 8-18). 이어 1840년 프랑스인 Danial T. Evans에 의해 최초의 기능적 교합기가 만들어져 치과보철물 제작 시 부분적이나마 측방

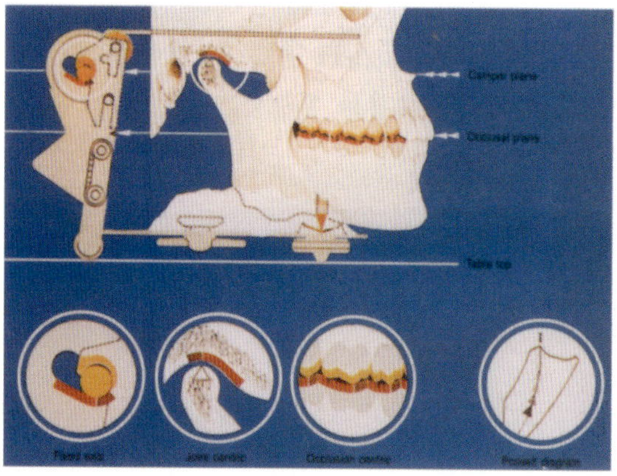

|그림 8-14| 악관절과 교합기와의 상호관계

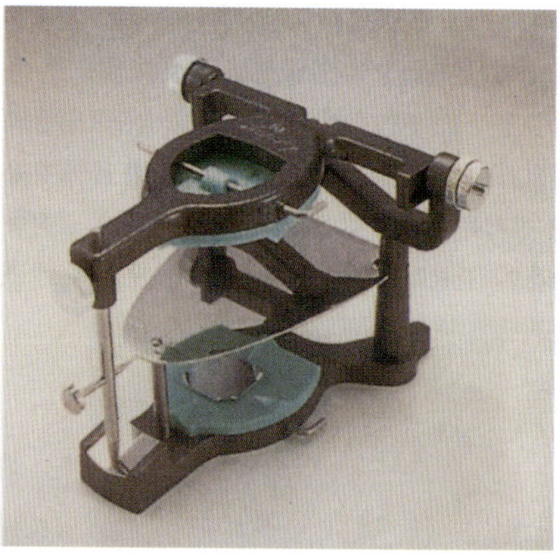

|그림 8-15| 비조절성 교합기

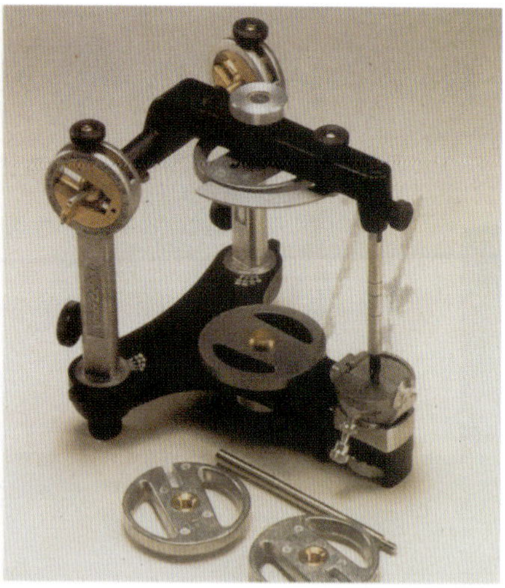

|그림 8-16| 반조절성 교합기

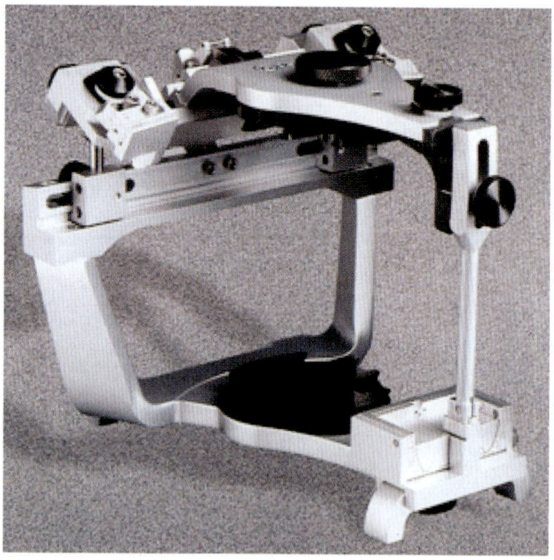

|그림 8-17| 완전조절교합기

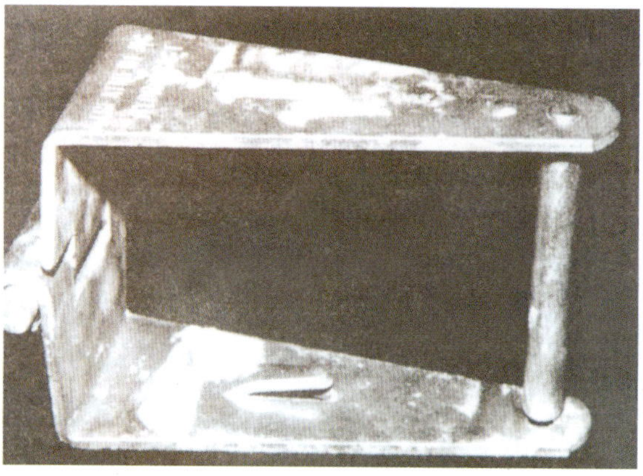

|그림 8-18| Barn door hinge 교합기

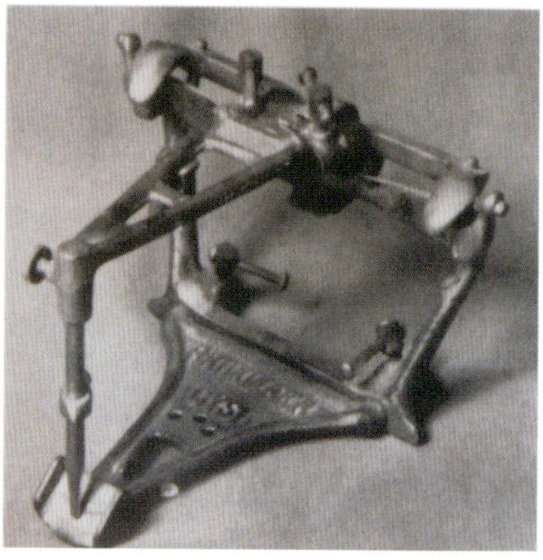

|그림 8-19| Gysi Simplex 교합기

운동에 의한 측정이 가능하게 되었다.

그 후 구강의 해부학적 연구와 하악운동에 관한 연구가 차츰 진행되어 1856년 William Gibson Arlington Bonwill의 Bonwill's triangle(좌, 우측의 과두의 상면 중앙의 점과 좌·우측의 하악 절치 근심절단우각 간의 중앙의 점을 연결하면 삼각형의 형태를 이룬다는 설)을 발견한 이래 하악운동에 관한 관심이 높아져 하악운동을 측정하는 연구가 차츰 진행되었다.

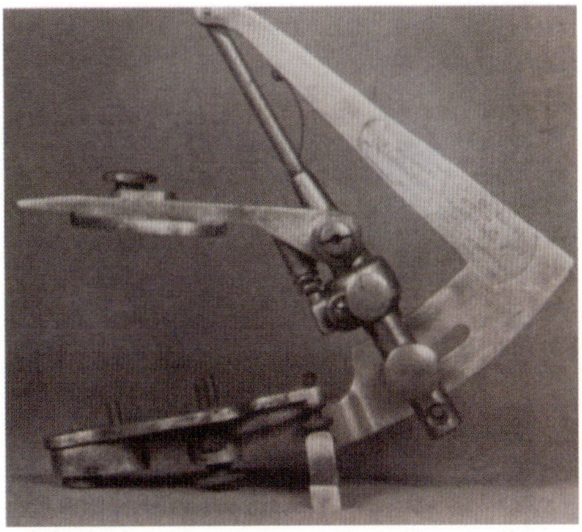

|그림 8-20| Monson maxillomandibular 교합기

1908년 Alfred Gysi는 하악운동을 체계화하였으며, 1914년 전방과로경사각을 30°로 형성하고 절치유도경사각을 60°로 고정한 Gysi Simplex 교합기와 1926년 Gysi Trubyte가 제작되어졌다(그림 8-19).

또한 1918년 Monson의 구면설 이론(Monson's spheric theory)에 의한 교합기가 만들어졌다(그림 8-20). 1923년 face bow 장치물이나 전방기록물을 이용하여 좀 더 정확한 치과보철물을 제작할 수 있는 Hanau Model H 교합기가 소개되어 이들 교합기는 주로 무치악의 치과보철물 제작에 이용되어졌다. 이어 1934년 McCollum이 gnathscope를 개발하여 유치악 조건에서도 하악운동을 재현할 수 있는 Stuart articu-lator나 Gnatholator와 같은 교합기들이 개발되었다.

그 이후에도 교합이론의 체계화와 재료 및 제작기구들의 발달로 인체의 구강조건을 유사하게 재현시킬 수 있는 다양한 형태의 교합기들이 개발되어 좀 더 정확한 치과보철물을 제작하는데 있어 크게 영향을 주었다. 이와 같이 치과기구는 오랜 시간을 걸쳐 개선, 개발되어졌으며 지금도 사용하기 간편하고 정확한 치과보철물을 제작하기 위하여 새로운 장비가 지속적으로 소개되어지고 있다.

4. CAD/CAM

산업 현장에서 사용되어지는 CAD/CAM은 제조에 필요한 정보를 컴퓨터를 이용하여 도면화하여 그 도면에 따라 가공 조립하는 것이다. CAD(Computer Aided Design)는 컴퓨터를 이용하여 설계 및 디자인하는 과정을 말하며 CAM(Computer Aided Manufacturing)은 제조공정에서 많은 변수들을 컴퓨터를 이용하여 조절하며 제품을 만드는 과정을 이야기한다. 일반적으로 사용되어지는 치과용 CAD/CAM 시스템은 스캐너(Scanner), CAD(치아를 디자인하는 프로그램), CAM(밀링기, 밀링기를 제어하는 프로그램) 등으로 구성할 수 있다. 치과용 CAD/CAM은 사용목적에 따라 진료실용, 기공용으로 구분되어지며, 스캐너도 사용목적에 따라 구강용 스캐너(Intraoral scanner), 모델스캐너(Extraoral scanner, Model scanner)로 분류할 수 있다. CAD 프로그램은 제조사별로 다양한 프로그램들을 개발하고 있으며 현재 여러 개의 프로그램을 치과, 치과기공소에서 사용하고 있다. 밀링기는 냉각방식에 따라 공냉식, 수냉식으로 구분되어시며, 밀링기 축의 개수에 따라 3축, 4축, 5축 밀링기로 구분되어진다.

치과용 CAD/CAM을 이용하여 금속, 세라믹, 고분자 등의 다양한 소재를 가공하여 보철물 등을 제작할 수 있다.

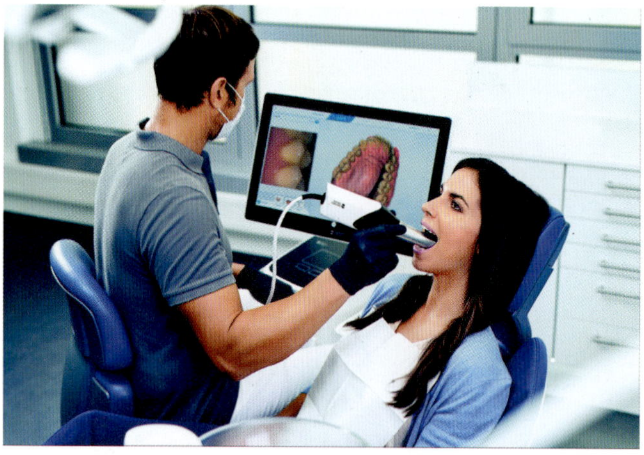

|그림 8-21| 구강스캐너를 활용한 스캐닝

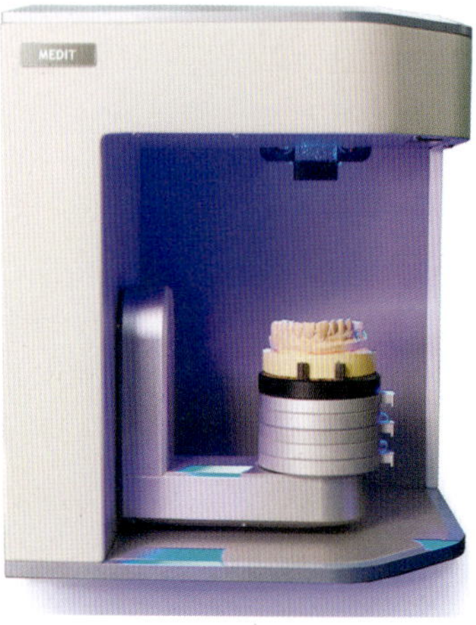

|그림 8-22| 모델스캐너

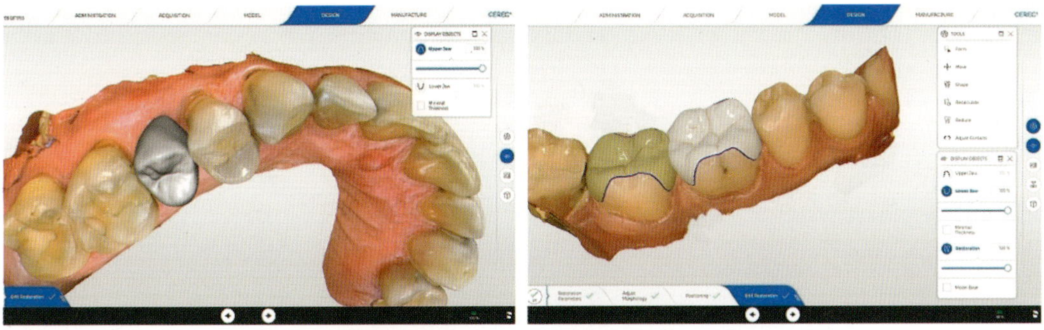

|그림 8-23| CAD 프로그램을 활용한 다양한 보철물 디자인

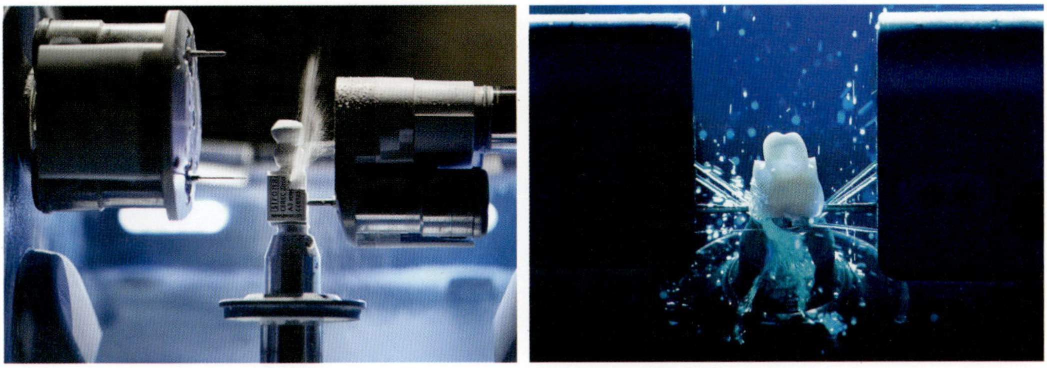

|그림 8-24| 밀링기를 이용한 치아가공(공냉식, 수냉식)

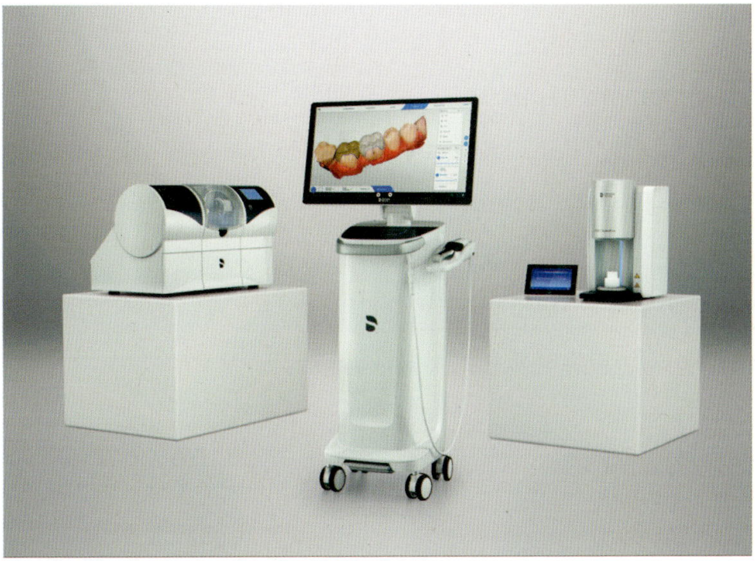

|그림 8-25| 진료실용 CAD/CAM

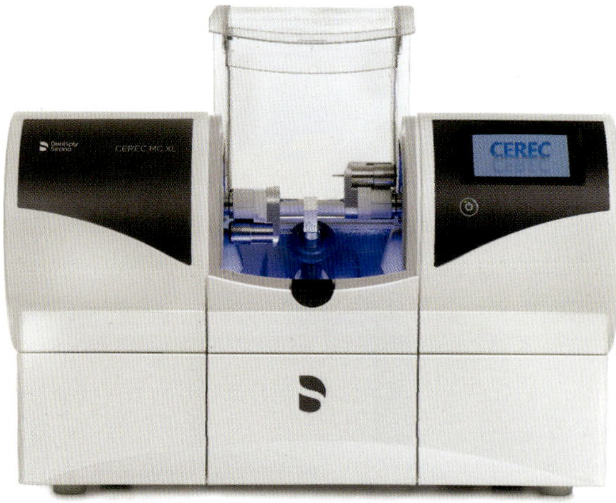

|그림 8-26| 기공소용 CAD/CAM

5. 3D프린터

3D 프린터는 디자인데이터(stl파일)에 따라 액체, 파우더 형태의 고분자(광경화성 고분자, 열가소성 고분자 등), 금속, 세라믹 등의 재료를 가공 적층하는 방식으로 한층씩 쌓아 올려 입체물을 제조하는 장비이다.

사용되어지는 방법에 의하여 광경화적층방식(SLA, Stereo Lithograohy Apparatus), 폴리젯방식(Polyjet), 레이저소결방식(SLS, Selective Laser Sintering), 압출방식(FDM, Fused Deposition Modeling)으로 분류할 수 있다.

치과용으로는 치아보철물, 교정장치, 치아모형등의 제작에 3D 프린터를 활용하여 제작하고 있다.

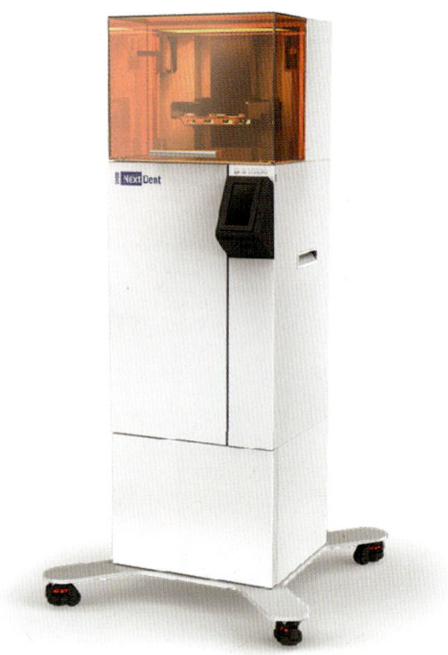

|그림 8-27| 3D 프린터

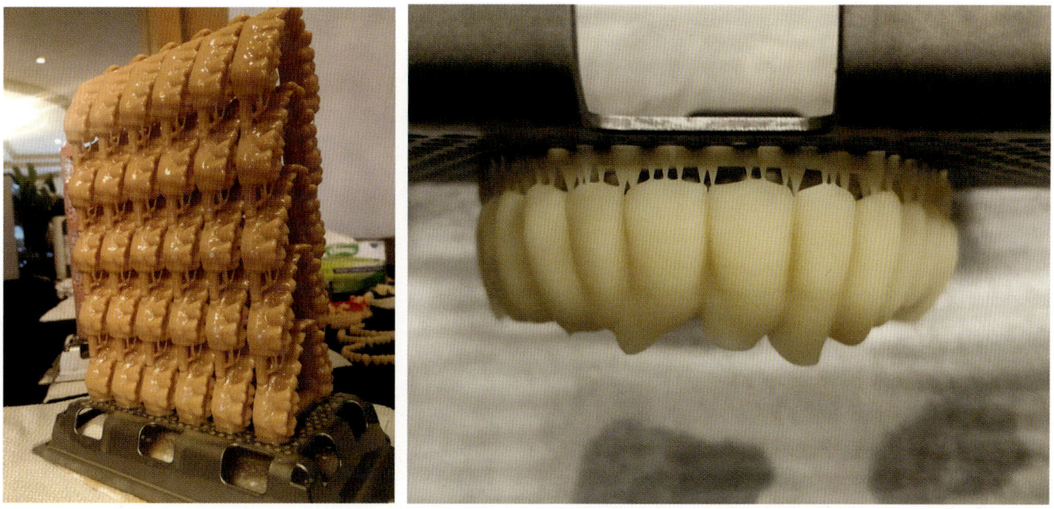

|그림 8-28| 3D프린터를 이용하여 치아모형 및 치과보철물 제작

Ⅲ 치과기자재의 규격

치과질환의 치료에 사용되는 재료나 구강 내 치아의 충전에 이용되는 충전재료 및 치과보철물 제작에 사용되는 재료는 기원전부터 사용되고 있는 금으로부터 최근에 개발되어 사용되어지고 있는 광중합복합수지 및 악안면 외과나 임플란트에 사용되는 시술재료 등 수 많은 재료가 있다. 또한 치과보철물 제작과정에서 좀 더 정확하고 쉽게 제작하기 위하여 인상재, 왁스, 매몰재, 교합기, 주조기 및 치과기공용 모터 등 다양한 재료와 기구 및 장비들이 사용되고 있다.

그러나 이러한 재료들은 경우에 따라 구강 내의 인체조직과 접촉할 때 조직에 악영향을 미칠 수 있는 독소나 자극 성분을 함유하고 있어 조직에 손상을 줄 수도 있으며 구강 안의 환경조건에 의해 재료 자체의 성질도 변화되어 인체에 생물학적인 유해를 줄 수도 있다. 따라서 이러한 재료들을 사용할 때에는 매우 정확한 사용방법이 필요하지만 그보다 먼저 그러한 재료 및 기구들을 생산 및 제작하고 상품화 할 때 엄격한 규격과 규제가 필요하다. 옛날에도 오늘날 사용되고 있는 치과보철 재료와 부속 재료들이 사용되고는 있었으나 과학적인 근거는 거의 없었고 사용 역시 실험적인 바탕 없이 숙련된 기술에만 의존하였다.

그 후 19세기 중반 아말감에 관한 조사 연구가 시작되면서 이 방면에 대한 관심이 대두되기 시작되었고 거의 같은 시기에 도재(ceramic)나 금박(gold foil)에 관한 연구 문헌이 몇 편 보고된 바가 있다. 이와 같은 산발적인 학문의 진보는 1895년 G.V. Black의 연구에 의해 절정에 이르게 되는데, 그 뒤 20여 년 동안 그는 치과재료의 선택과 조작에 관계되는 많은 과학적 원리들을 개발하였다.

1919년 미육군은 치과용 아말감의 선택과 등급에 대한 규격을 제정할 것을 연방표준국(National Bureau of Standard)에 요청하였으며 이 작업은 Wilmer Sounder의 지도 아래 이루어져 1920년에 훌륭한 보고서가 작성되었다. 이 보고서의 내용은 치과계에 매우 고무적으로 받아 들여졌으며 아말감 이 외의 다른 재료에 대하여서도 이와 같은 보고가 요구되어졌다. 이어 미국 정부는 Weistein 연구소와 같은 단체에 이와 같은 작업을 계속적으로 수행하게 하여 치과용 가공금속, 주조용 금 및 그 밖의 주조용 재료의 성질을 연구하여 광범위한 내용의 소중한 연구 보고서가 얻어지게 되었다.

1928년 연방표준국에 있던 치과연구협의체는 미국치과의사협회(American Dental Association, A.D.A)에 인계되었다. A.D.A.에서는 현재와 같이 수많은 치과재료가 발명되고 개발되어지는 시점에서 그 재료들의 물리적, 화학적 성질을 규명하고, 이들의 실험방법 등을 명시하여, 발명되고 개발된 재료의 올바른 규격을 정하여 명문화시켜 놓았다(표 8-1). 이 규격에 합격한 치과재료는 임상적으로 안심하고 사용해도 좋다는 적합성에 대한 평가를 내려주고 있다.

미국치과의사협회에서는 최근 들어 치과재료 및 장비의 숫자가 급증하고 있으며 현존하는 규격에 새로운 과학의 발달을 반영하기 위해 정기적으로 수정을 하는데 미국치과의사협회 규격 제1호인 dental amalgam은 다섯 번이나 수정되었다. 이와 같이 미국치과의사협회가 연방표준국과 협력하여 수행하고 있는 연구 사업은 치과분야에 있어 매우 소중한 것이다.

그 후 치과재료의 규격 제정에 대한 관심이 높아지게 되어 국제치과연맹(Federation Dentaire International 또는 International Dental Federation, F.D.I)과 국제표준기구(I.S.O, International Standards Organization)와 같은 두 개의 기관이 생겨났으며, 각 나라 별로 치과재료에 관한 표준연구기관을 만든 나라는 1936년 호주를 비롯하여 캐나다, 일본, 프랑스, 서독, 이스라엘 및 인도 등 여러 나라이며 우리나라의 경우는 1984년 1월

15일 대한치과의사협회(K.D.A) 내의 자재위원회에서 치과기자재의 규격을 제정하였다(표 8-2). 현재는 지식경제부 산하 기술표준원에서 치과기자재에 대한 사항을 국가표준(K.S)으로 관리하고 있으며, 식품의약품안전청(K.F.D.A) 내 의료기기안전국에서도 의료기기 기준규격으로 관리하고 있다.

국제표준기구(The International Organization for Standardization, ISO)는 주로 나라마다 다른 공업규격을 조정·통일하고, 물자와 서비스의 국제적 교류를 유도한다. 또 과학적·지적·경제적 활동 분야의 협력을 증진하는 것을 목적으로 한다. 조직은 총회·이사회·기타 전문부회가 있으며, 기술적인 업무는 2,850개의 기술위원회, 하부 위원회와 업무 수행 그룹이 맡아 시행한다. 표준화 업무에는 산업 각 분야, 조사 학회 회원, 정부 관계자, 사용자 단체, 국제기구 등이 참가하며, 해마다 모임에 참가하는 전문가의 수는 30,000명에 이른다. 그 중 ISO TC106 치과위원회(Committee for ISO/Technical Committee 106 Dentistry)에서는 국제적으로 치과재료, 기구, 장치물, 장비, 용어, 시험방법 표준화에 대한 규격을 심의하고 제정한다.

|표 8-1| 치과재료, 기구 및 장비에 관한 미국 치과의사협회 규격

번 호	재료, 기구 및 장비
1	Alloy for dental amalgam
2	Gypsum bonded casting investment for dental gold alloy
3	Dental impression compound
4	Dental inlay casting 왁스
5	Dental casting gold alloy
6	Dental mercury
7	Dental wrought gold wire alloy
8	Dental zinc phosphate cement
9	Dental silicate cement
10	Denture rubber(obsolete)
11	Dental agar impression material
12	Dental base polymer
13	Dental cold curing repair resin
14	Dental base metal casting alloy
15	Acrylic resin teeth
16	Dental impression paste zinc oxide eugenol type
17	Dental base temporary relining resin
18	Dental alignate impression material
19	Elatomeric dental impression materials
20	Dental duplicating material
21	Dental zinc siloco phosphate cement
22	Intraoral dental radiographic film
23	Dental excavating burs
24	Dental base plate 왁스
25	Dental gypsum products
26	Dental X-ray equipment and accessory devices
27	Direct filling resins
28	Endodontic files and reamers
29	Hand instruments
30	Zinc oxide eugenol type of restorative materials
31	Exposure time designation for timers of dental X-ray machines
32	Orthodontic wires not containing precious metals
33	Standard terminology and definitions
34	Aspirating syrings

|표 8-1| 치과재료, 기구 및 장비에 관한 미국 치과의사협회 규격(계속)

번 호	재료, 기구 및 장비
35	Handpieces
36	Dental diamond rotary instruments
37	Dental abrasive powders
38	Porcelain gold alloy systemsPit and fissure sealants
39	Dental implants
40	Recommended standard practices for biological evaluation of dental
41	materials
42	Phosphate bonded investments
43	Mechanical amalgamators
44	Dental electrosurgical equipment
45	Porcelain teeth
46	Dental chairs
47	Dental units
48	Ultraviolets activator and disclosing lights
49	Analgesia equipment
50	Casting machine(deleted)
51	Gas furnaces(deleted)
52	Uranium content in dental porcelain and porcelain teeth
53	Crown and bridge plastics
54	Dental needles
55	Dispensers of alloy and mercury for dental amalgam
56	Dental floss(deleted)
57	Endodontics filling materials
58	Root canal files, type H (Hedstrom)
59	Autoclave sterilizers
60	Jet injectors (deleted)
61	Zinc polycarboxylate cement
62	Dental abrasive pastes
63	Rasps and barbed broaches
64	Dental explorers
65	Low speed handpieces
66	Glass ionomer cements
67	Ligament injection syringes
68	Aspirating syringes not operating on the harpoon mechanism

|표 8-2| 치과재료에 관한 대한치과의사협회 규격(KDAS)

번 호	재료명
제 1 호	치과용 인산 아연 시멘트
제 2 호	치과용(폴리)카복실레이트 시멘트
제 3 호	치과용 산화아연유지놀형 수복재
제 4 호	치과용 아말감 합금
제 5 호	치과 주조용 금합금
제 6 호	치과용 코발트-크롬 주조용 합금
제 7 호	인레이 주조용 왁스
제 8 호	치과용 알지네이트 인상재
제 9 호	아크릴릭 레진치
제 10 호	치과 인상용 페이스트: 산화아연 유지놀형
제 11 호	치과용 수은
제 12 호	치과용 베이스 플레이트(파라핀)왁스
제 13 호	치과 금합금 주조용 매몰재
제 14 호	치과용 석고, 경석고 및 초경석고
제 15 호	의치상용 레진

치과보철물 제작과정

제9장

I 치과보철

1. 치과보철

인체의 결손 부위를 회복해 주는 인공장치물을 보철물(prosthesis)이라 말하며, 의족, 의수, 의안, 의치 등을 들 수 있다. 이 중 구강에 관련된 결손 부위를 회복해 주는 인공장치물, 즉 치아 상실과 그 주위조직의 결손 시 구강기능을 회복하고 유지시킬 수 있는 인공적인 장치물을 치과보철물(dental prosthesis)이라고 하며, 결손된 자연치아 및 그 주위조직의 회복을 위하여 제작하는 보철물을 의치(denture)하고 한다.

치아 상실로 인한 저작(chewing, mastication), 발음(speech, phonetics), 심미(appearance, esthetics)의 장애를 인공장치물을 이용하여 회복(rehabilitation)해 주는 것이 치과보철 치료의 3대 목표이다.

2. 치과보철의 분류

1) 개개 치아의 수복

주로 치아우식, 파절 등을 치료하는 분야로서 금합금(gold alloy), 아말감(amalgam), 복합수지(composite resin)와 같은 재료를 이용한 수복이다.

2) 결손치아와 지지조직의 수복

(1) 고정성 치과보철

고정성 치과보철물(fixed prosthesis)은 fixed partial denture, 즉 관교의치보철물(crown and bridge)을 말하며, 환자 자신의 필요에 따라 제거, 장착할 수 없는 인공적인 장치물을 이용하여 결손된 자연치를 회복시켜 준다.

(2) 가철성 치과보철

가철성 치과보철물(removable prosthesis)은 부분상의치(국소의치, partial denture)와 전부상의치(총의치, complete denture)를 말하며, 환자 자신의 필요에 따라 제거, 장착할 수 있는 치과보철물을 이용하여 결손 된 치아와 그 주위조직을 회복시켜 줌으로서 구강의 기능과 건강을 회복, 유지시켜 준다.

(3) 악안면보철

악안면보철(maxillofacial prosthesis)은 질병, 외상, 외과적 처치 등에 의해 혹은 선천적으로 결손된 구강악 계통과 그 연관 조직을 회복시켜 준다.

Ⅱ 치과보철물 제작과정

1. 관교의치보철물 제작과정

관교의치보철물을 제작하는데 사용되는 재료는 금속, 광중합수지 및 도재 등이 이용되나 이 장에서는 lost wax technique를 이용한 금속주조관 제작과정을 소개하고자 한다.

왁스를 이용하여 구강 내 조건과 동일한 부치형식 작업모형 상에서 납형(wax pattern)을 형성한 다음 매몰재(investment)를 사용하여 납형을 매몰(investing)하고 소환(burn out) 과정을 거쳐 주형(mold for casting)을 형성한 상태에서 원하는 가스-산소나 전기를 이용하여 금속을 녹인 후 주형 내로 주입(casting)하여 금속 주조체(casting body)를 제작한다(그림 9-1 ~ 9-48).

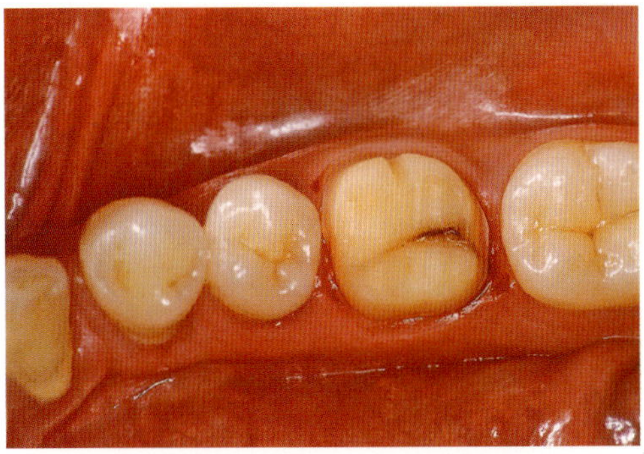

|그림 9-1| 하악 제1대구치 치아삭제

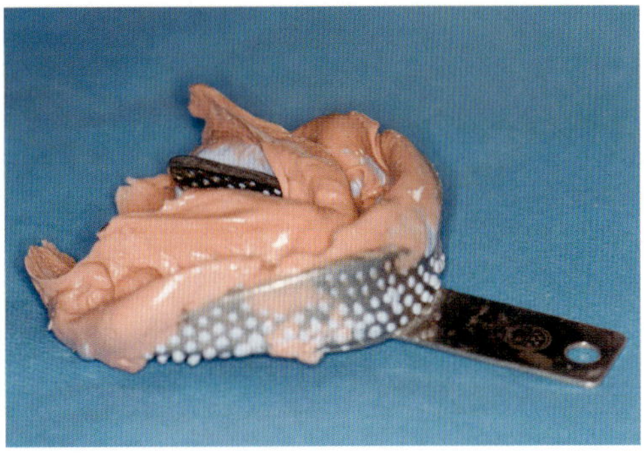

|그림 9-2| 하악 인상체

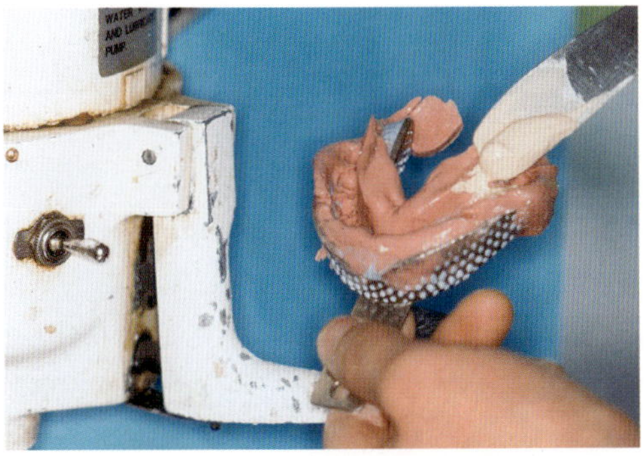

|그림 9-3| 경석고를 인상체에 주입

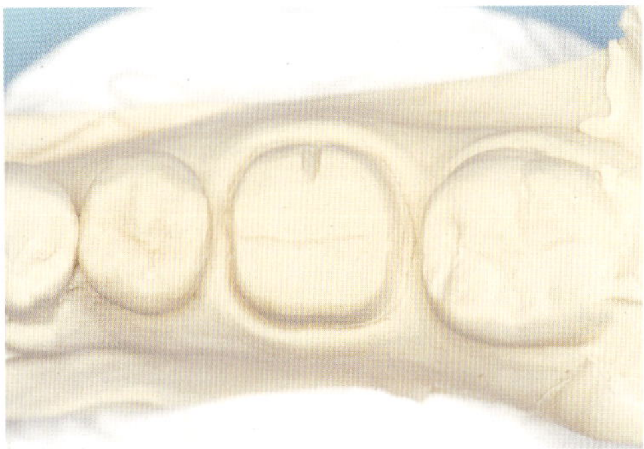

|그림 9-4| 작업모형 제작

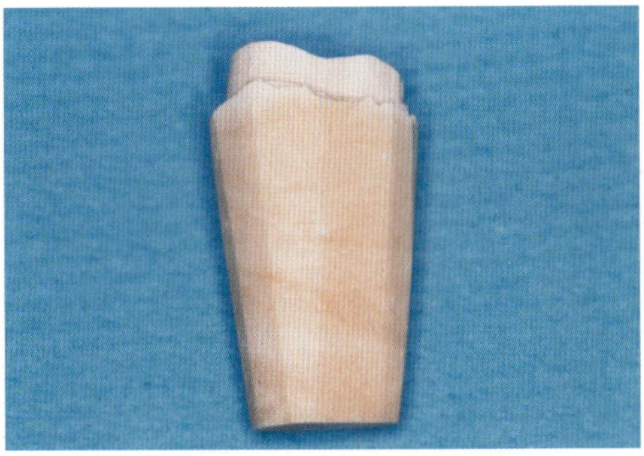

|그림 9-5| 부치형식 치형 제작

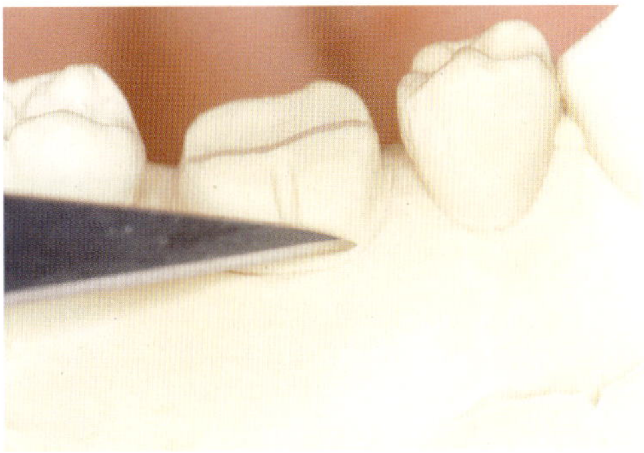

|그림 9-6| 작업모형 치은변연 부위다듬기

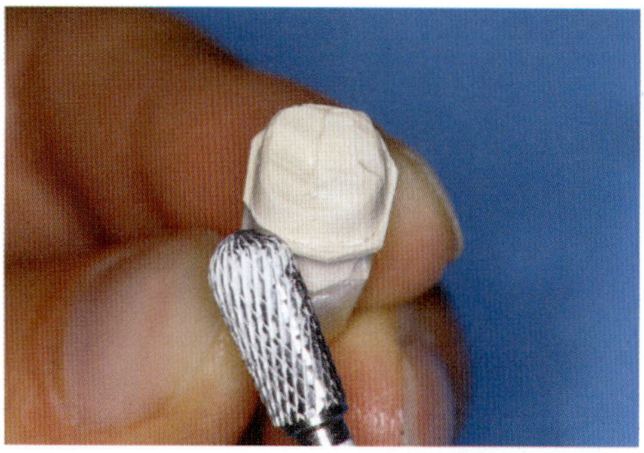

|그림 9-7| 변연 부위를 정확하게 형성해 주는 치형다듬기

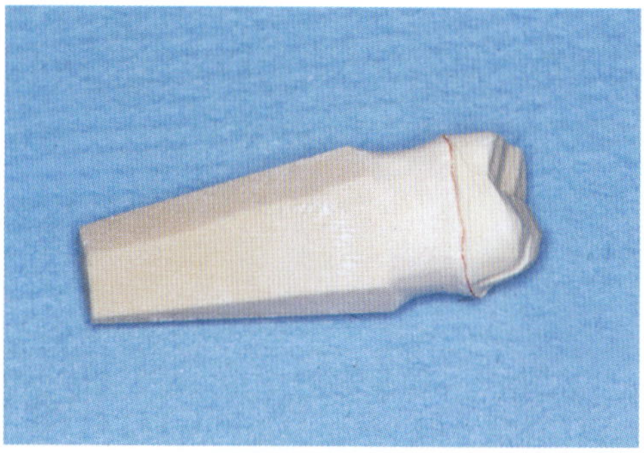

|그림 9-8| 변연다듬기

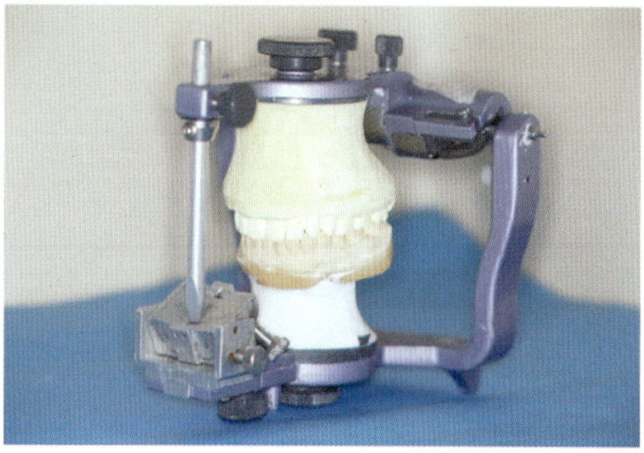

|그림 9-9| 작업모형 및 대합치모형 부착

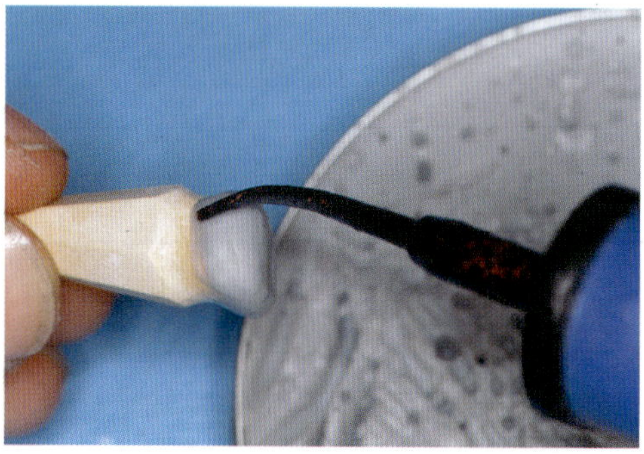

|그림 9-10| 전기 조각도를 이용하여 초기 납형 형성

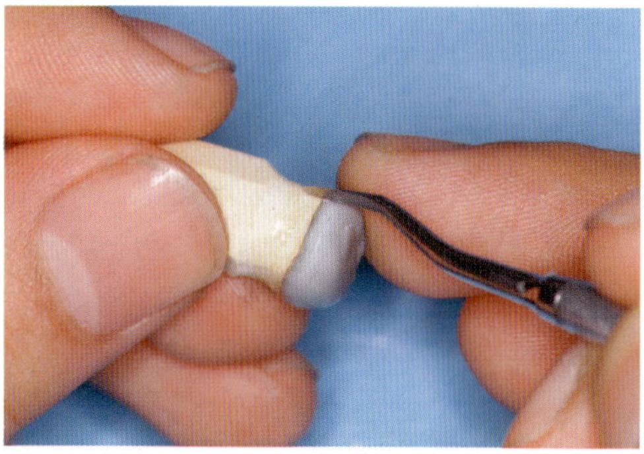

|그림 9-11| 납형의 변연다듬기

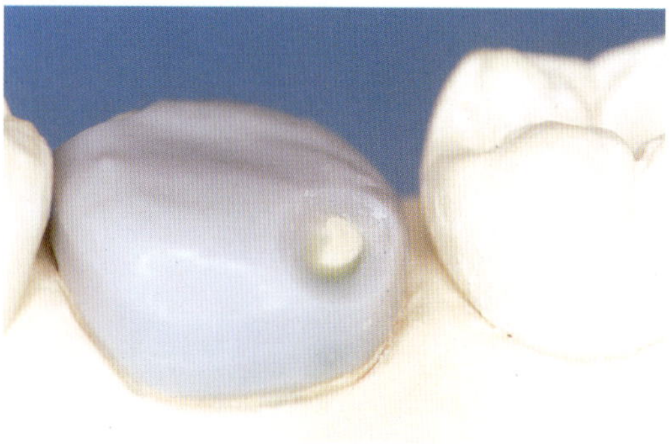

|그림 9-12| 치형에서 변연을 다듬은 후 모형상에서 납형과 치형과의 적합 확인

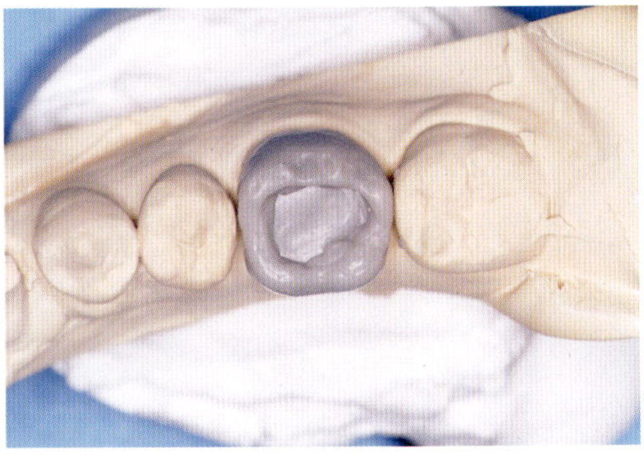

|그림 9-13| 납형의 변연융선 부위 형성

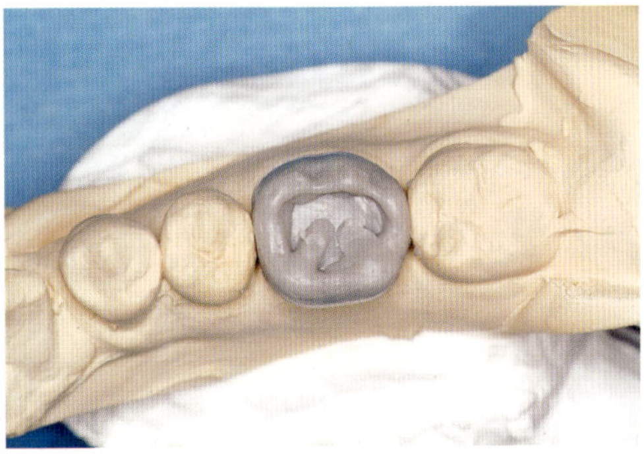

|그림 9-14| 교합면의 교합관계 형성 및 확인

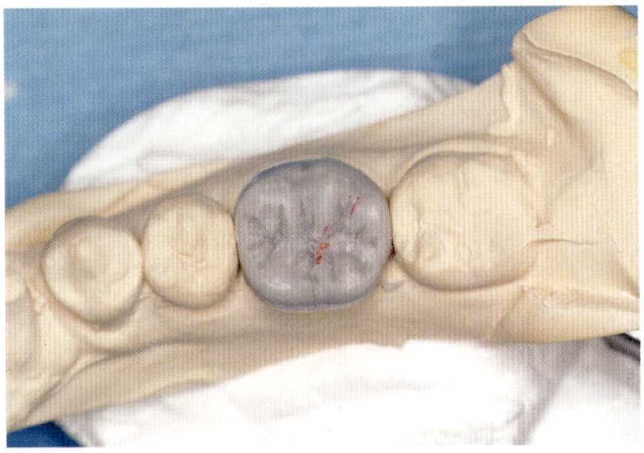

|그림 9-15| 측방운동에 의한 교합간섭 확인

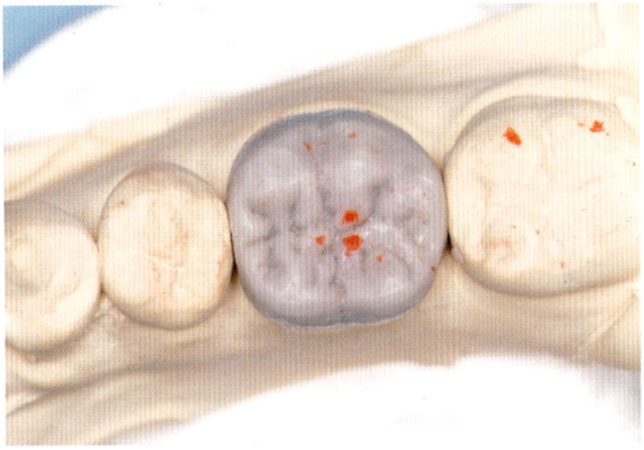

|그림 9-16| 교합면상에서 본 납형

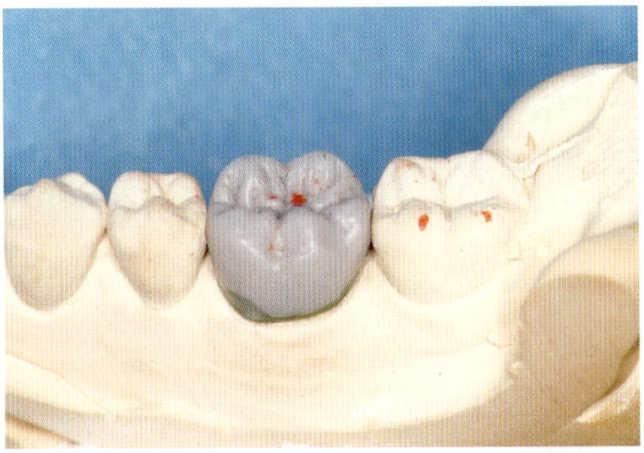

|그림 9-17| 협면에서 본 납형

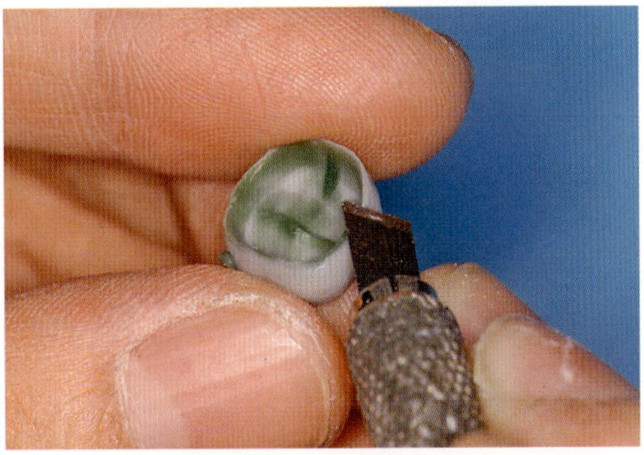

|그림 9-18| 변연부위 수정을 위해 약 1 mm 삭제

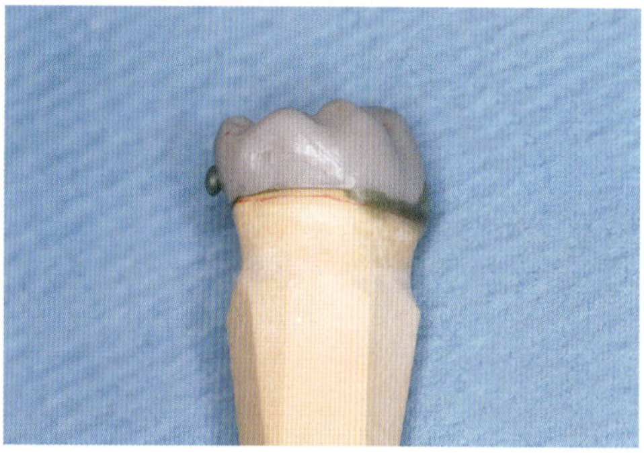

|그림 9-19| 변연 부위 margin 왁스 첨가

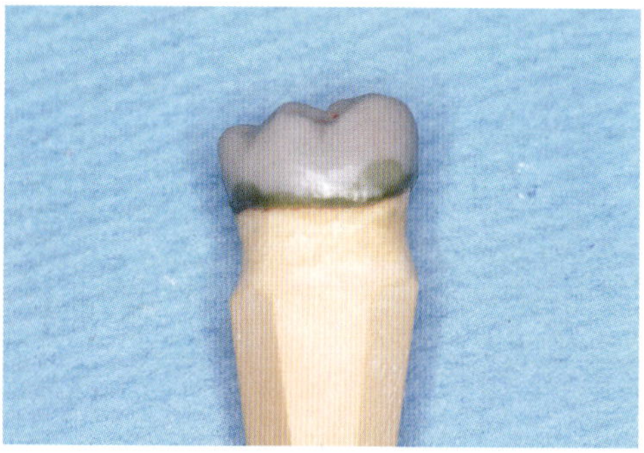

|그림 9-20| 변연 재형성

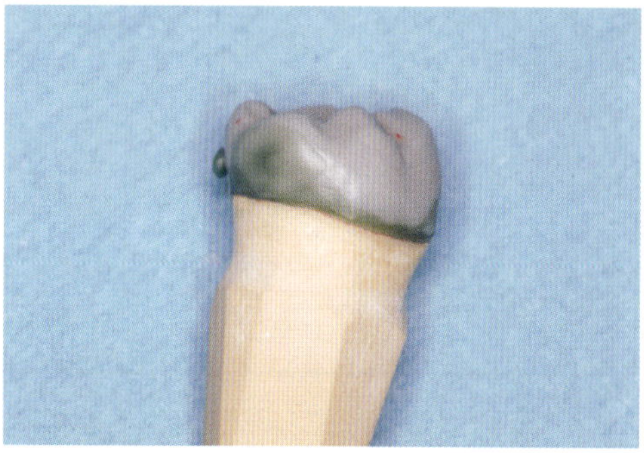

|그림 9-21| 접촉점 연마를 고려한 왁스 첨가

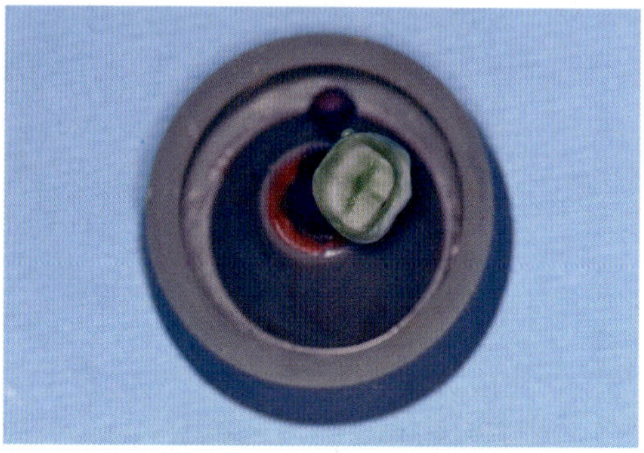

|그림 9-22| 주입선 부착 후 원추대에 납형 부착

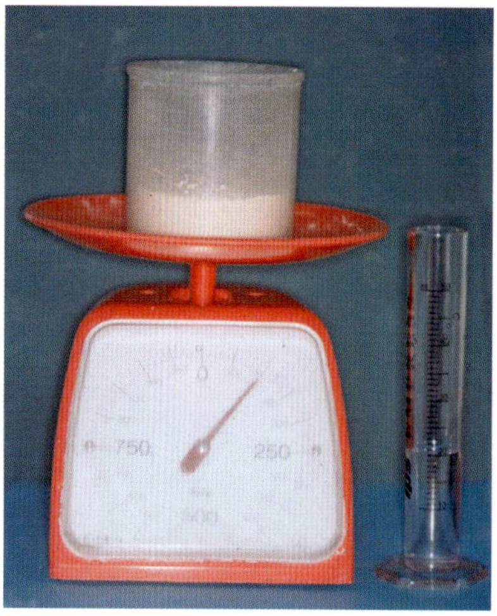

|그림 9-23| 매몰재와 물의 혼수비 측정

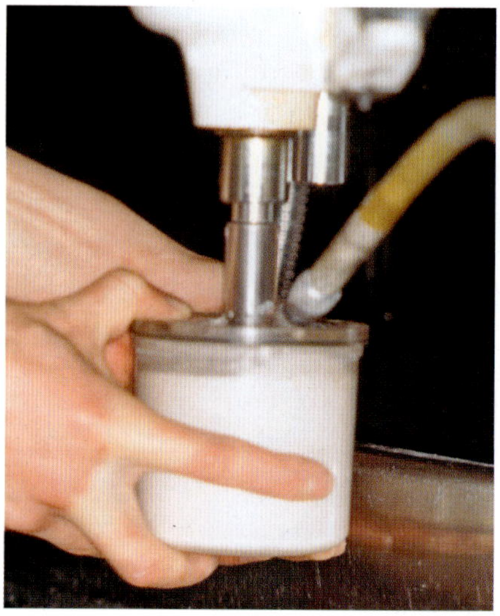

|그림 9-24| 혼합기를 이용하여 매몰재 혼합

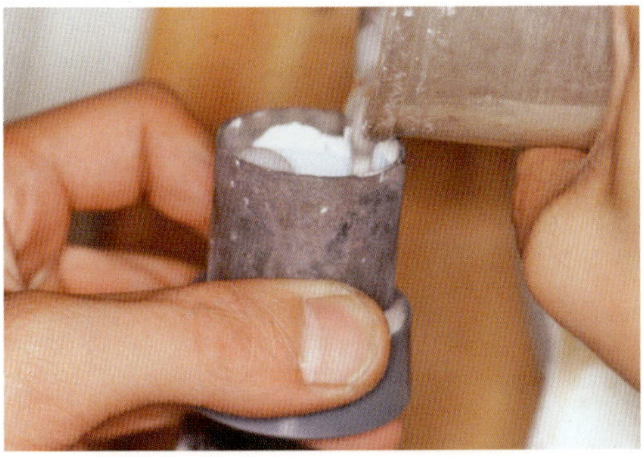

|그림 9-25| 주조링에 매몰재 주입

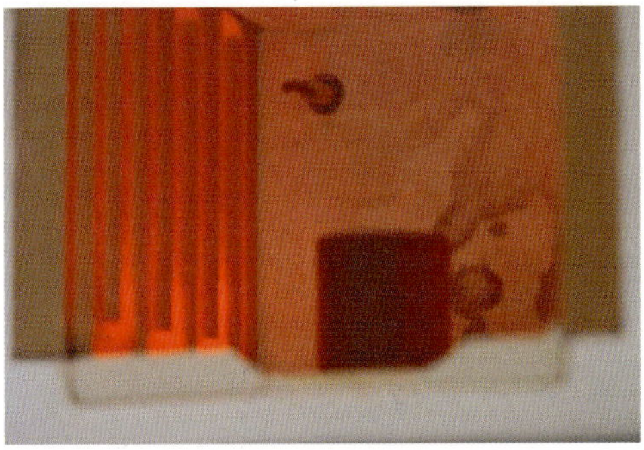

|그림 9-26| 전기로를 이용한 주조링의 소환

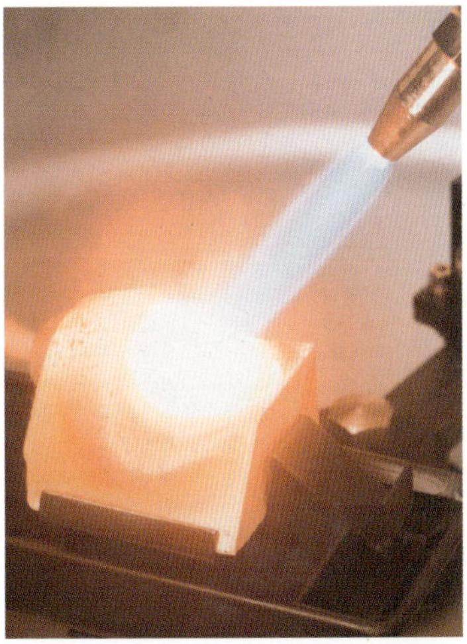

|그림 9-27| 가스-산소를 이용하여 원심주조기 상에서 금합금 용융

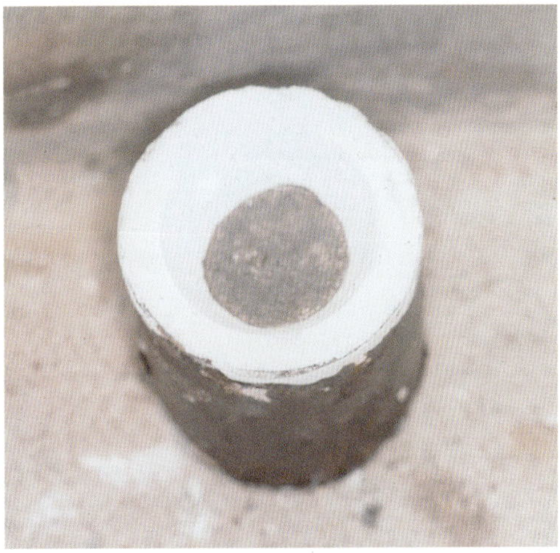

|그림 9-28| 주조한 주조링

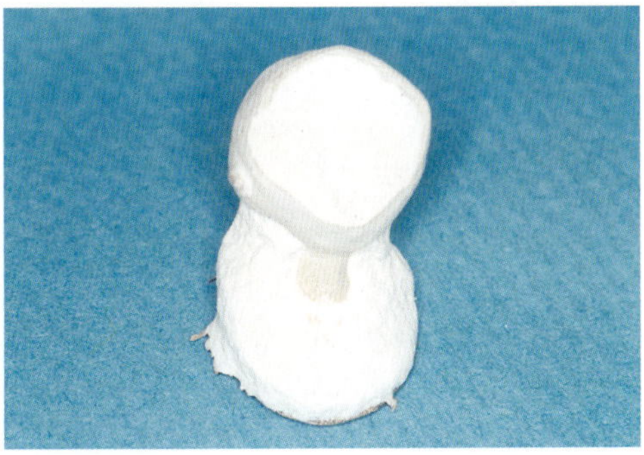

|그림 9-29| 매몰재가 붙어있는 주조체

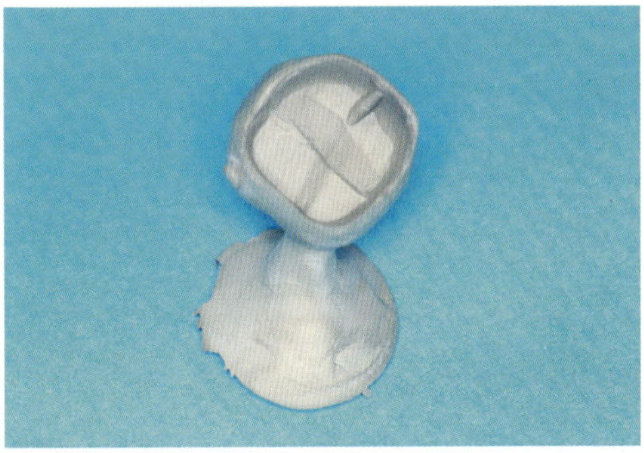

|그림 9-30| brush나 sand blaster를 이용하여 매몰재 제거

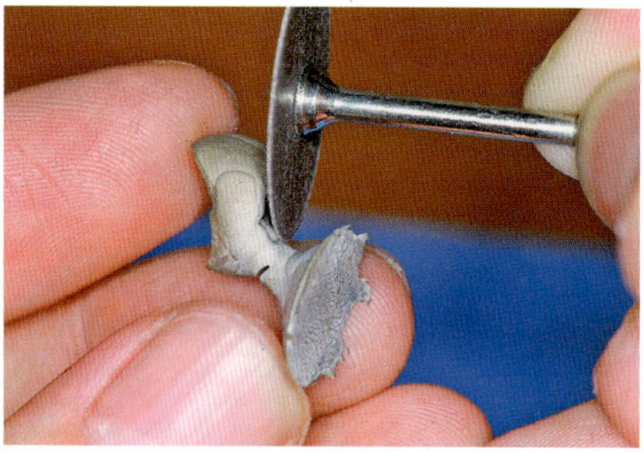

|그림 9-31| Disk를 이용하여 주입선 절단

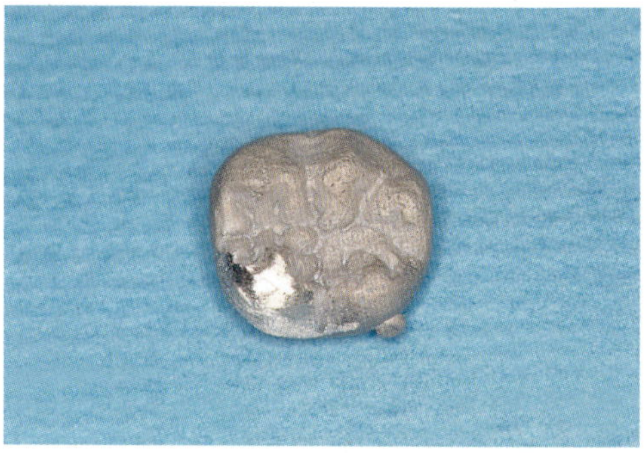

|그림 9-32| stone point를 이용하여 절단 부위 연마

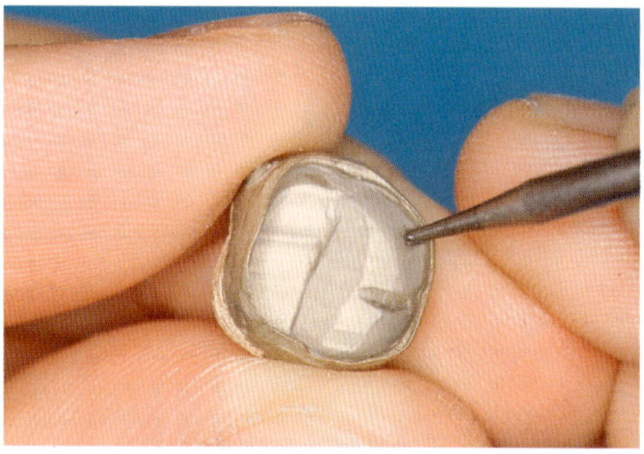

|그림 9-33| 주조체의 미세한 기포제거

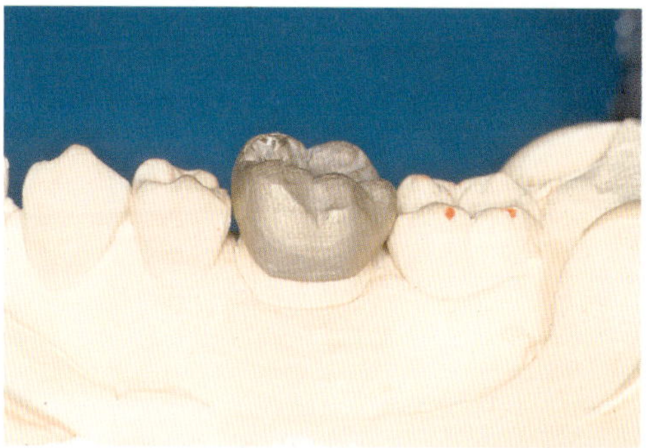

|그림 9-34| 과잉된 접촉점

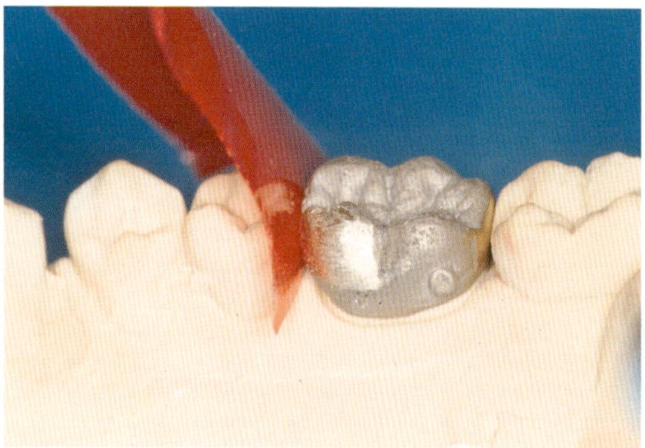

|그림 9-35| 접촉점 확인

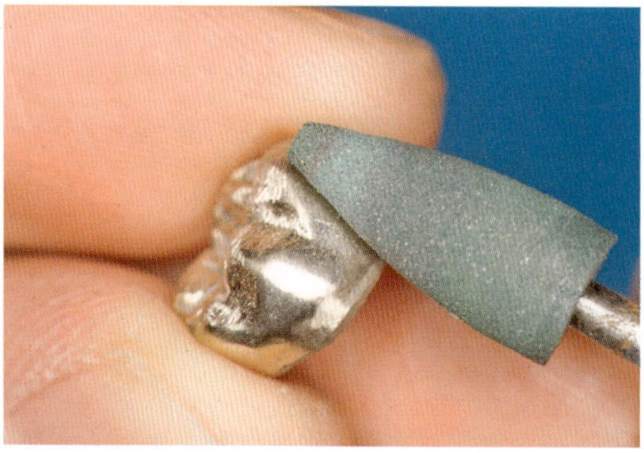

|그림 9-36| Rubber point를 이용한 연마

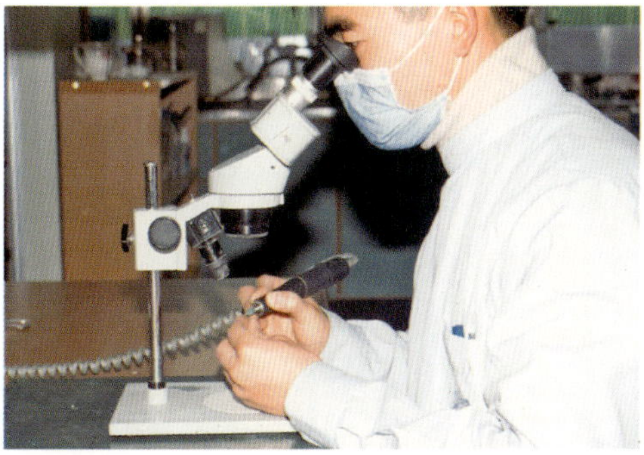

|그림 9-37| 확대경을 이용한 변연연마

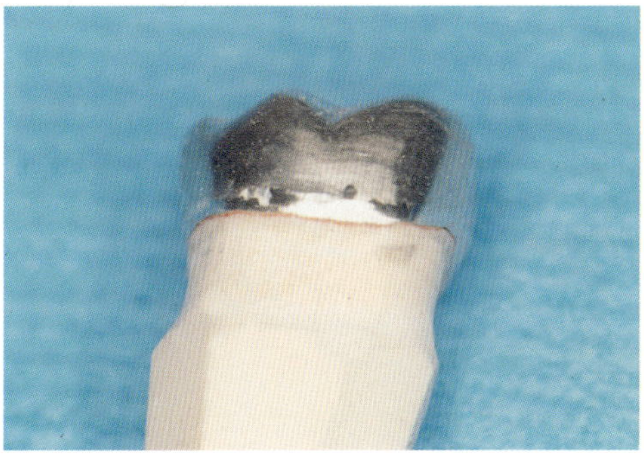

|그림 9-38| 변연 부위

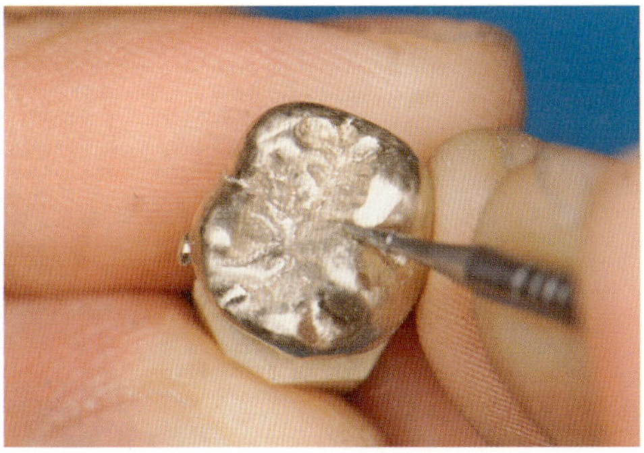

|그림 9-39| Bur를 이용한 groove 연마

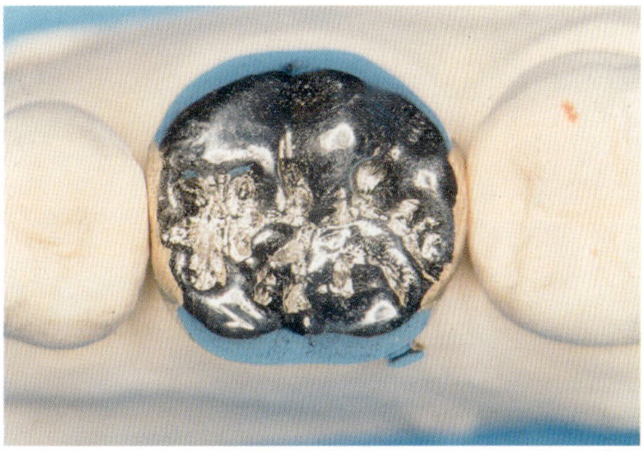

|그림 9-40| 저작 효율을 극대화시키기 위한 교합면 형성

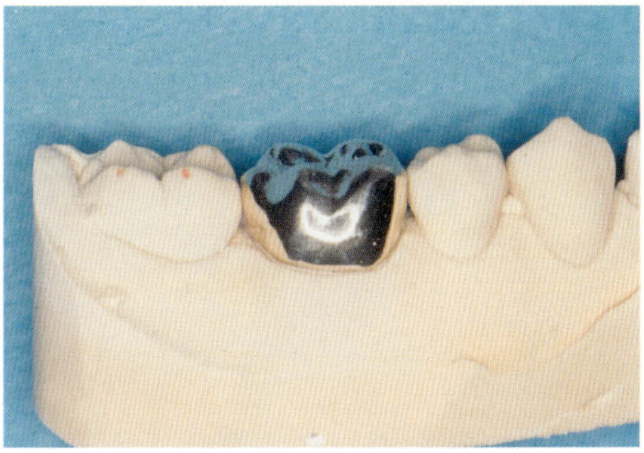

|그림 9-41| 협면에서 본 금관

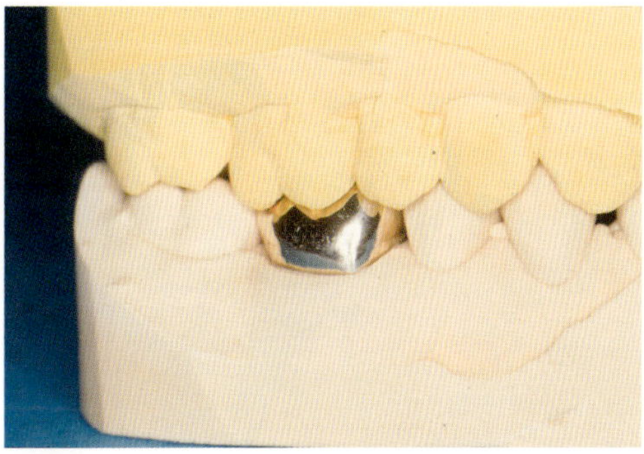

|그림 9-42| 상·하악 교합관계

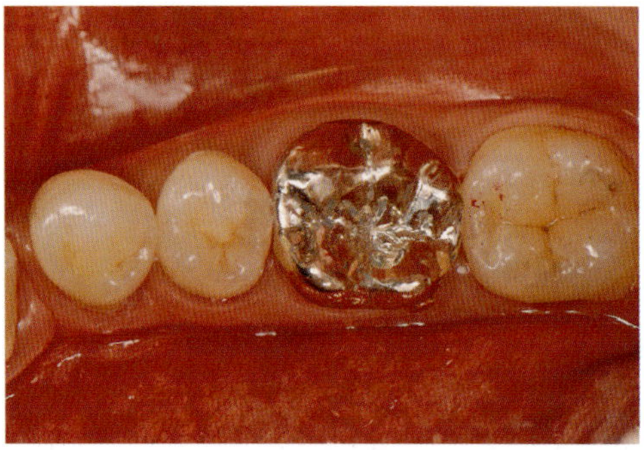

|그림 9-43| 구강 내에 장착된 하악 제1대구치 금관

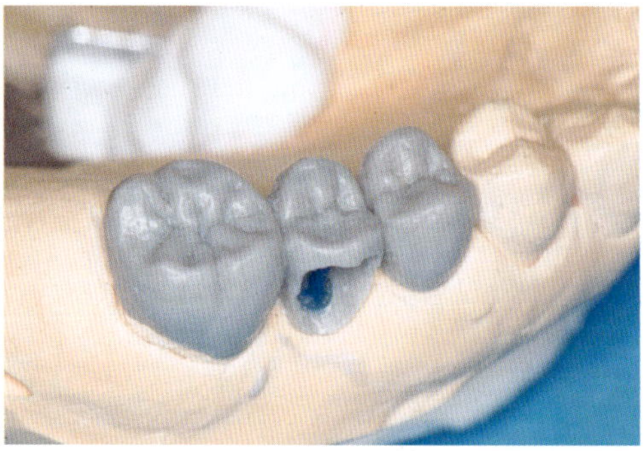

|그림 9-44| 교합면에서 본 교의치 제작을 위한 납형

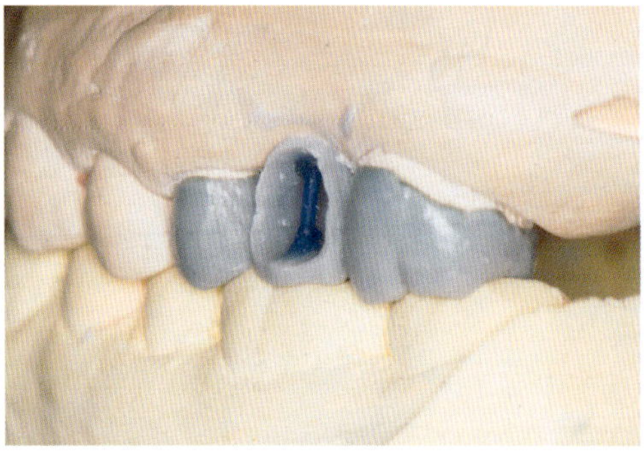

|그림 9-45| 교의치의 교합관계 확인

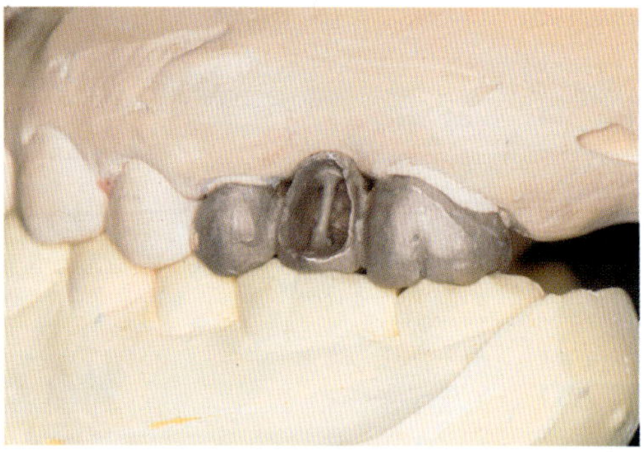

|그림 9-46| 교의치 주조체

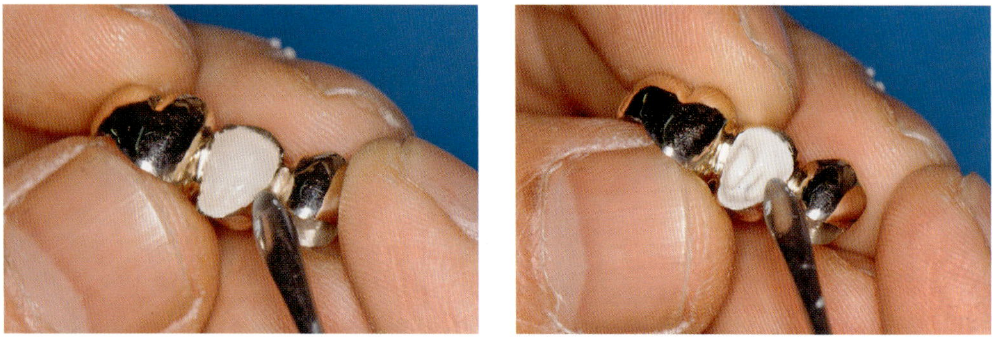

|그림 9-47| 가공치 협면 resin 주입

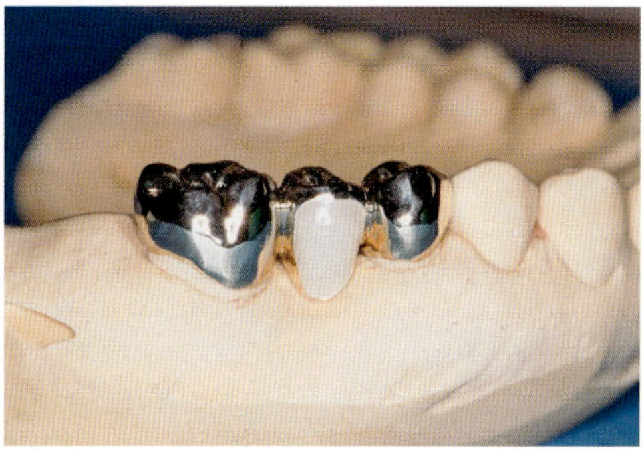

|그림 9-48| 교의치 완성

2. 치과도재보철물 제작과정

초기의 치관보철물은 치아의 치관질환 부위를 제거하고 그 부위를 주로 금합금을 이용하여 회복시켜 주었다. 이 금합금은 연성과 전성이 좋아 제작하기가 쉽고 재료의 기계적인 성질이 좋으며 내식성이 우수하고 조직과의 친화력이 좋아 장시간 구강 내에 장착이 가능하다는 장점이 있는 반면 심미성은 떨어진다. 그러므로 현대에는 전치의 치관보철물 제작 시 치아의 저작 능력보다는 심미적인 면에 치중하여 가급적이면 자연치아와 유사한 아름다움을 추구할 수 있는 보철물을 구강 내에 장착하고자 한다.

이에 자연치아와 유사한 색을 이용하여 심미적인 면을 만족시킬 수 있는 재료에는 치과용 합성수지를 이용하는 방법과 치과용 도재를 이용하는 방법이 있다. 또한 최근에는 CAD/CAM과 같은 첨단장비를 이용하여 보다 정밀하고 강한 보철물을 제작할 수 있다.

이 장에서는 도재를 이용하여 PFM crown을 제작하는 방법(그림 9-49 ~ 9-93)과 laminate porcelain crown에 대하여 간단하게 소개하고자 한다(그림 9-94 ~ 9-110).

1) PFM Crown 제작과정

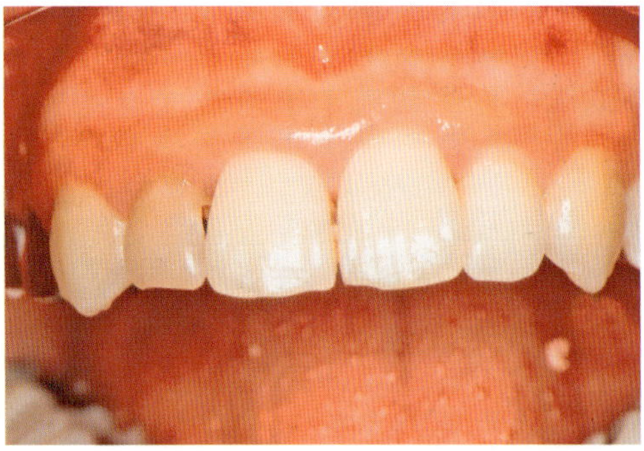

|그림 9-49| 상악우측 측절치에 치아우식증

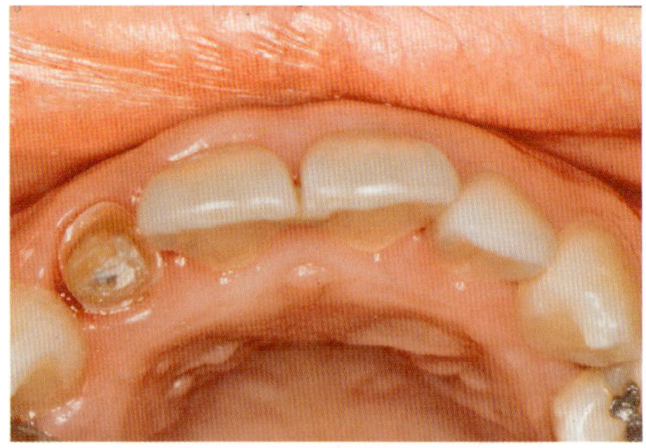

|그림 9-50| 상악우측 측절치 삭제

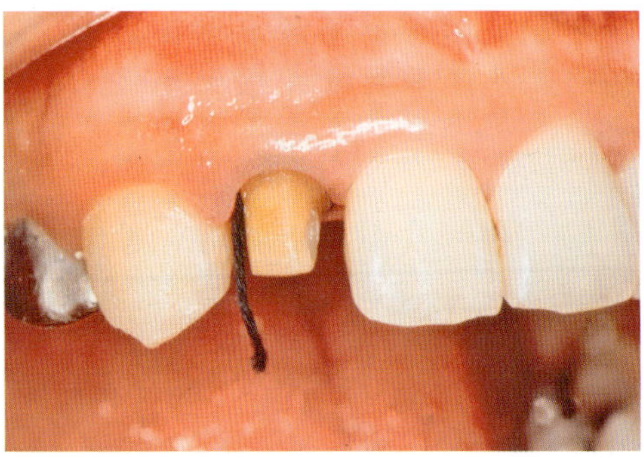

|그림 9-51| 변연 부위의 정확한 인상을 채득하기 위하여 gingival code 사용

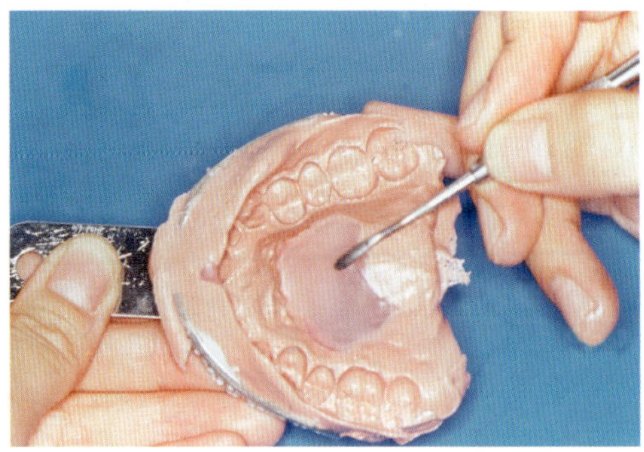

|그림 9-52| 채득된 상악 인상체의 구개 부위 수정

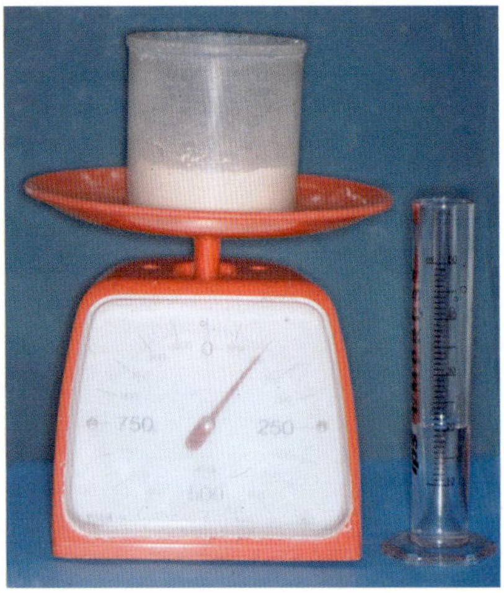

|그림 9-53| 경석고 측정

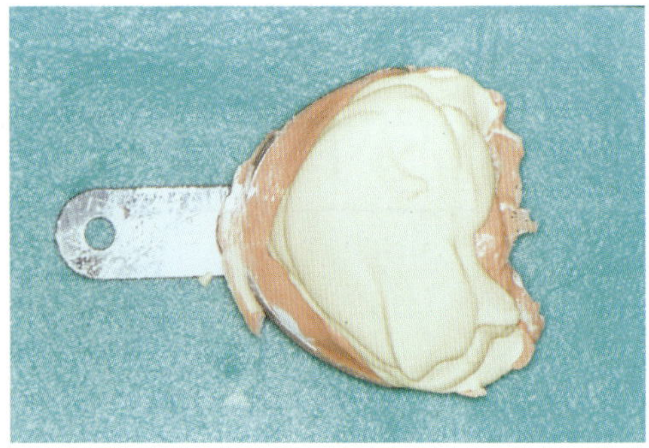

|그림 9-54| 인상체에 경석고 주입이 완료

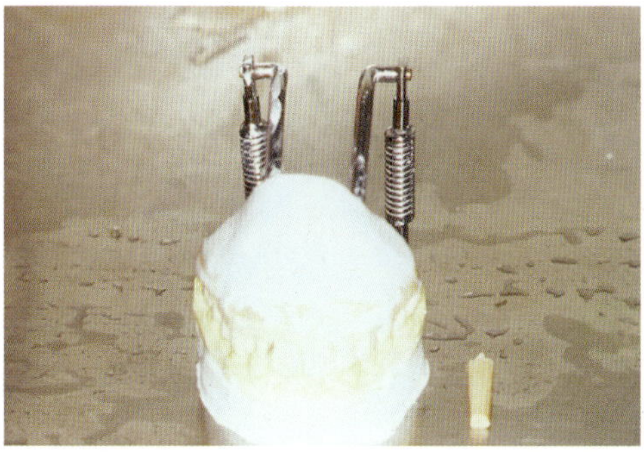

|그림 9-55| 교합기에 모형이 부착된 상태와 별도의 부치형식 치형

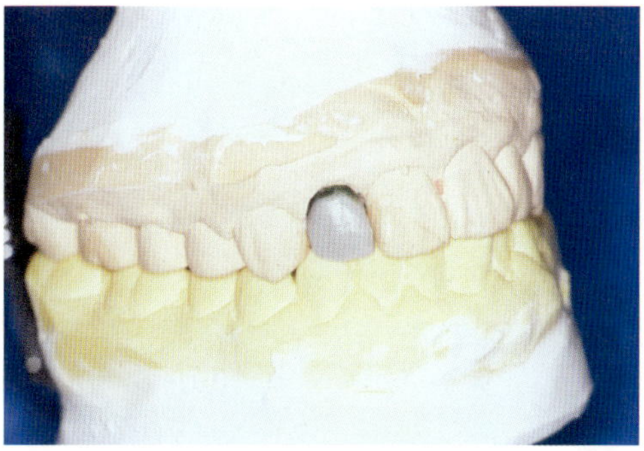

|그림 9-56| 완성될 PFM의 외형과 동일한 납형 제작

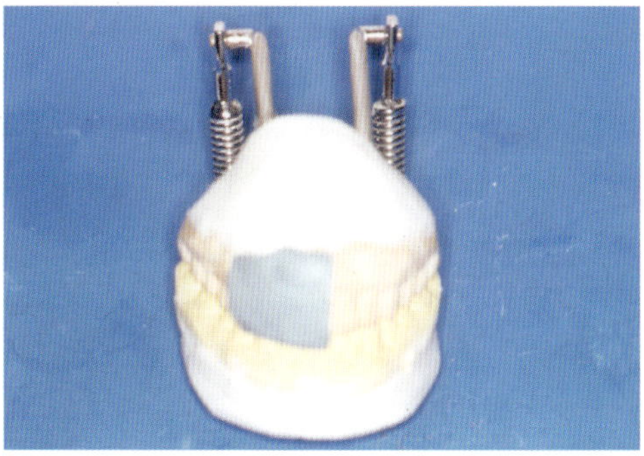

|그림 9-57| 인상재를 이용한 index 제작

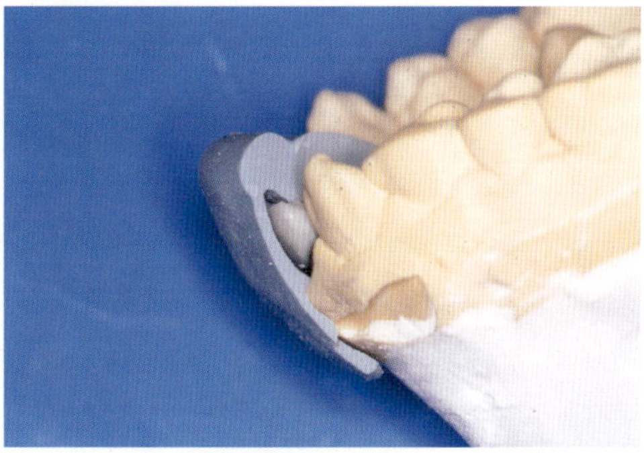

|그림 9-58| 납형을 cut back 후 도재 두께를 예측

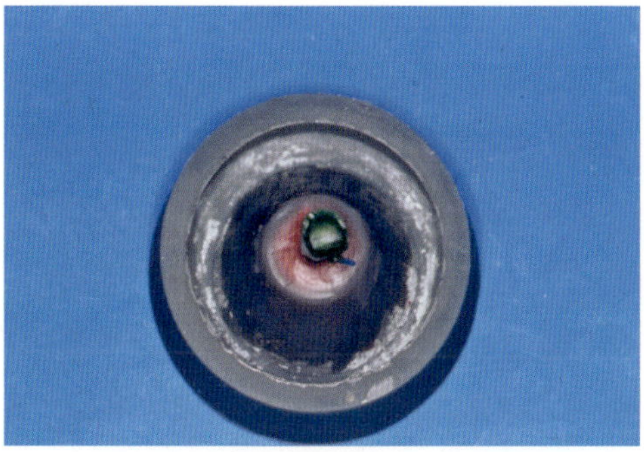

|그림 9-59| 원추대에 납형 부착

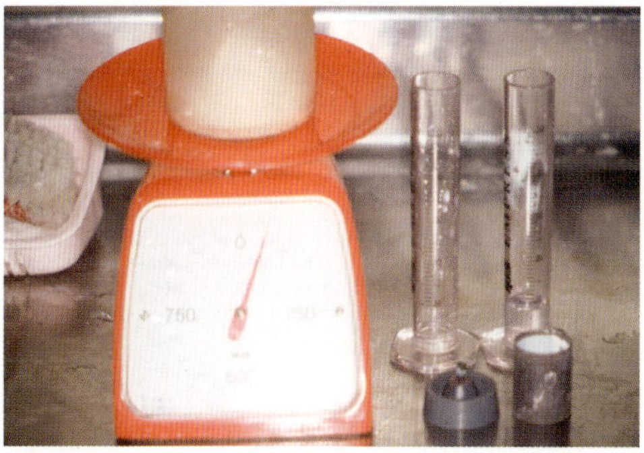

|그림 9-60| 매몰재는 적절한 혼수비에 준하여 사용

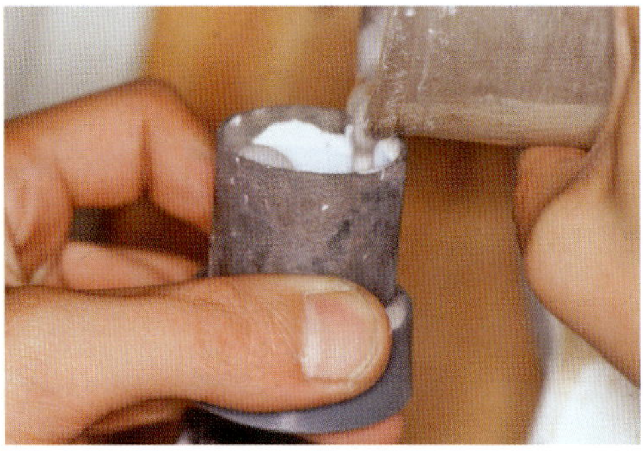

|그림 9-61| 주조링에 매몰재 주입

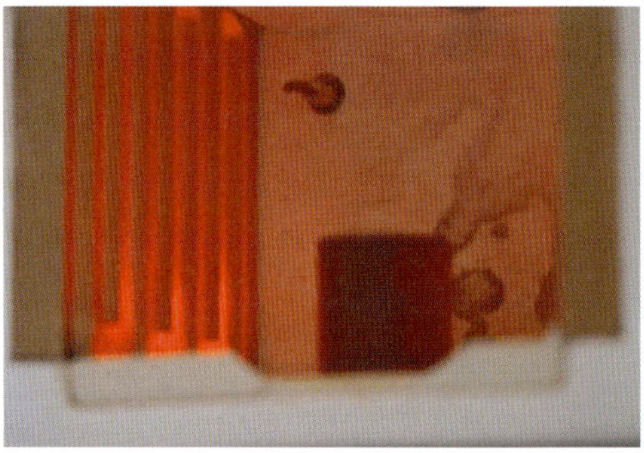

|그림 9-62| 매몰재가 경화된 주조링을 전기로에서 소환

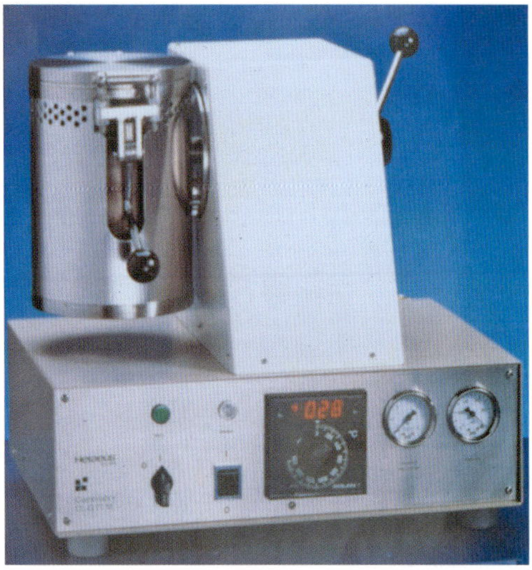

|그림 9-63| 주조기를 이용하여 금속을 주조

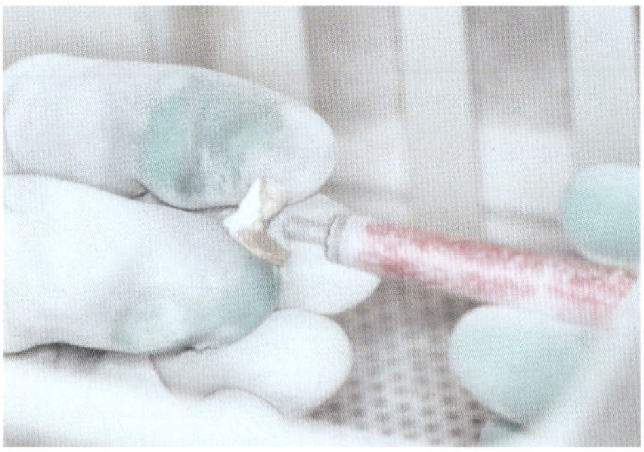

|그림 9-64| 모래분사기를 이용하여 매몰재 제거

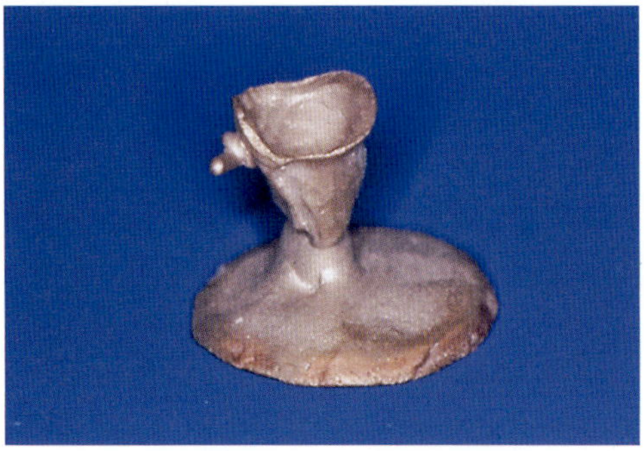

|그림 9-65| 매몰재가 제거된 주조체

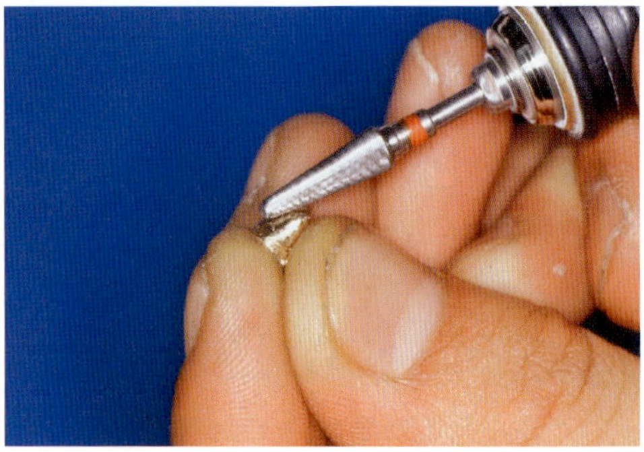

|그림 9-66| 금속관 다듬기

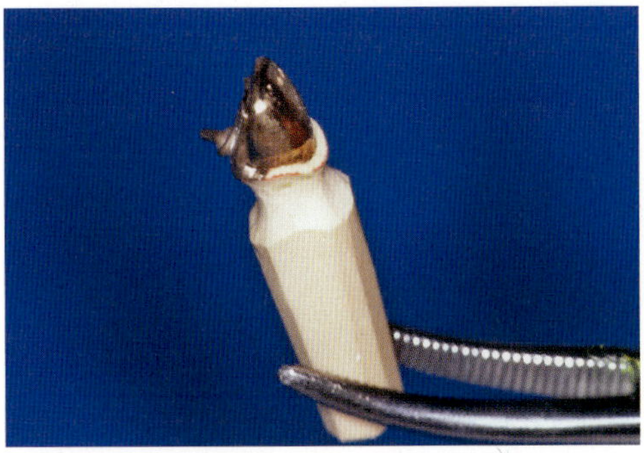

|그림 9-67| 다듬기가 완료된 금속관

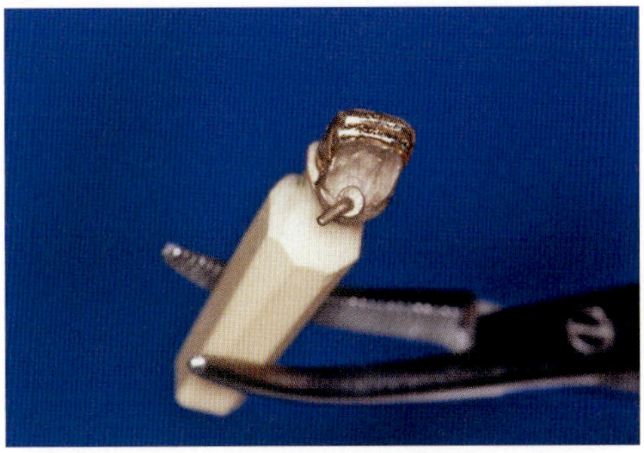

|그림 9-68| 설측에서 본 금속관

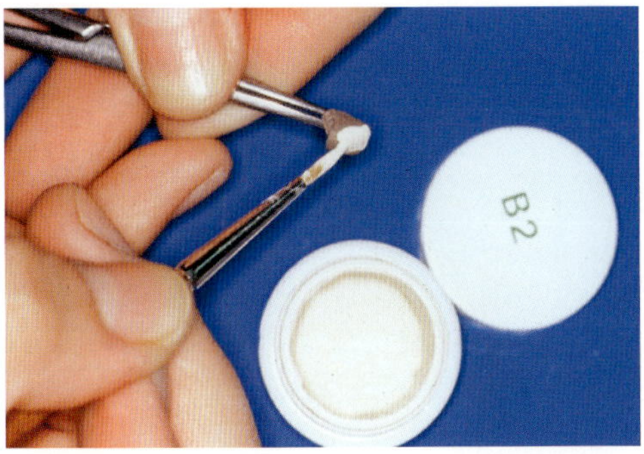

|그림 9-69| 금속색의 투시를 방지하기 위해 opaque층을 형성

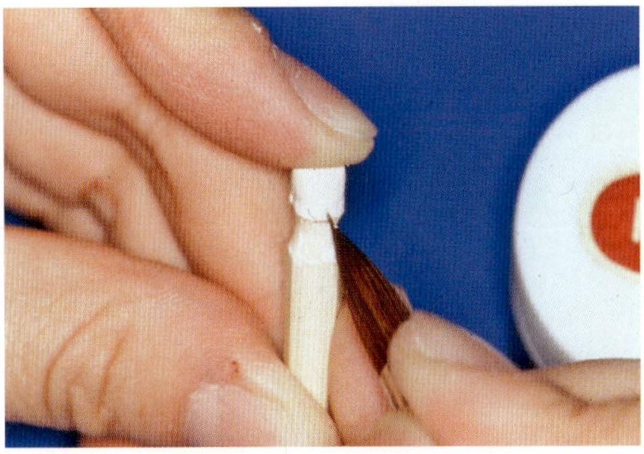

|그림 9-70| margin 부위 형성

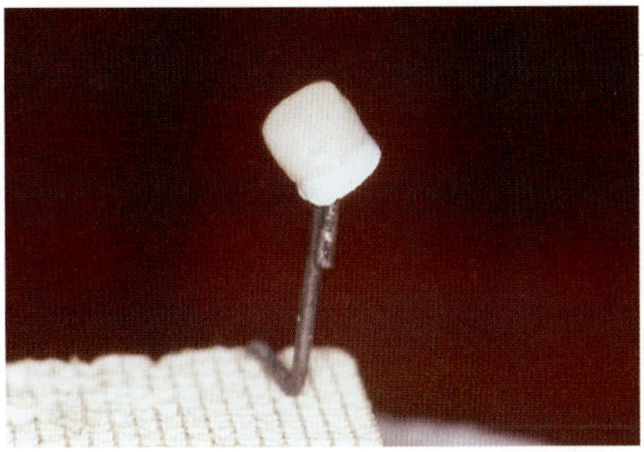

|그림 9-71| 도재로에서 소성

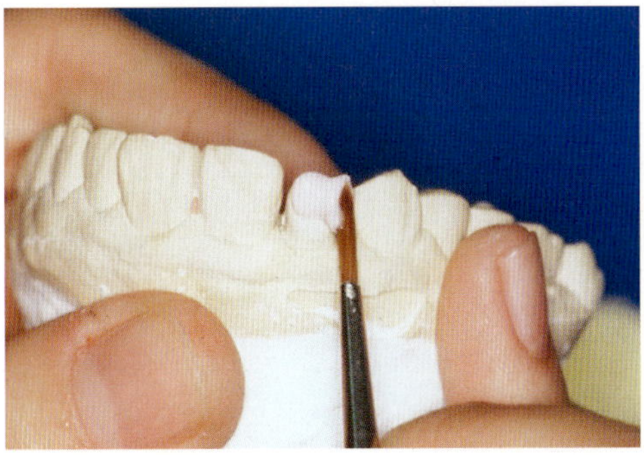

|그림 9-72| body powder 축성

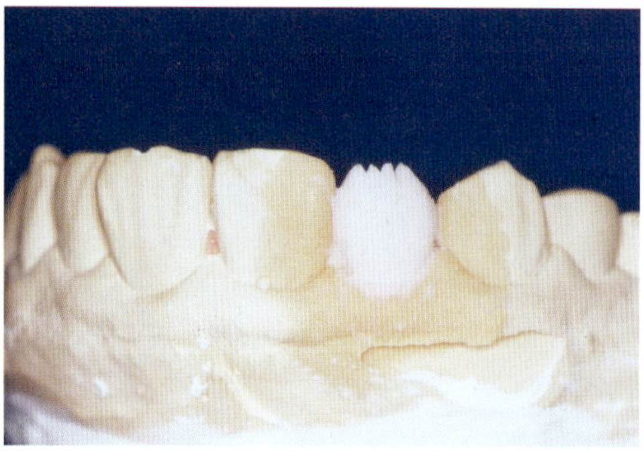

|그림 9-73| 절단면 투명도를 부여하기 위해 cut back

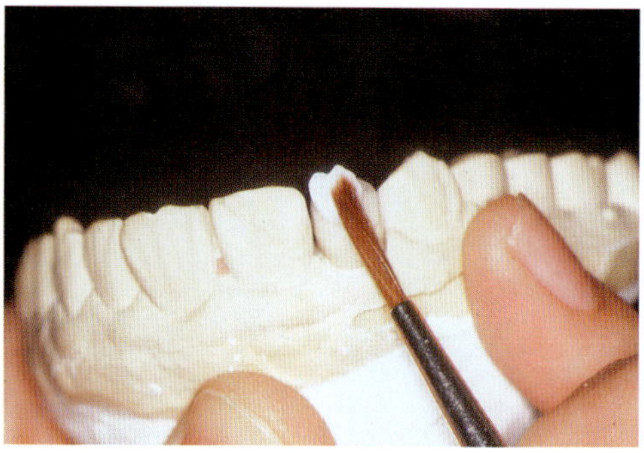

|그림 9-74| incisal 부위 축성

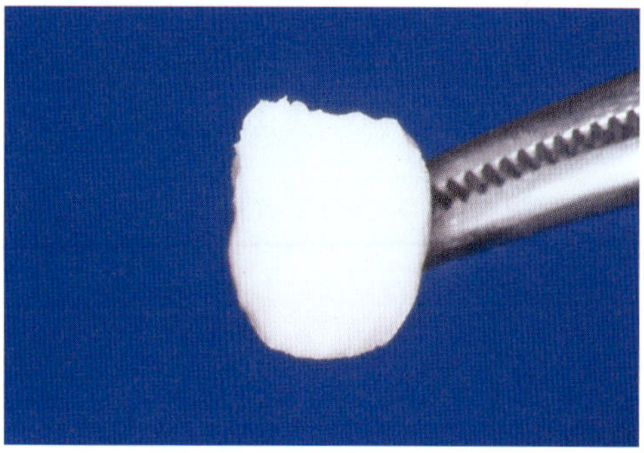

|그림 9-75| incisal 부위 완성

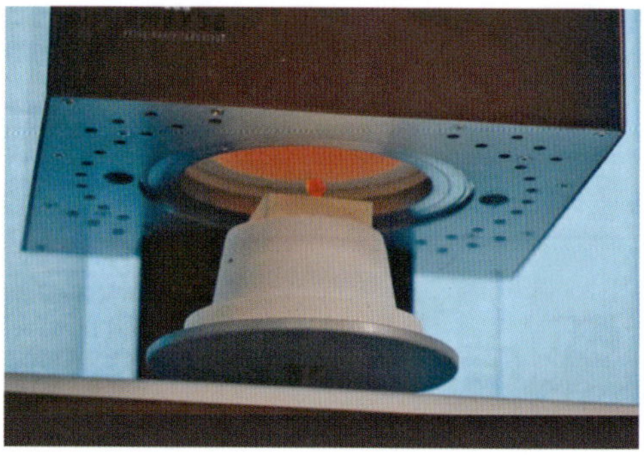

|그림 9-76| 도재로를 이용한 소성

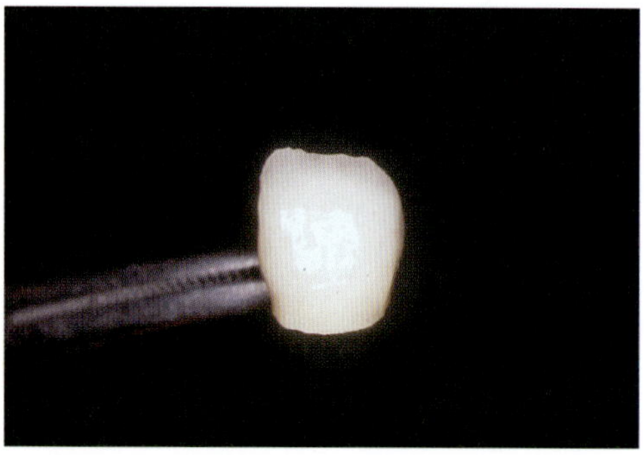

|그림 9-77| 도재 소성 완료

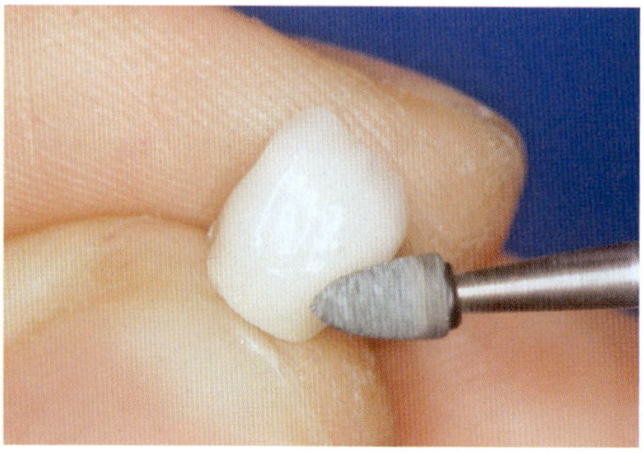

|그림 9-78| 도재관 형태수정

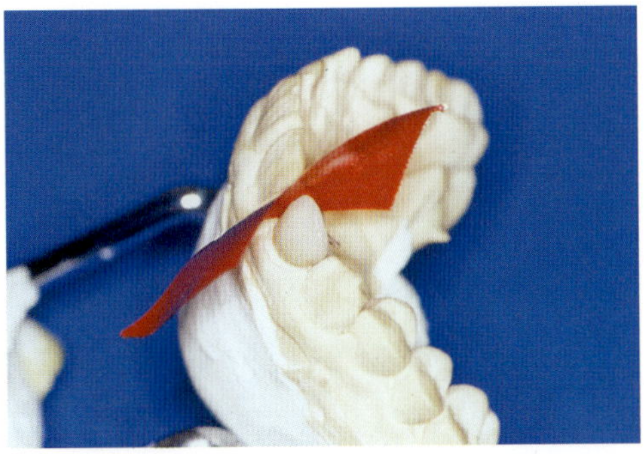

|그림 9-79| 접촉점 확인

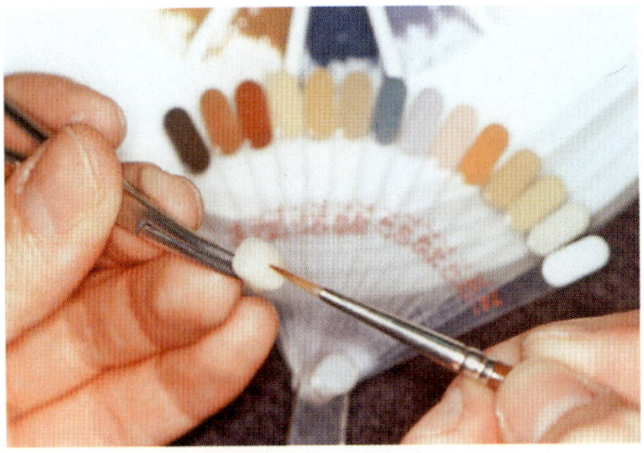

|그림 9-80| 개인의 치아 특성을 주기 위한 stain 처리

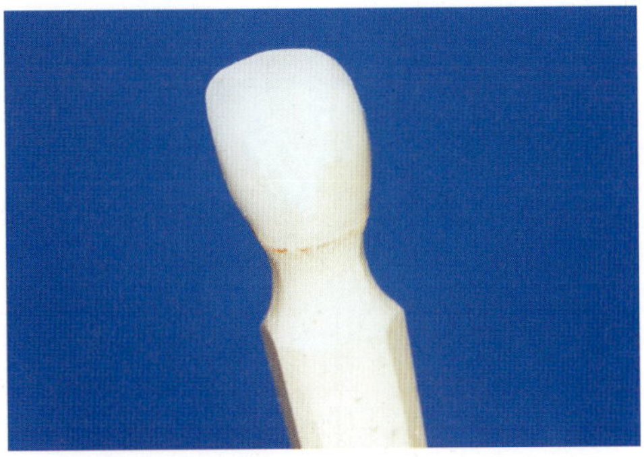

|그림 9-81| 완성된 도재관

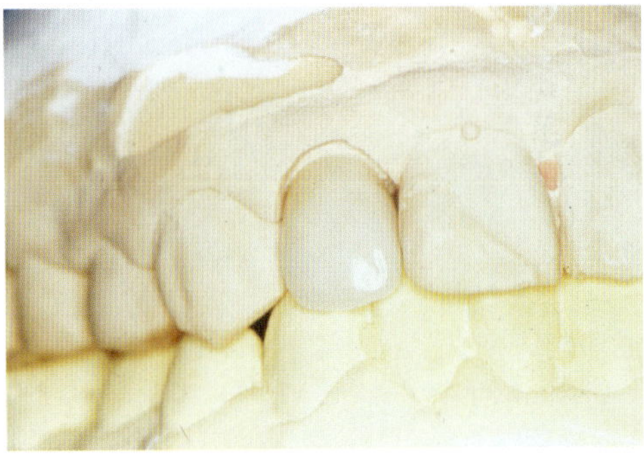

|그림 9-82| 모형에 장착된 도재용착주조관

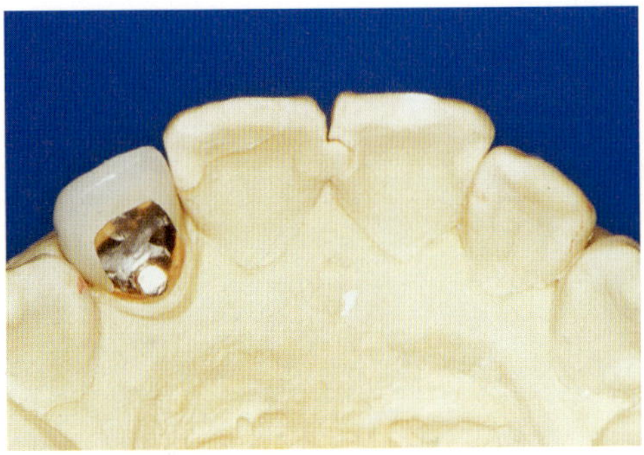

|그림 9-83| 설측에서 본 도재용착주조관

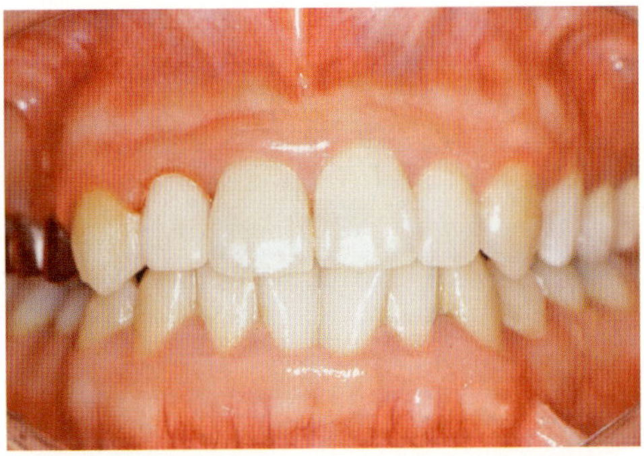

|그림 9-84| 구강 내에 장착된 도재용착주조관

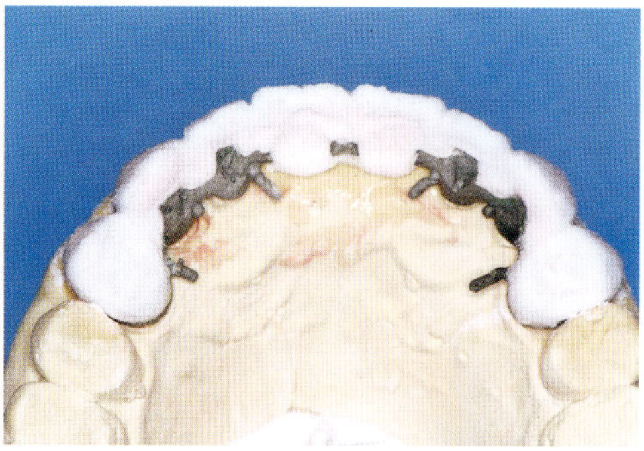

|그림 9-85| 설측에서 본 porcelain long bridge 도재 축성 case

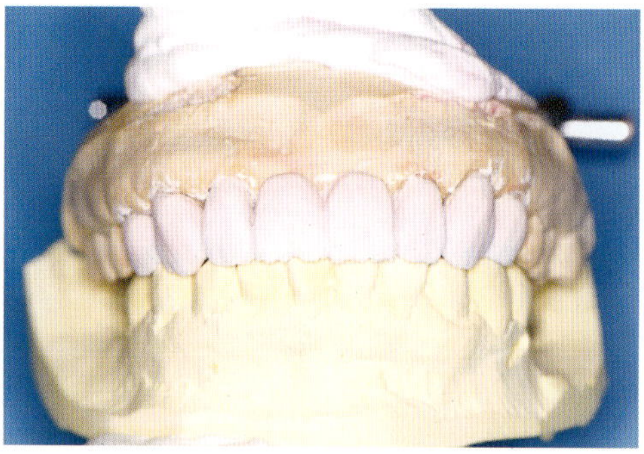

|그림 9-86| 순면에서 본 porcelain long bridge 도재 축성 case

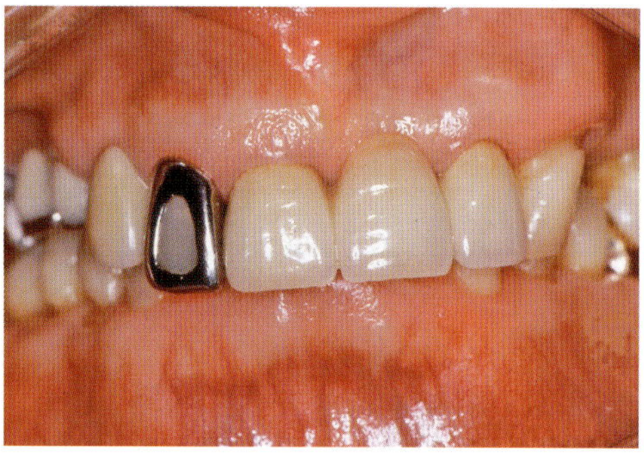

|그림 9-87| 치료 전 상태

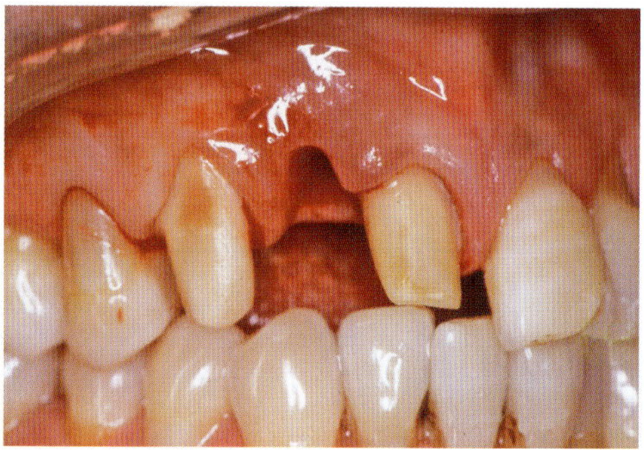

|그림 9-88| 부적절한 보철물 철거 후 지대치 형성

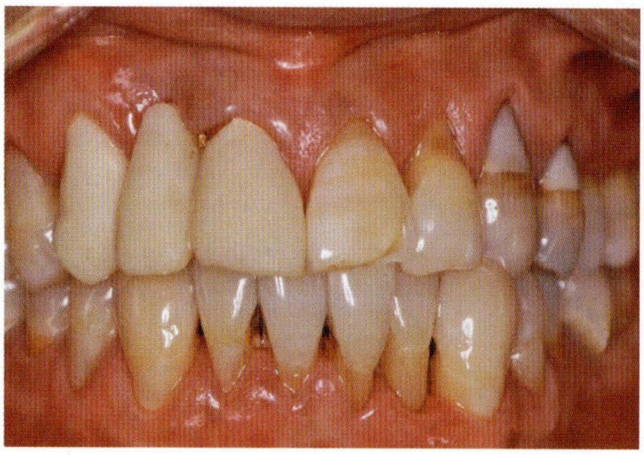

|그림 9-89| 수지로 만든 임시의치를 구강 내 장착

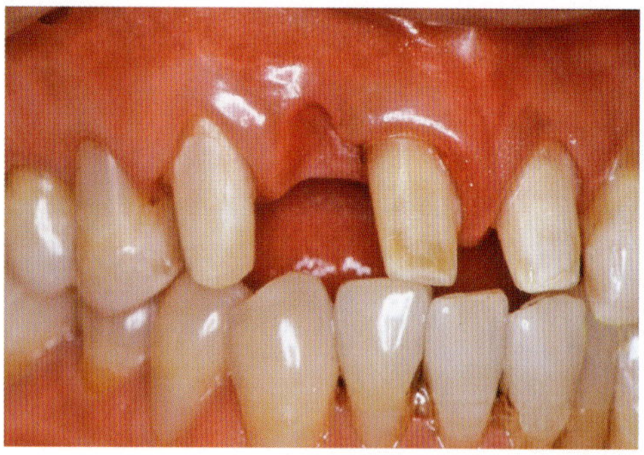

|그림 9-90| 치아가 발치된 치주조직이 정상으로 형성된 모습

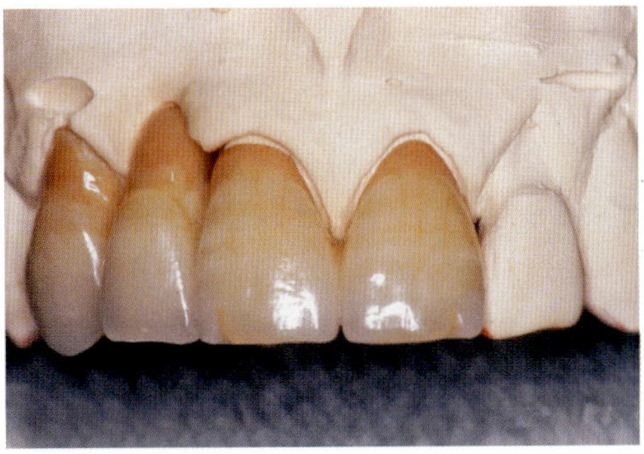

|그림 9-91| 완성된 도재교의치

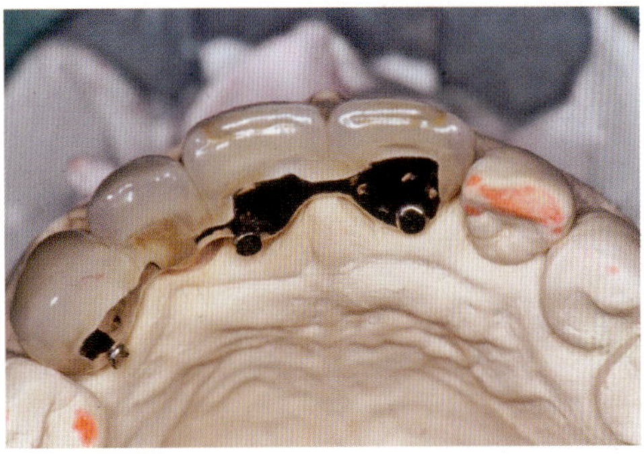

|그림 9-92| 설측에서 본 도재교의치

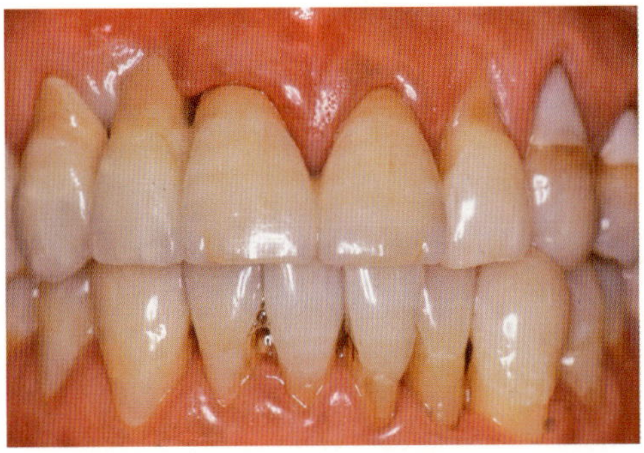

|그림 9-93| 구강 내 장착된 도재교의치

2) Laminate porcelain crown 제작과정

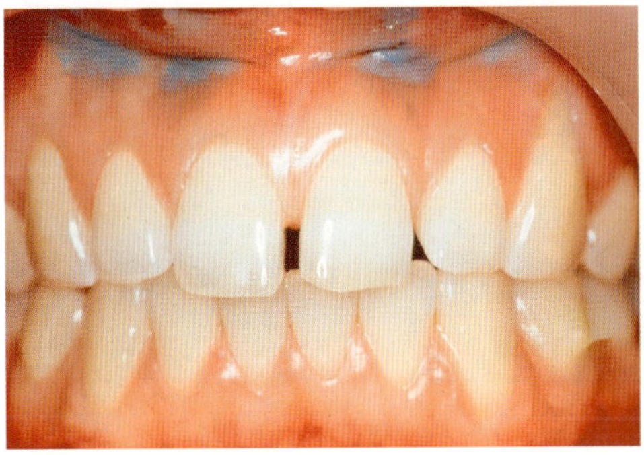

|그림 9-94| 치료 전 치아 상태

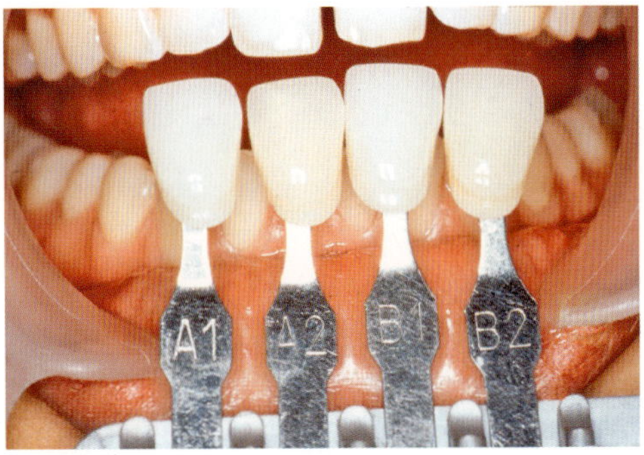

|그림 9-95| 치아 색조 대비

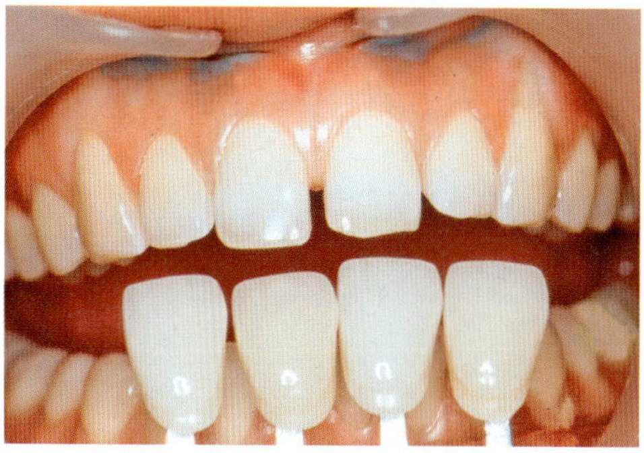

|그림 9-96| 치아 색조 대비

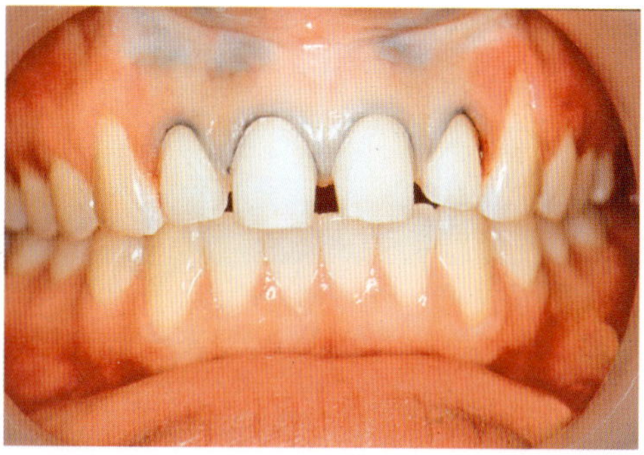

|그림 9-97| 순면 부위가 삭제된 상태

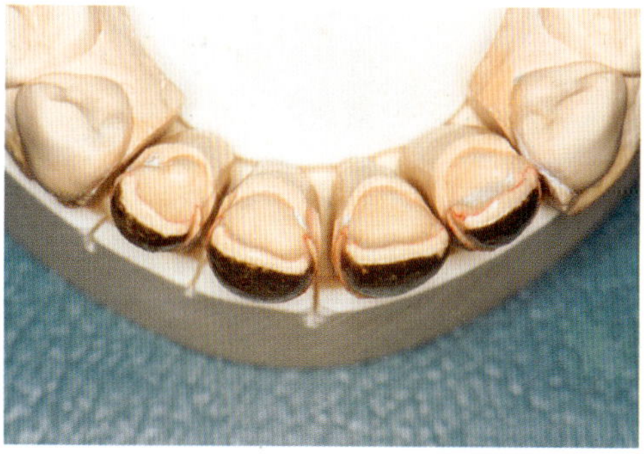

|그림 9-98| 인상채득 후 모형 제작

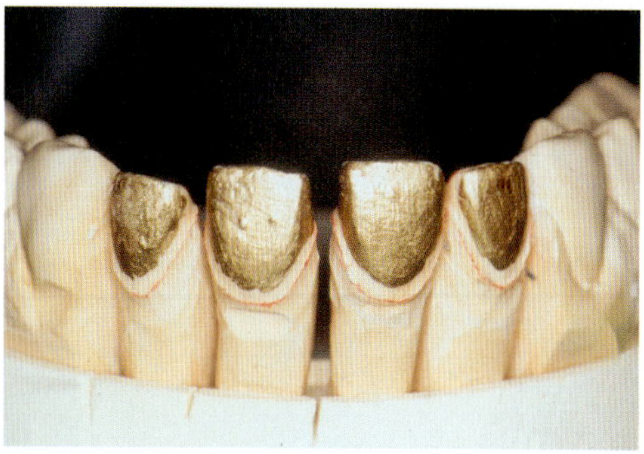

|그림 9-99| 치형 순면에 die-spacer 도포

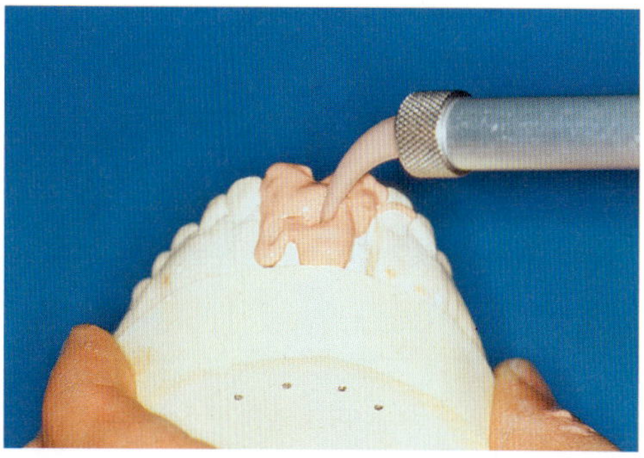

|그림 9-100| 복제모형을 채득하기 위한 인상채득

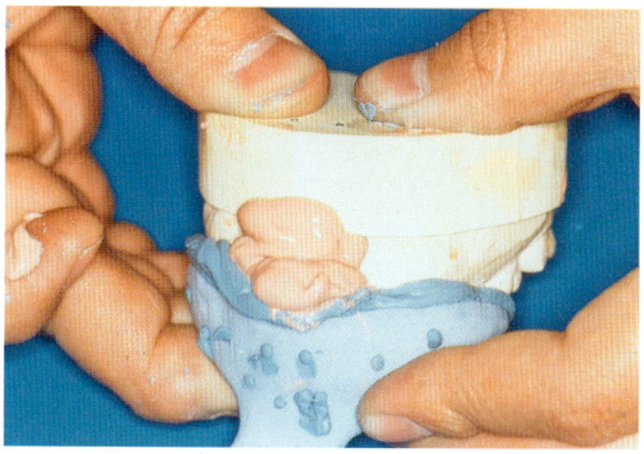

|그림 9-101| 모형에 tray 장착

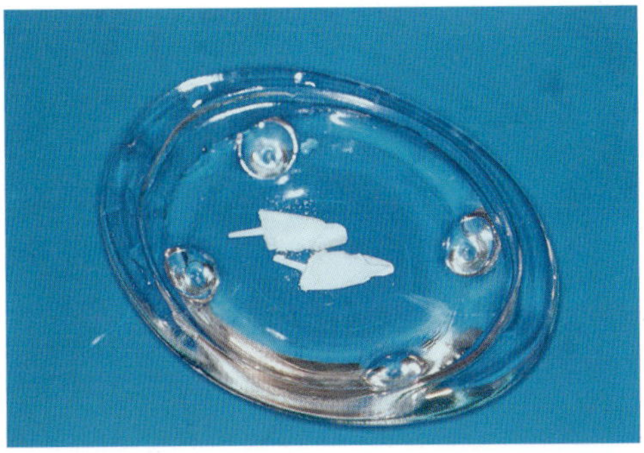

|그림 9-102| 분리된 복제치형에 수분 공급

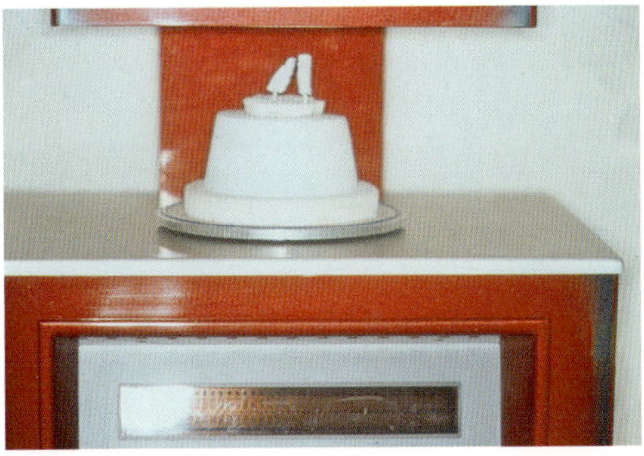

|그림 9-103| 내열성 복제치형의 가스빼기

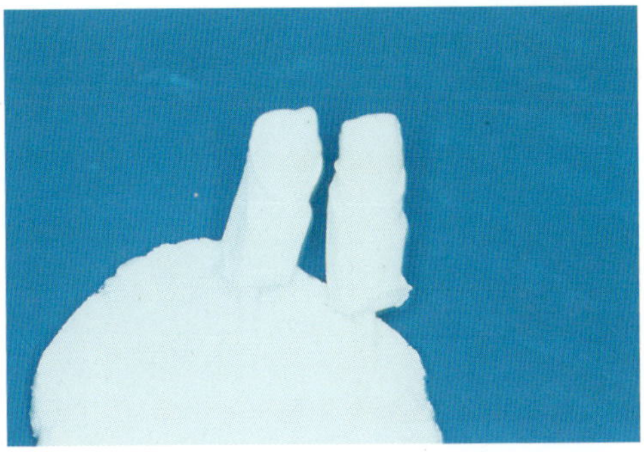

|그림 9-104| 도재로에서 가스빼기 완료

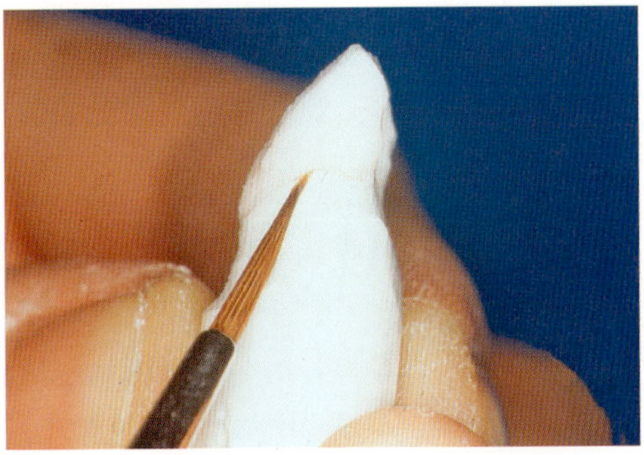

|그림 9-105| 순면 치형에 도재 축성

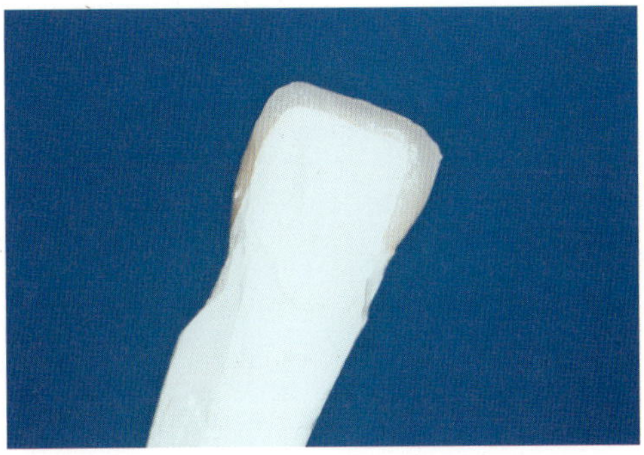

|그림 9-106| 완성된 개개 치아

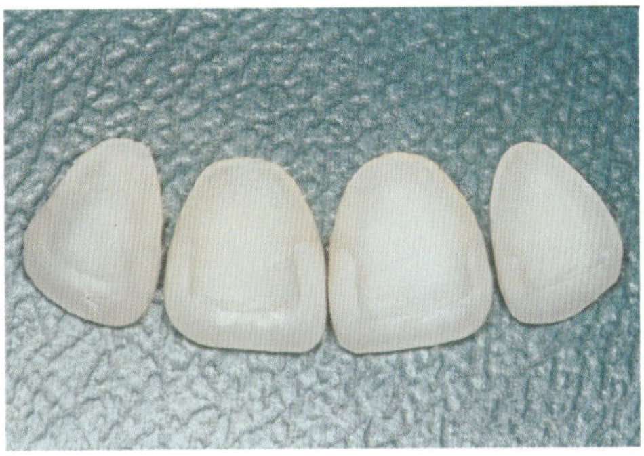

|그림 9-107| 완성된 4전치

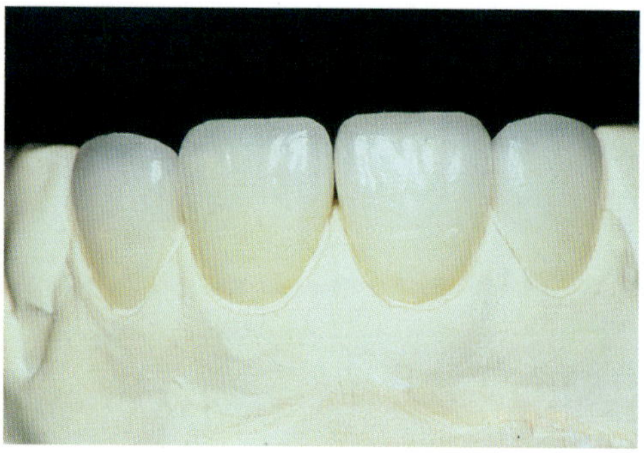

|그림 9-108| 모형에 장착된 laminate porcelain crown

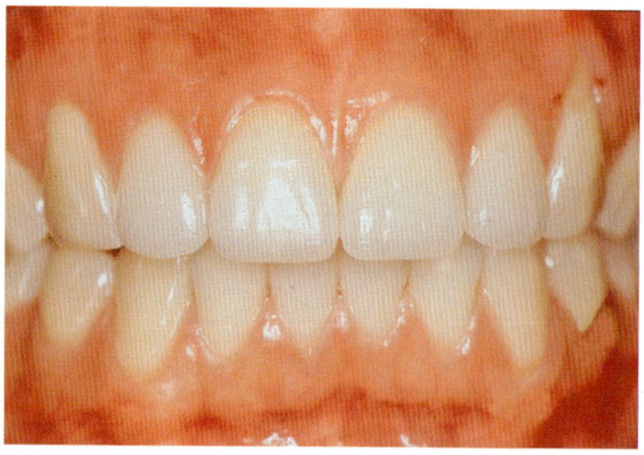

|그림 9-109| 구강에 장착된 laminate porcelain crown

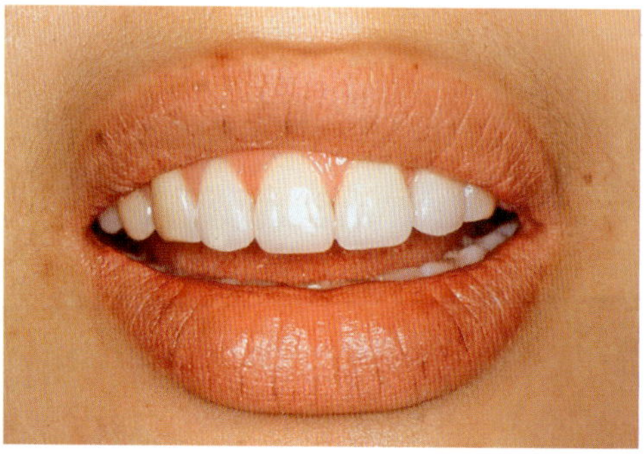

|그림 9-110| 환자의 만족스러운 모습

3. 임플란트보철물 제작과정

치과용 임플란트보철물은 임플란트 fixture를 구강 내에 식립한 후 유지와 지지를 얻어 상부구조물을 제작하여 결손 부위를 회복시켜 주는 보철물을 말한다. 즉, 치아가 빠진 부분에 특수 금속(주로 티타늄이나 티타늄 합금)으로 만들어진 인공치근을 턱뼈에 이식하여 뼈와 직접 결합하게 하여 고정시킨 후 상부구조물을 연결하여 제작된 보철물로 수복해 줌으로써, 자연치아와 같은 역할과 기능으로 생활할 수 있게 하는 시술 방법이다.

기존에는 치아가 외상이나 질병으로 결손되었을 때 결손 된 치아의 옆 치아들을 삭제하여 교(bridge)를 이용한 보철물로 결손된 치아를 대신하여 사용했으나 그 방법은 결손된 치아의 주변에 있는 건강한 치아도 손상되는 부작용이 있었다. 또한 국소의치(partial denture)를 이용하여 결손된 치아를 대체하여 사용하였지만 심미적으로나 기능적으로 만족할 만한 효과를 가져 오지 못하였다. 그러나 임플란트 시술법은 결손된 치아의 자리에 임플란트라 불리는 매식체를 식립하여 해당 결손 치아만 수복하는 방법으로 주변의 치아를 손상시키지 않는 진보된 방법이라 할 수 있다.

임플란트는 인공치아를 이식하는 것으로서 치아가 없어 외관상이나 기능상 문제가 있는 경우에 할 수 있는 치료법이다. 치아경조직 부위의 치아우식증이나 치아결손 시 지대치 혹은 인접치의 치관 부위를 삭제하고 금, 레진, 도재와 같은 재료를 이용하여 인공치관을 제작한 후 삭제된 지대치에서 주 유지를 얻어 구강 내에 장착하는 치과보철물은 오래 전부터 이용되어지고 있다. 그러나 이러한 방법은 지대치에 무리한 하중이 집중되어 지대치의 수명을 단축시키는 결과를 초래하게 된다.

이러한 문제점을 개선하기 위하여 Co-Cr-Mo 합금, 순수 티타늄, 티타늄 합금과 같은 생체 친화성 금속재료를 골 내에 식립하여 지대구조로 이용하고자 하는 연구가 꾸준히 진행되었으나 초기에는 구조물에 대한 이식이 감염성 질환에 대한 위험성과 실패율이 높아 문제점으로 지적되어졌다. 그러나 현재에는 구조물과 골조직과의 결합력이 임상적으로 만족스러운 결과를 얻어 이용률이 증가하는 추세에 있으나 임플란트를 이용한 치과보철물 제작 시 기대되는 결과를 얻기 위해서는 재료에 대한 성분이나 표면상태, 외과적 처리과정 등에서 많은 연구와 주의를 요한다.

이 장에서는 다양한 임플란트 종류에서 3i implant를 이용한 제작과정을 간단하게 소개하고자 한다(그림 9-111 ~ 9-164).

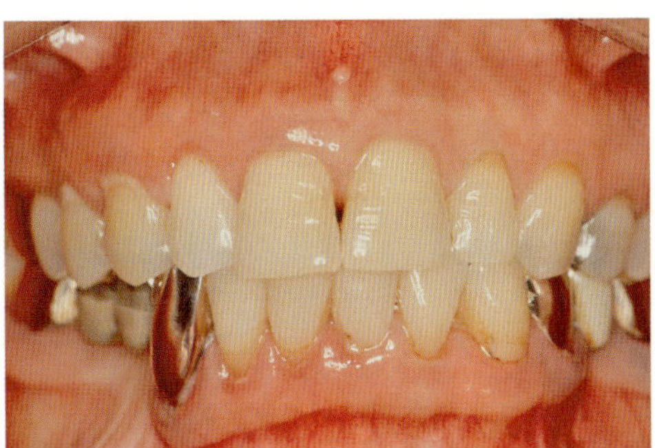

|그림 9-111| 치료 전 치아의 순면 상태

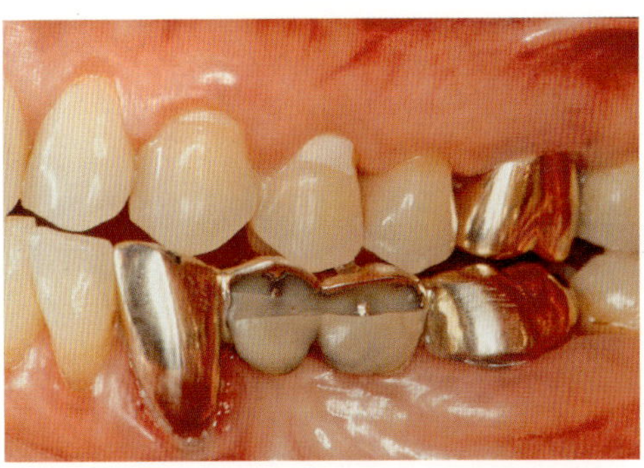

|그림 9-112| 치료 전 치아의 협면 상태

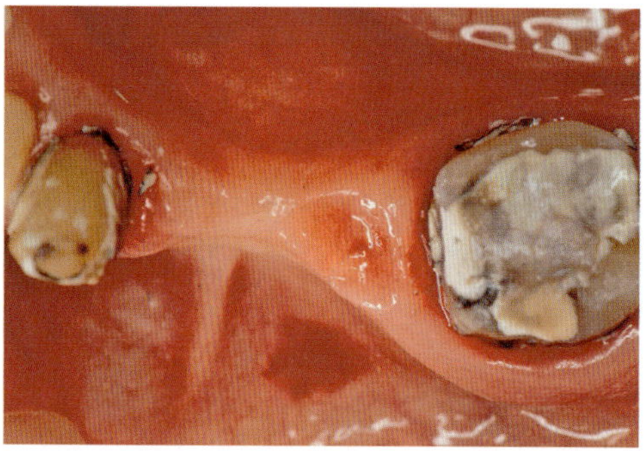

|그림 9-113| 불량한 교의치 제거 및 지대치

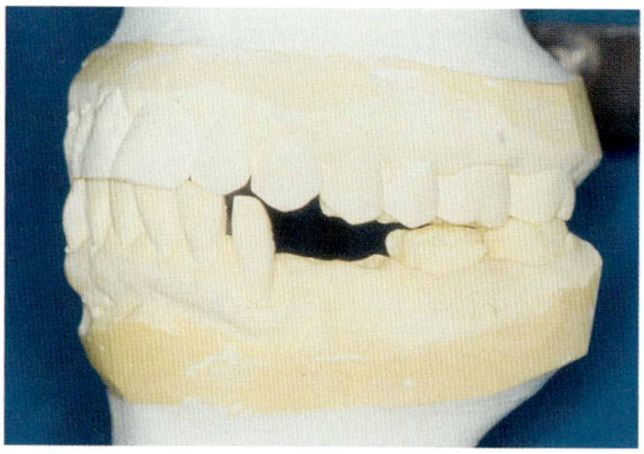

|그림 9-114| 진단모형 제작

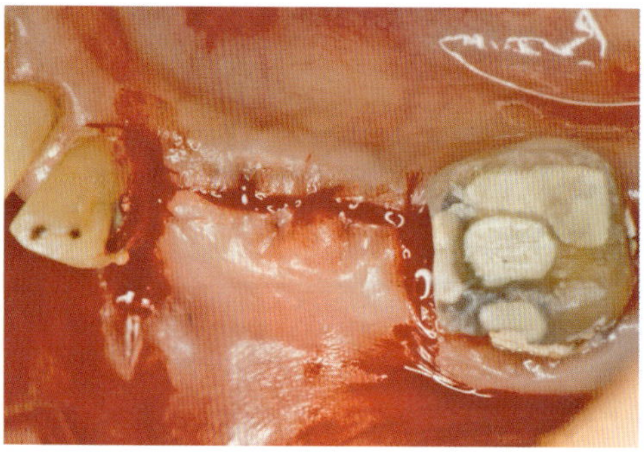

|그림 9-115| 치주조직 절개

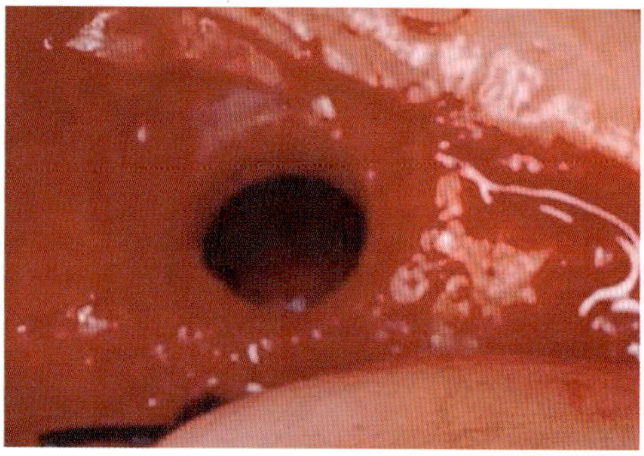

|그림 9-116| 임플란트 매식을 위해 치조골을 drilling 한 상태

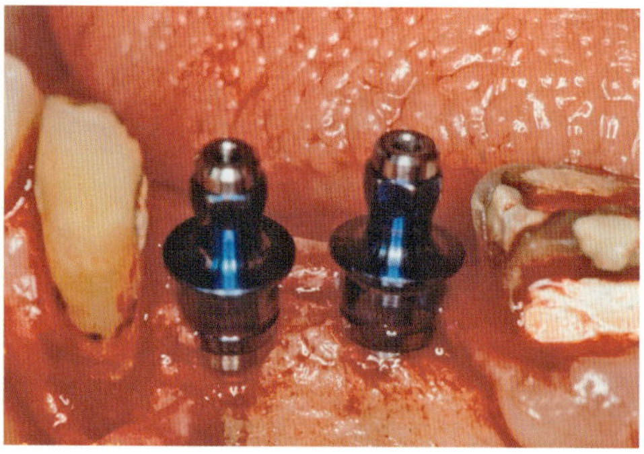

|그림 9-117| 임플란트 식립

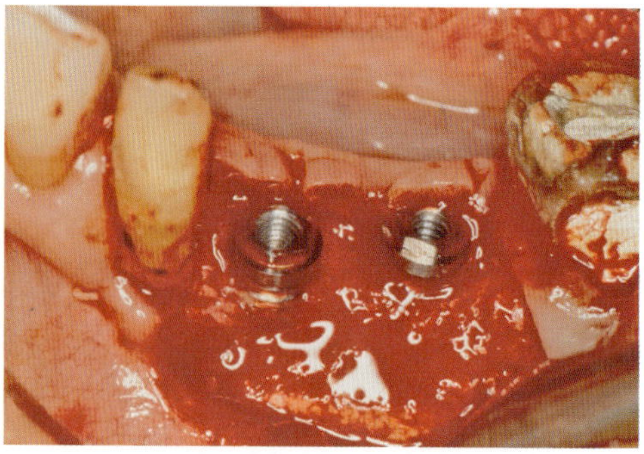

|그림 9-118| fixture가 매식된 상태

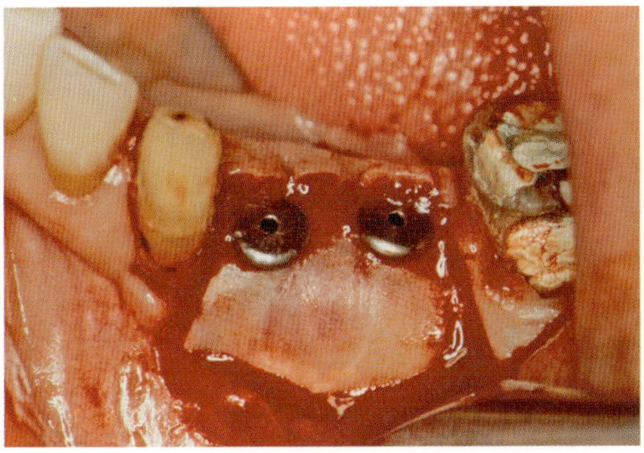

|그림 9-119| healing cap 장착

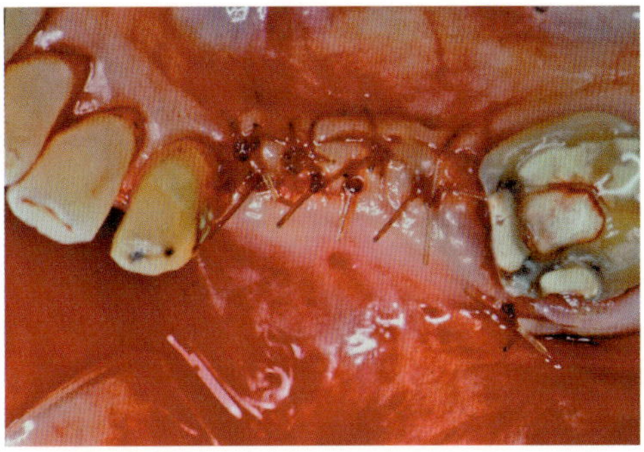

|그림 9-120| 1차 수술 후 봉합

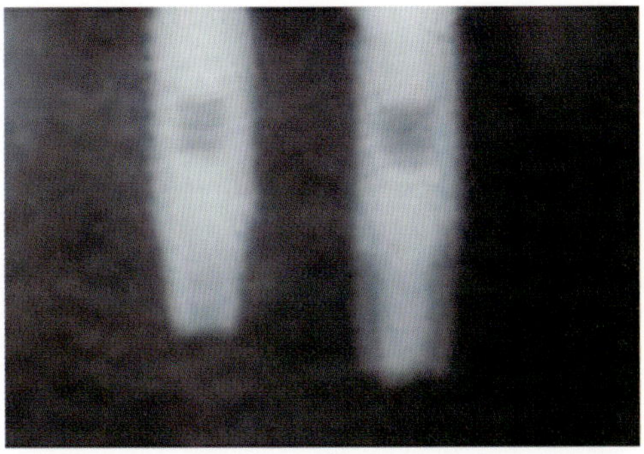

|그림 9-121| 매식된 임플란트 방사선 사진

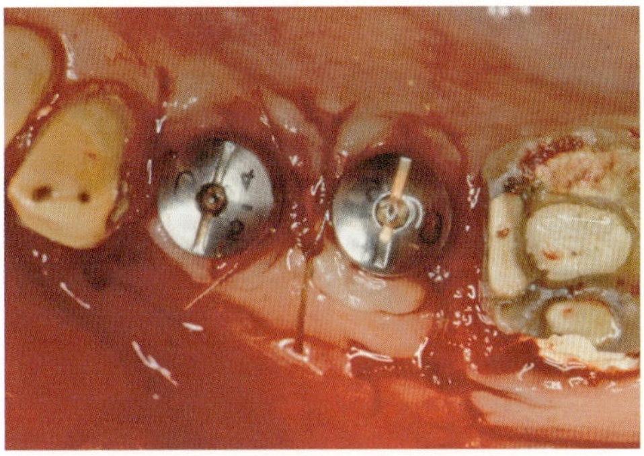

|그림 9-122| 임플란트 매식 6개월 후 임플란트와 골이 유착된 상태에서 임플란트 상에 점막관통 요소를 연결하는 2차 수술 후의 상태

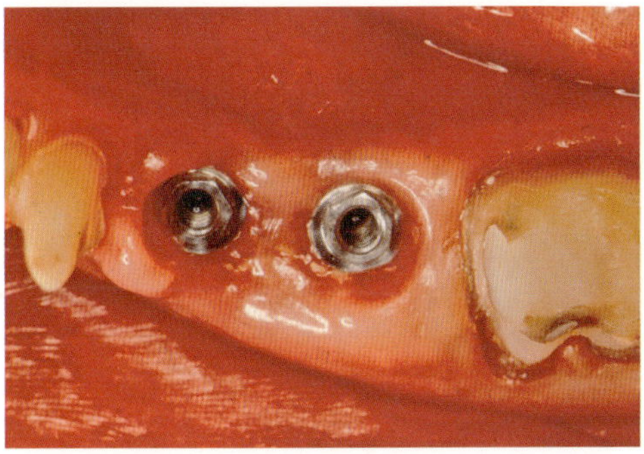

|그림 9-123| 치유된 상태

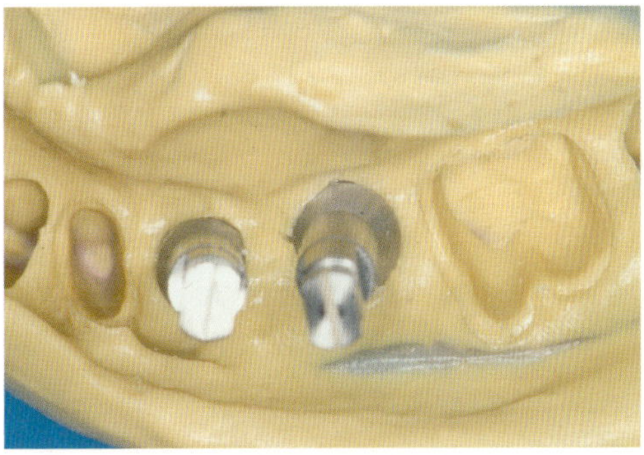

|그림 9-124| 인상용 포스트를 이용한 인상 채득

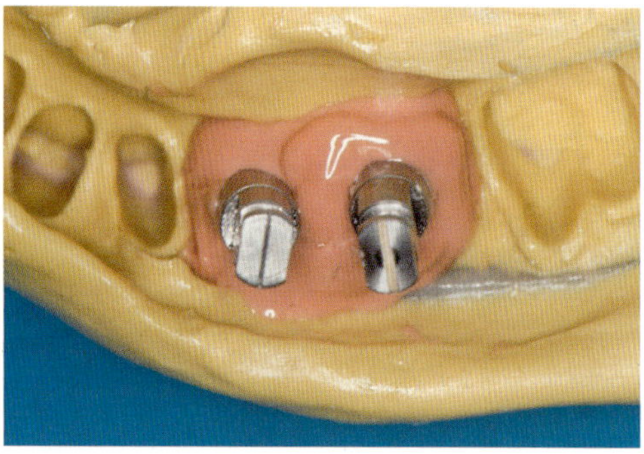

|그림 9-125| 인공치은의 제작을 위해 치은퇴축 부위의 gum-tissue 제작

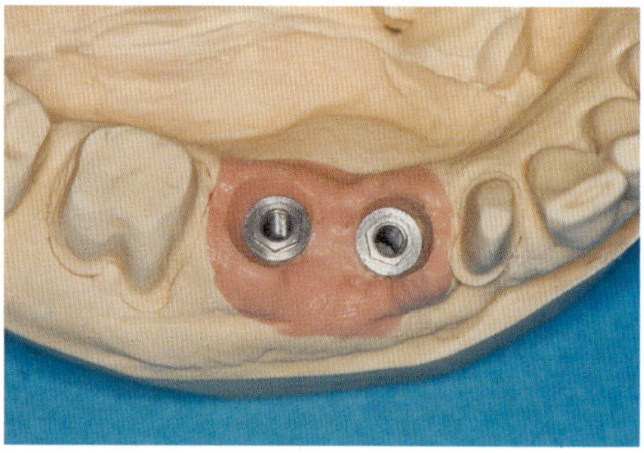

|그림 9-126| 완성된 모형 제작

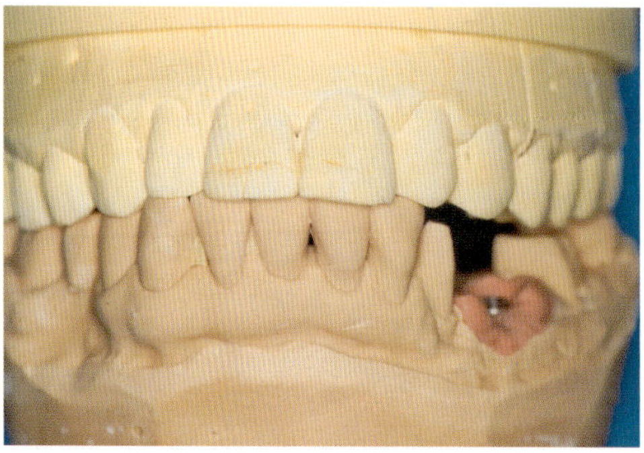

|그림 9-127| 교합기에 부착된 상·하 모형

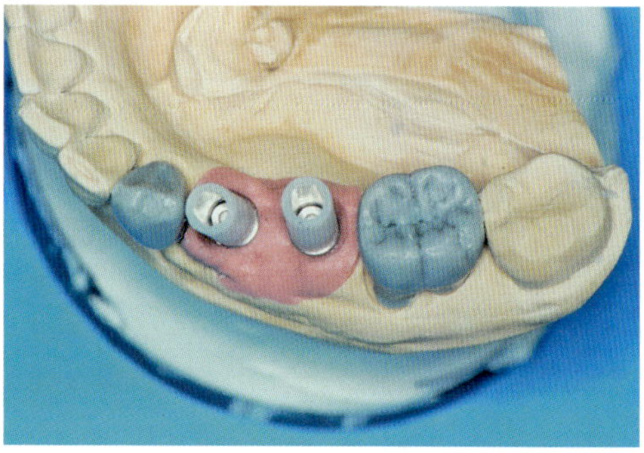

|그림 9-128| 인접치 납형 제작

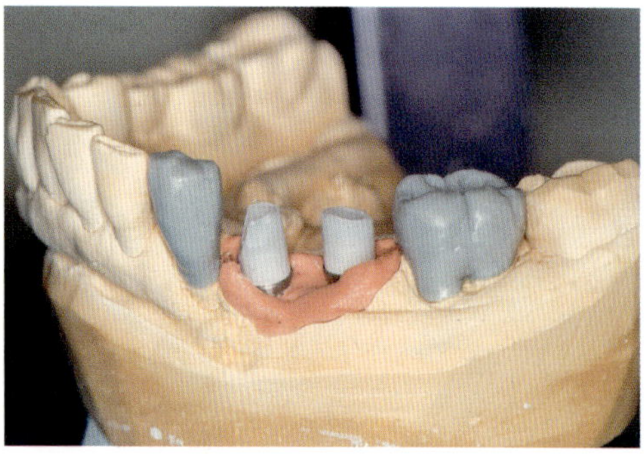

|그림 9-129| gold cylinder 조정

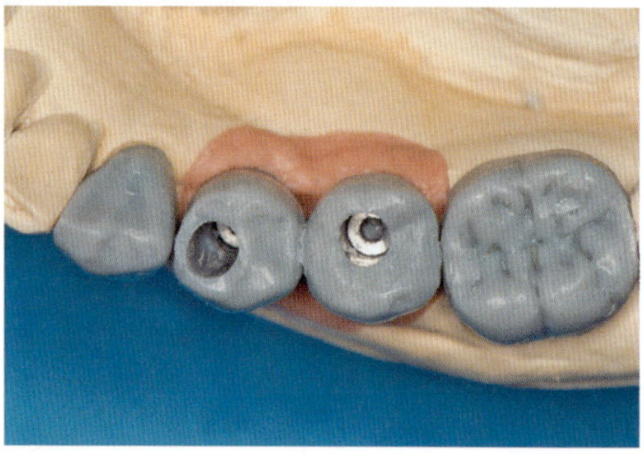

|그림 9-130| gold cylinder 상에서 납형 제작

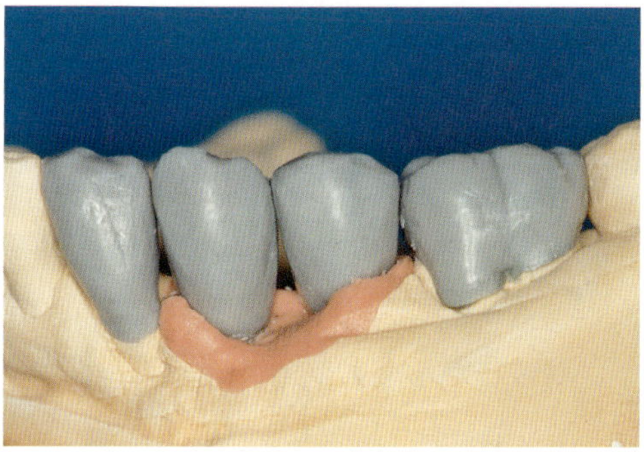

|그림 9-131| cut back 전의 납형

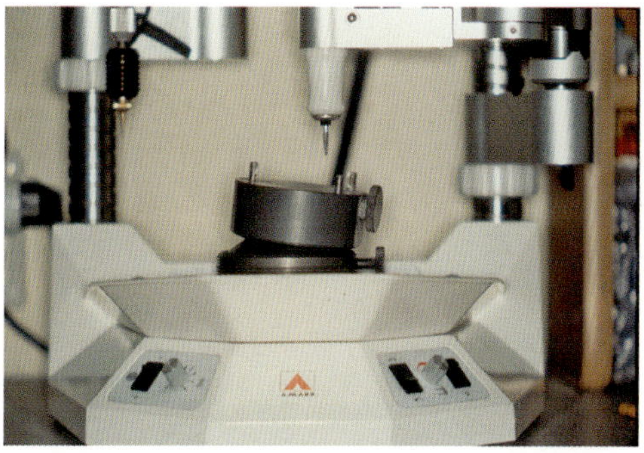

|그림 9-132| gold cylinder 평행 측정

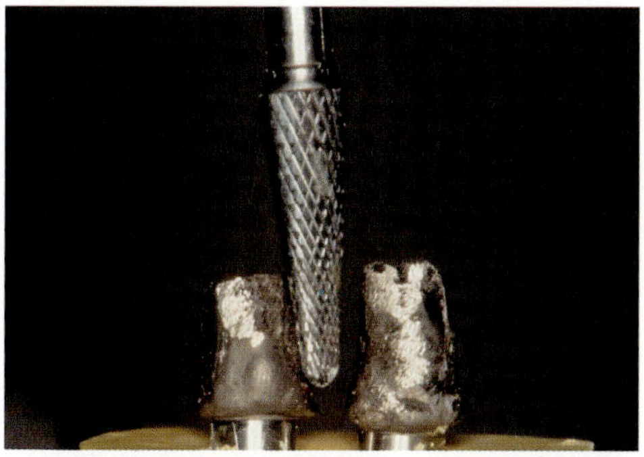

|그림 9-133| 밀링기계를 이용한 상부구조물 내관 주조체의 평행 형성

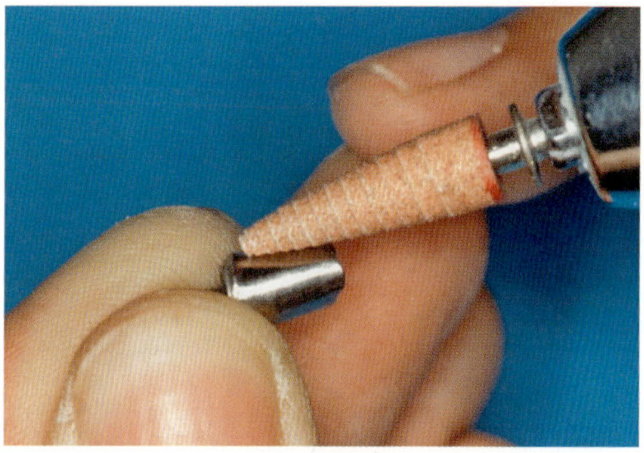

|그림 9-134| 표면 연마

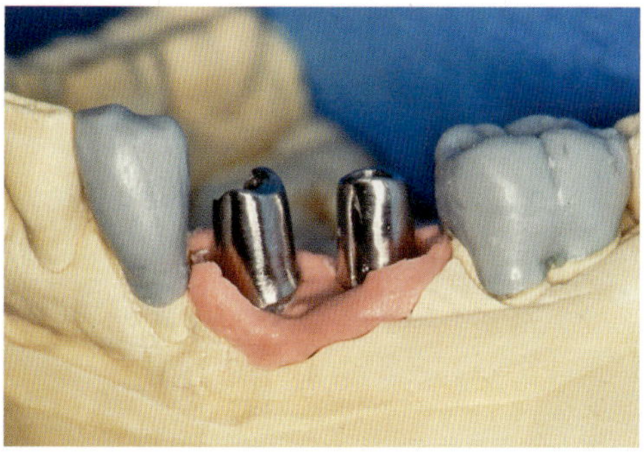

|그림 9-135| 임플란트 주조체 완성

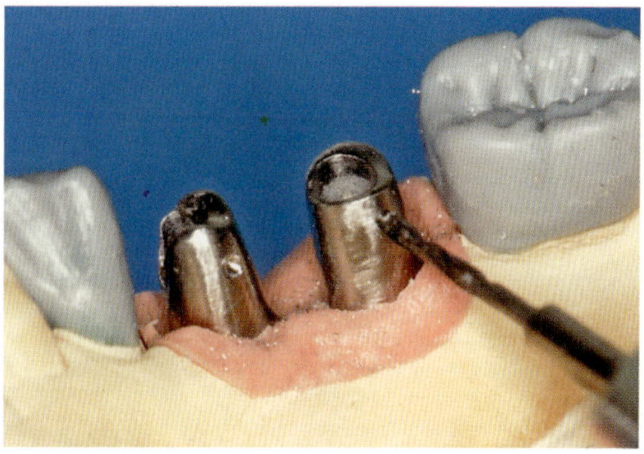

|그림 9-136| 상부구조와 고정을 위한 tapping 형성

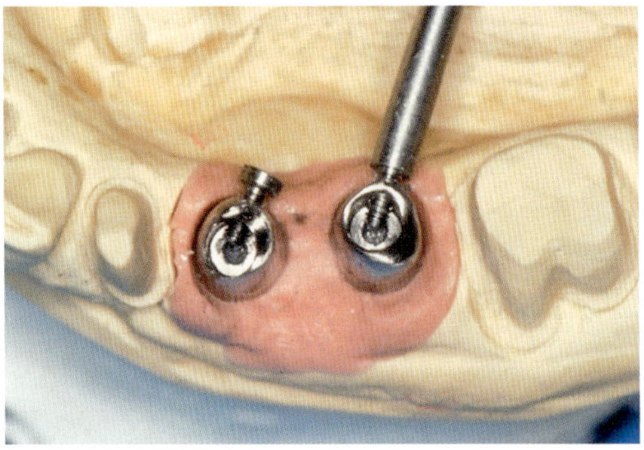

|그림 9-137| guide pin이 부착된 주조체

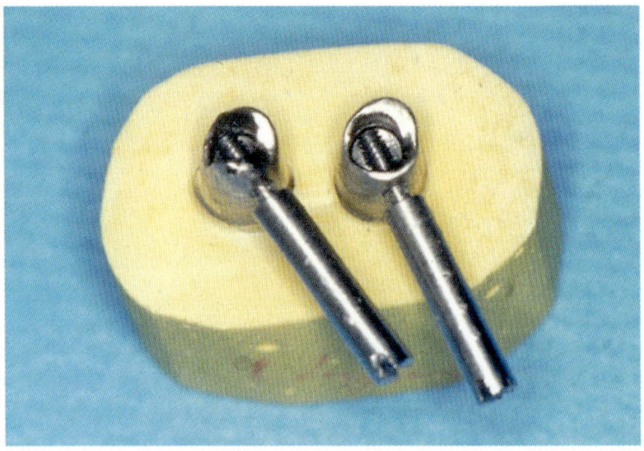

|그림 9-138| 상부구조 형성을 위한 stone block 제작

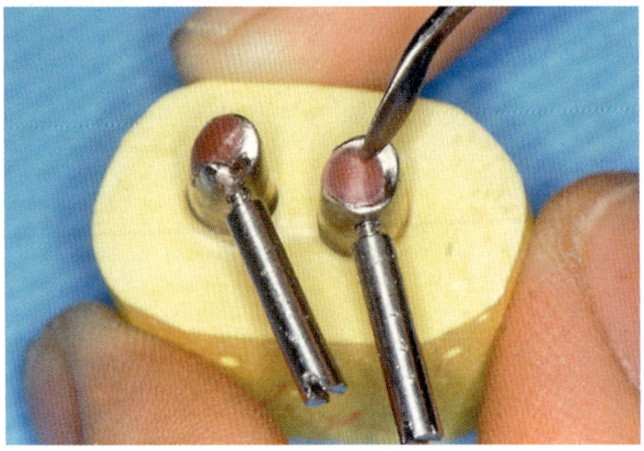

|그림 9-139| 레진의 유입을 막기 위하여 hole 부위를 메꾸어 준다.

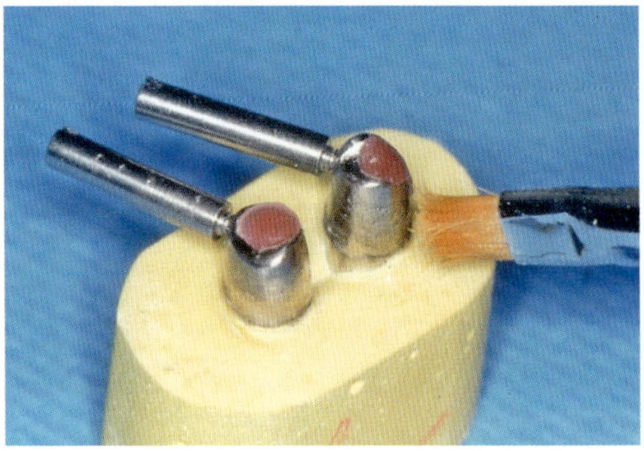

|그림 9-140| 분리제 도포

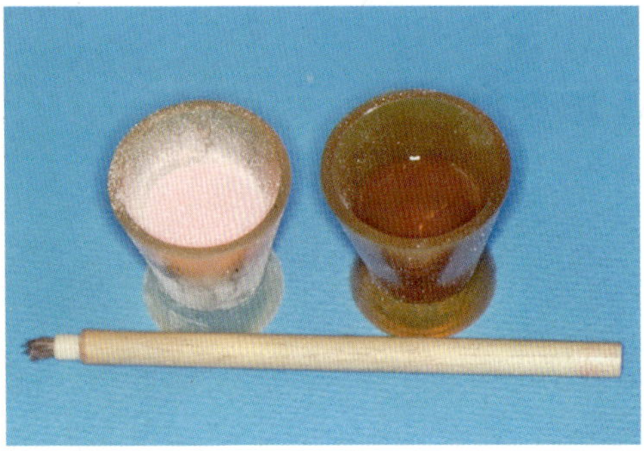

|그림 9-141| resin pattern 제작을 위한 준비물

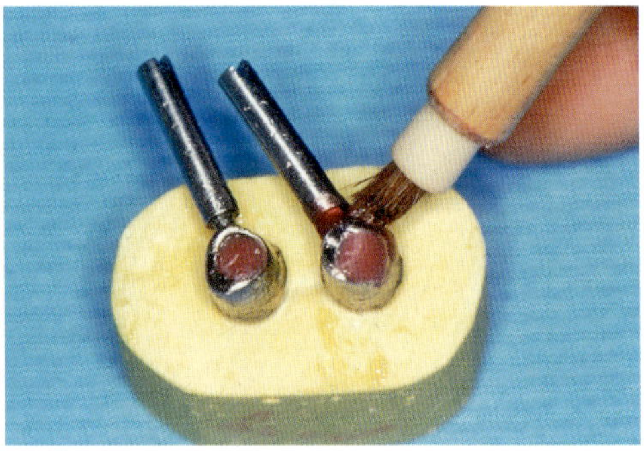

|그림 9-142| resin pattern를 이용한 외형형성

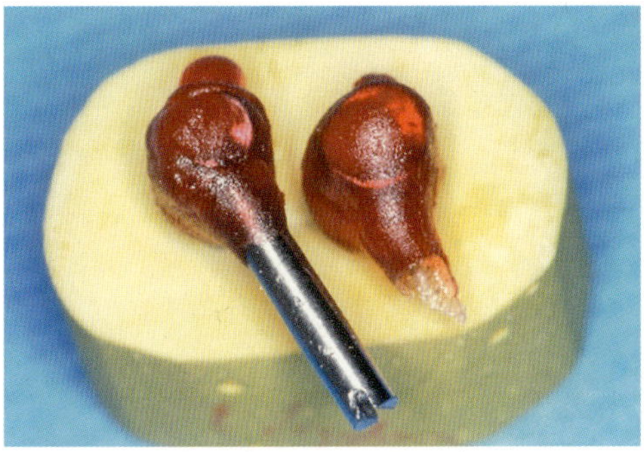

|그림 9-143| guide pin 제거

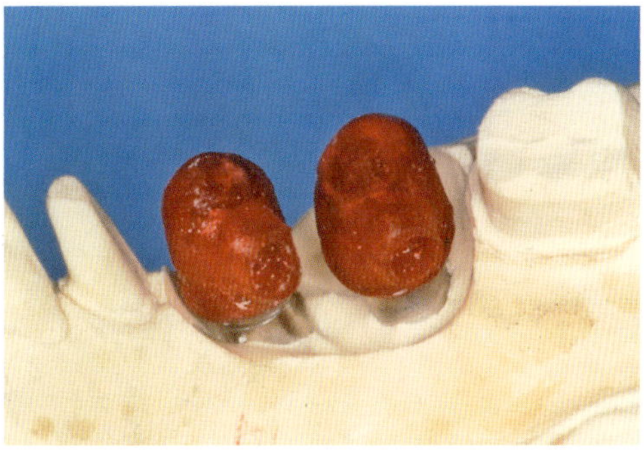

|그림 9-144| resin pattern을 주조체에 적합

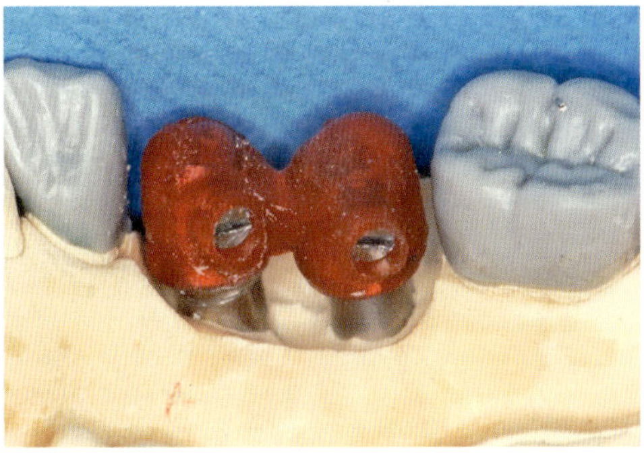

|그림 9-145| resin pattern을 고정

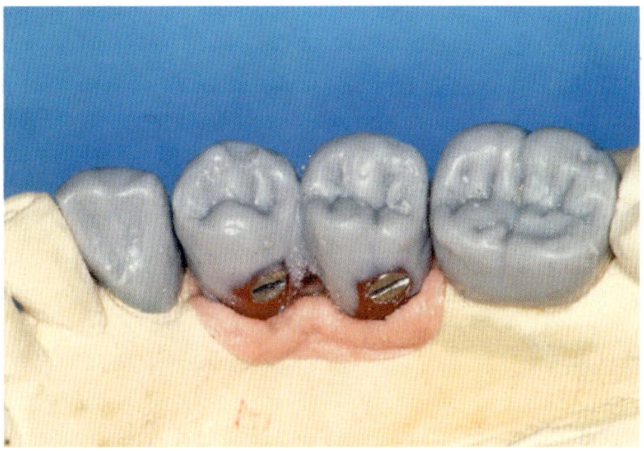

|그림 9-146| 납형 완성

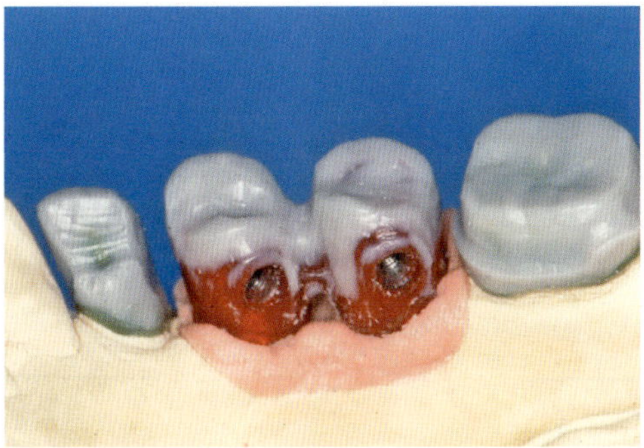

|그림 9-147| 도재형성을 위한 cut back

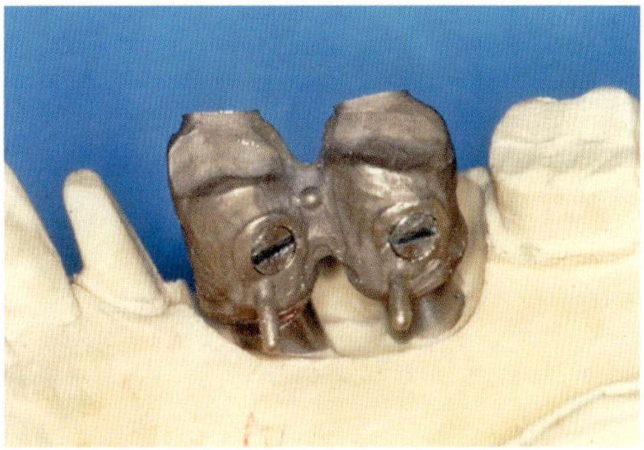

|그림 9-148| 외관 상부구조물의 주조체

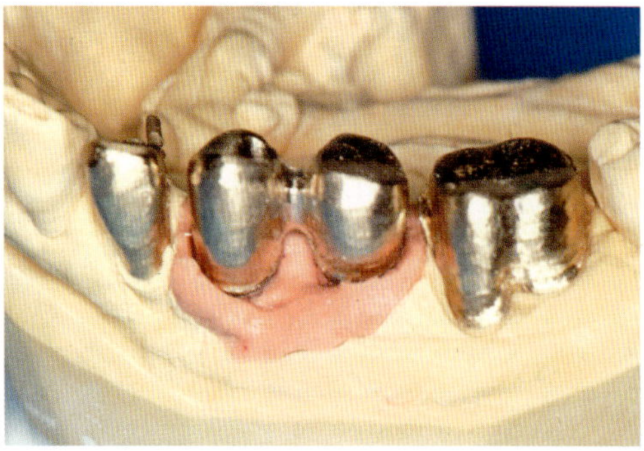

|그림 9-149| 인접치를 포함한 주조체

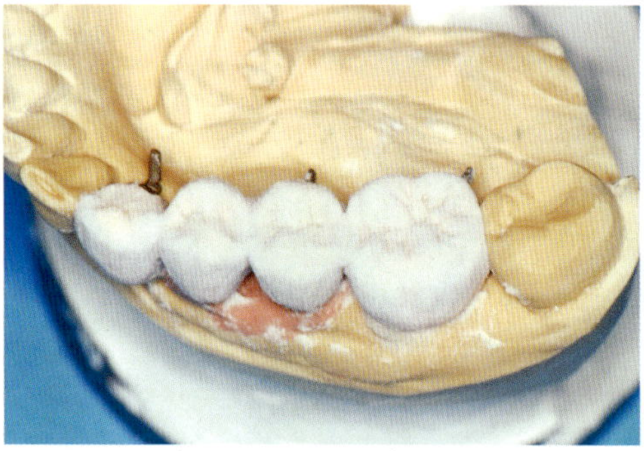

|그림 9-150| 도재 분말 축성

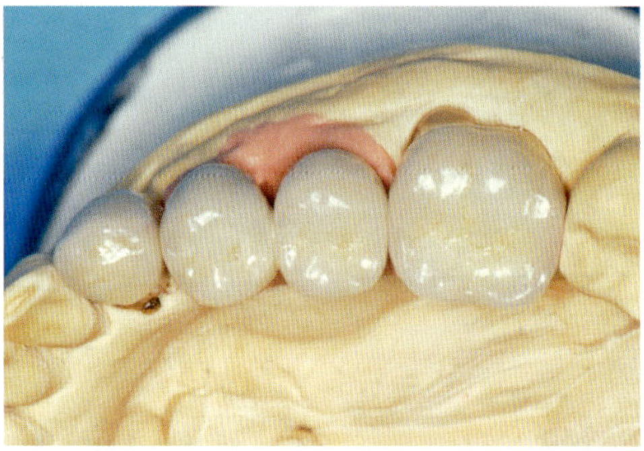

|그림 9-151| 임플란트보철물의 완성

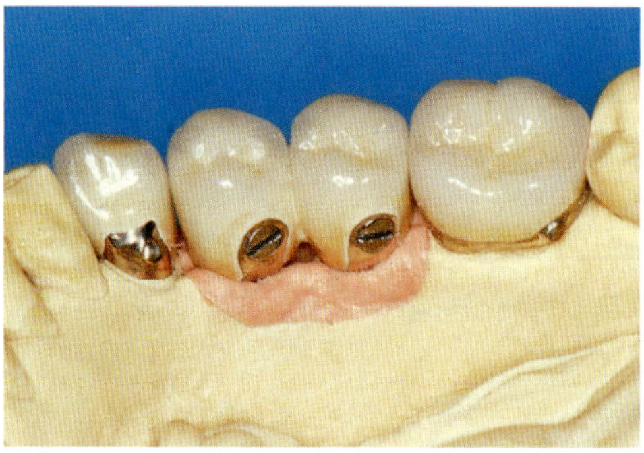

|그림 9-152| 설측에서 본 임플란트보철물

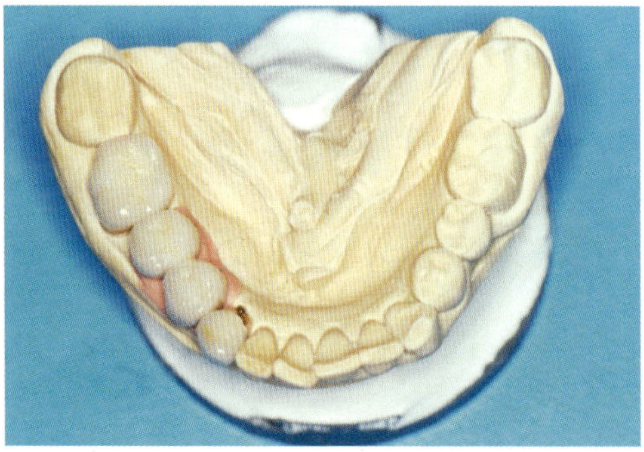

|그림 9-153| 교합면 상에서 본 임플란트 보철물

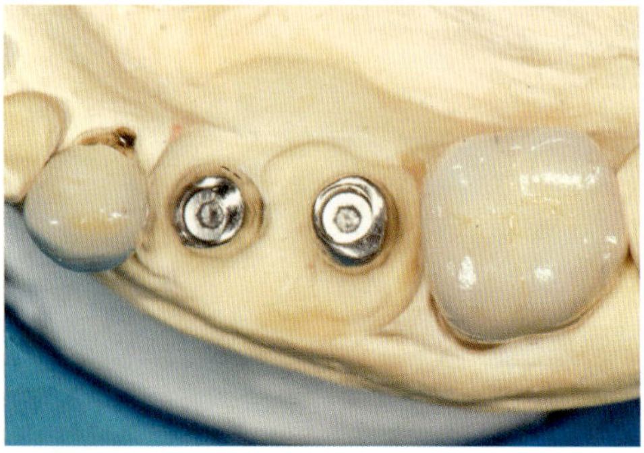

|그림 9-154| 외관과 gum-tissue가 제거된 내관 상태

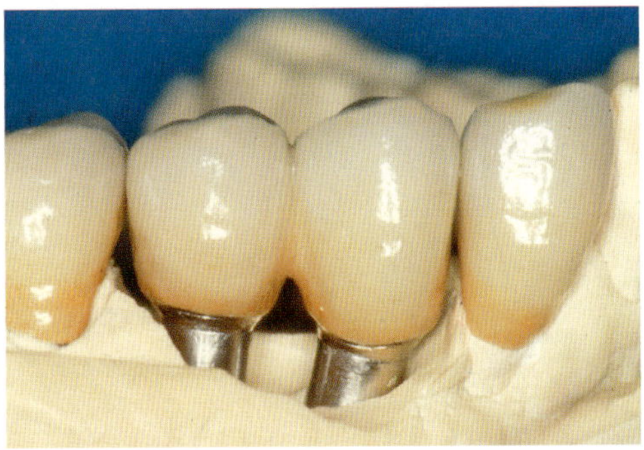

|그림 9-155| 협측에서 본 인공치은을 제거한 상태

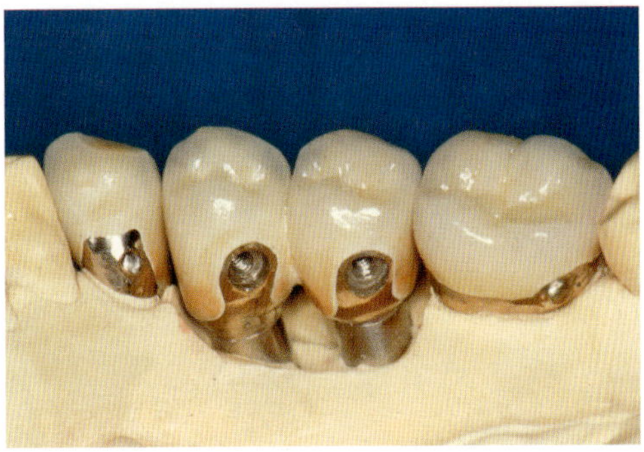

|그림 9-156| 설측에서 본 인공치은을 제거한 상태

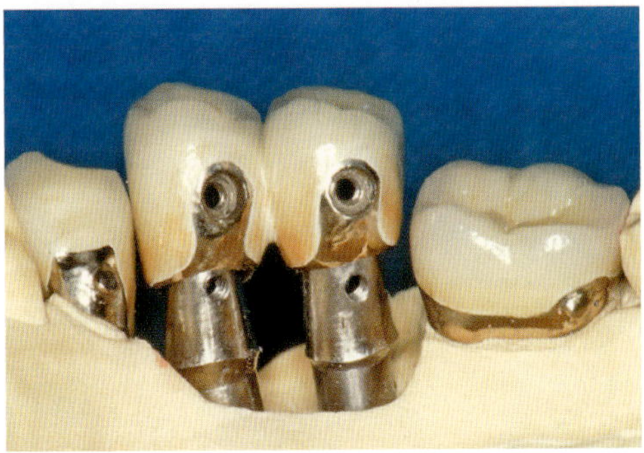

|그림 9-157| 나사홀 위치 확인

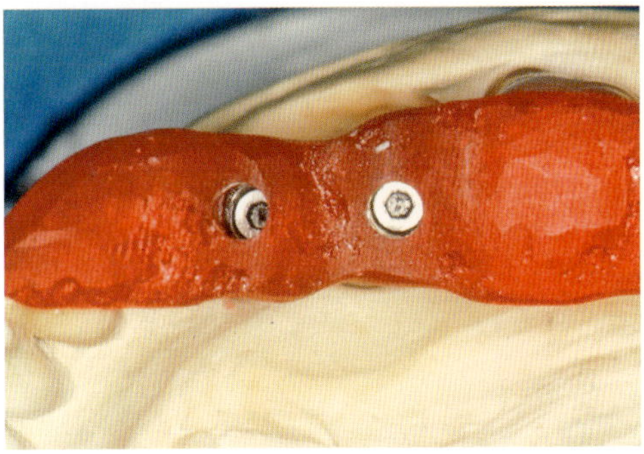

|그림 9-158| 환자 구강 내에서 임플란트보철물이 적절한 위치에 놓일 수 있도록 resin template 제작

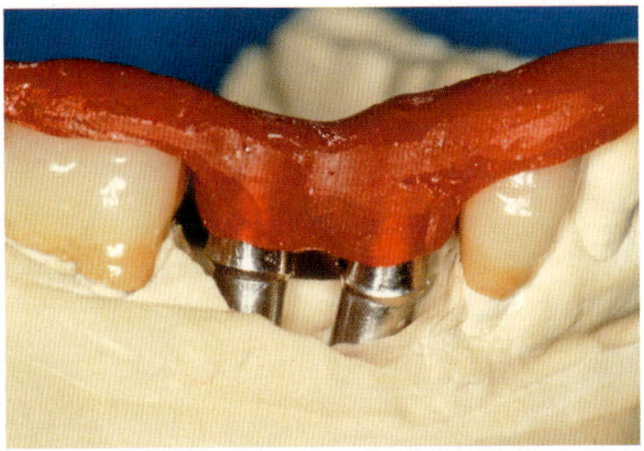

|그림 9-159| resin template 완성

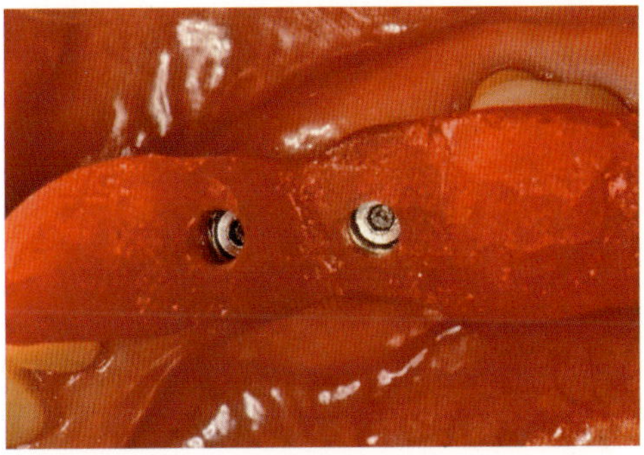

|그림 9-160| 구강 내 resin template 장착

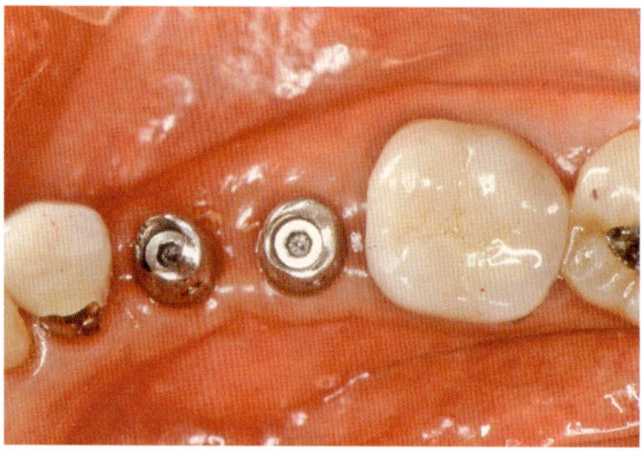
|그림 9-161| 구강 내에서의 임플란트 abutment와 하부구조물의 연결

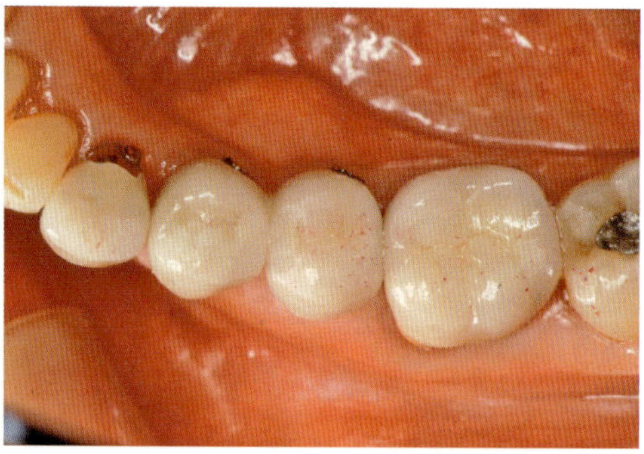
|그림 9-162| 구강 내 보철물이 장착된 상태

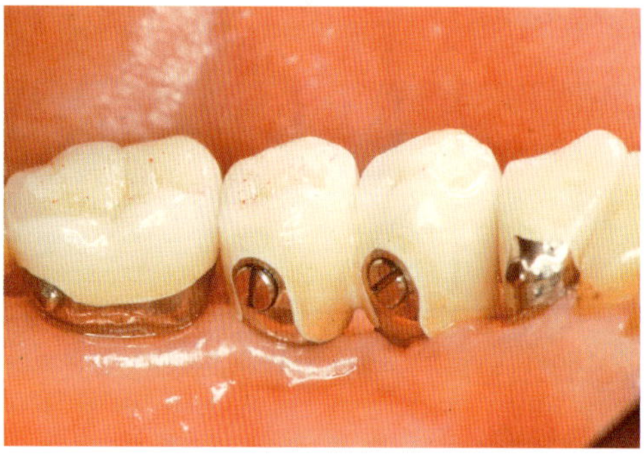
|그림 9-163| 구강 내에 고정된 설측면 상태

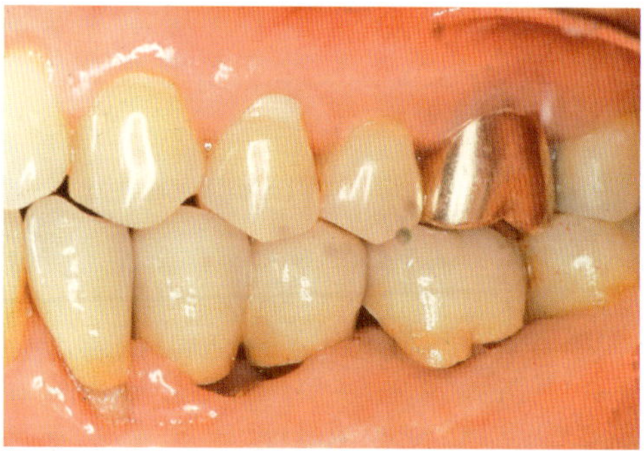
|그림 9-164| 완성된 임플란트 보철물

4. 총의치보철물 제작과정

총의치보철물은 구강 내 치아가 전부 상실되었을 때 인위적인 구조물로 그 기능을 회복시켜 주는 치과보철물로서 무치악에서 의치의 안정과 유지를 얻어야 하기 때문에 유지기반이 약하며 의치를 장착할 환자의 연령으로 보아도 가장 고령의 환자에게 사용되기 때문에 조직의 상태와 적응력에도 불리한 상태이다. 그러므로 정확하고 면밀한 기공술이 요구되어지는 보철물이다.

총의치 제작에 사용되는 재료는 일반적으로 합성수지(acrylic resin)를 많이 이용하나 합성수지의 단점을 보완하여 의치상은 금속(metal)으로 치은 부위는 합성수지로 제작하여 사용하기도 한다. 이 장에서는 합성수지를 이용한 총의치 제작과정을 간단하게 소개하고자 한다(그림 9-165 ~ 9-186).

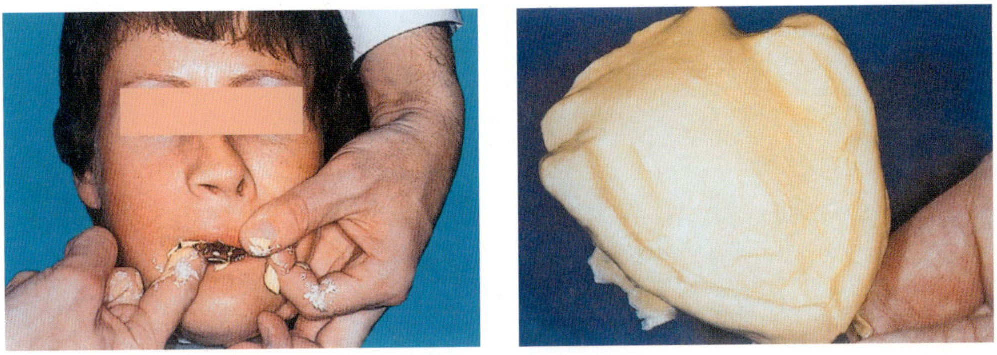

|그림 9-165| 예비인상 채득

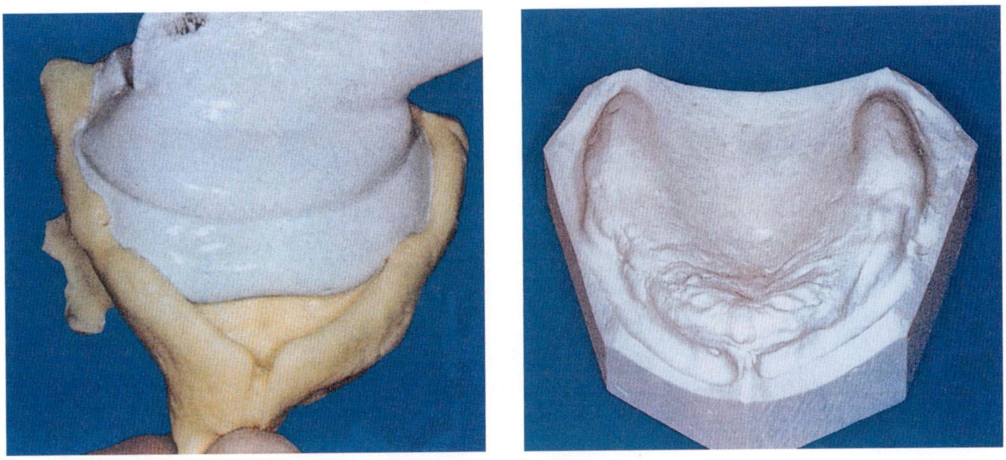

|그림 9-166| 연구모형 제작

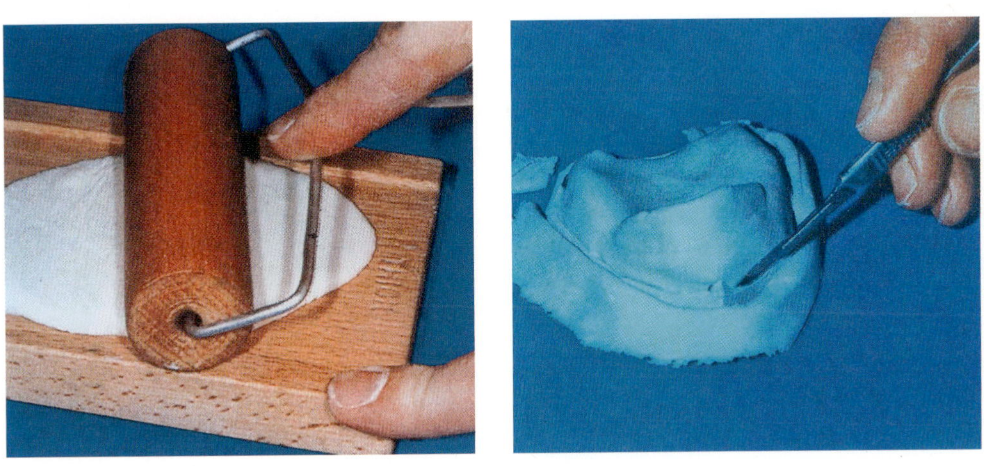

|그림 9-167| 개인인상tray 제작

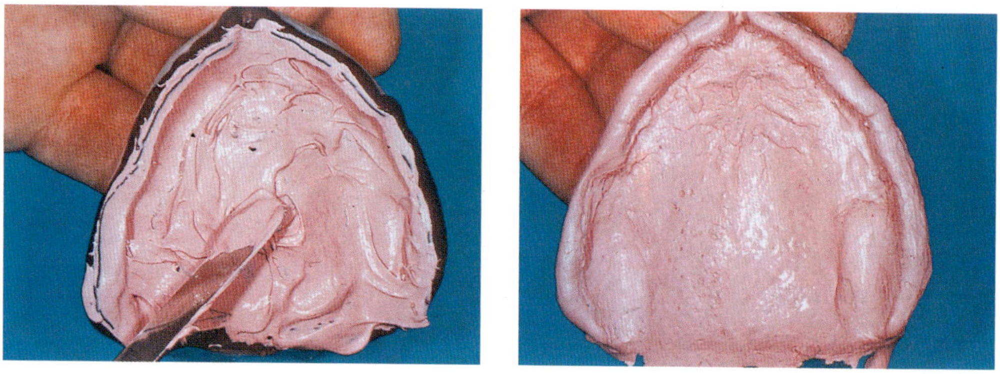

|그림 9-168| 최종인상 채득

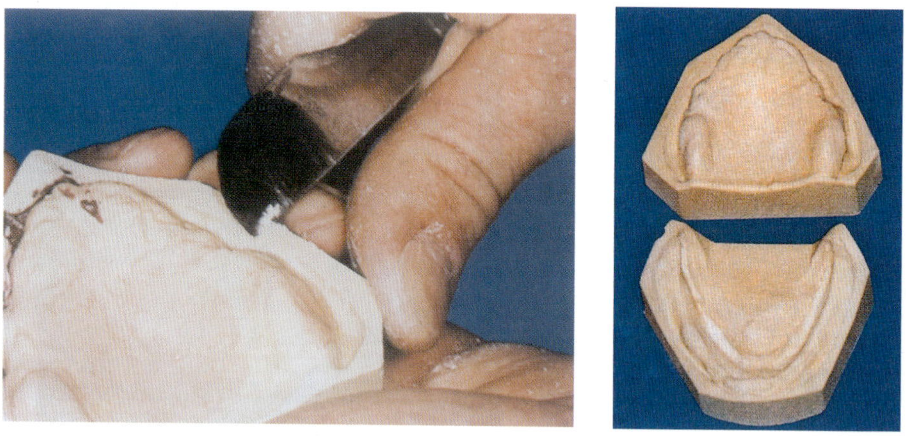

|그림 9-169| 주모형 제작

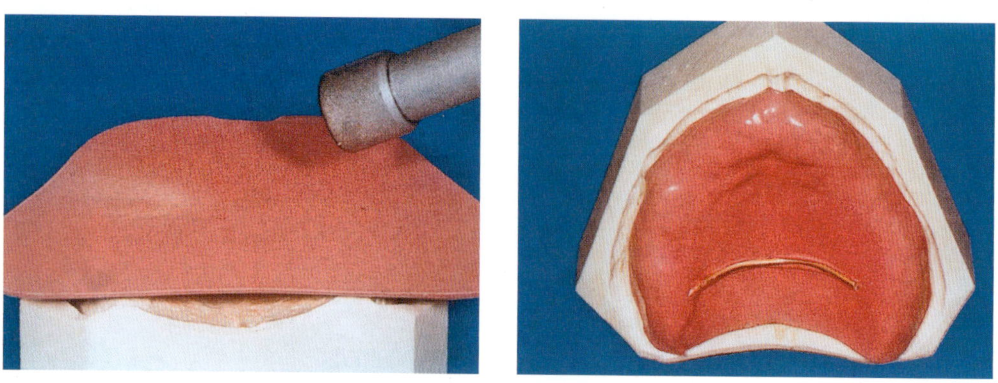

|그림 9-170| 기초상 제작

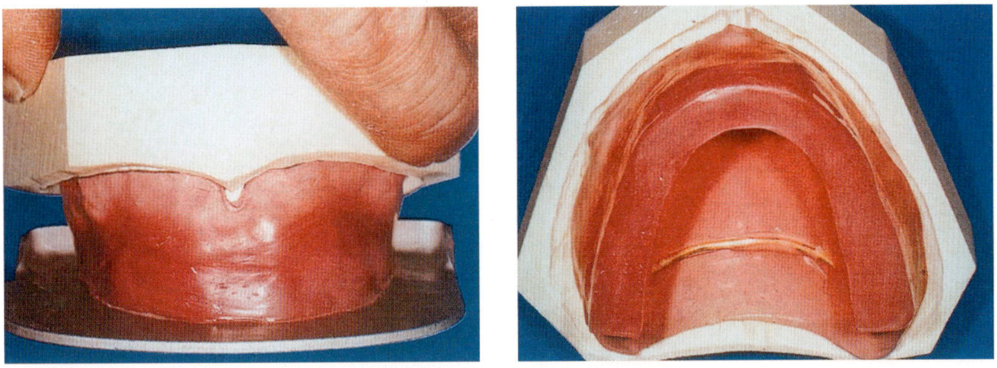

|그림 9-171| 교합제 형성

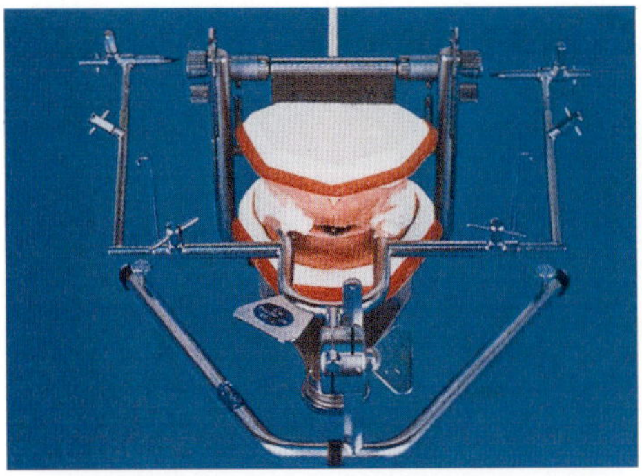

|그림 9-172| face bow를 이용하여 교합기에 모형 부착

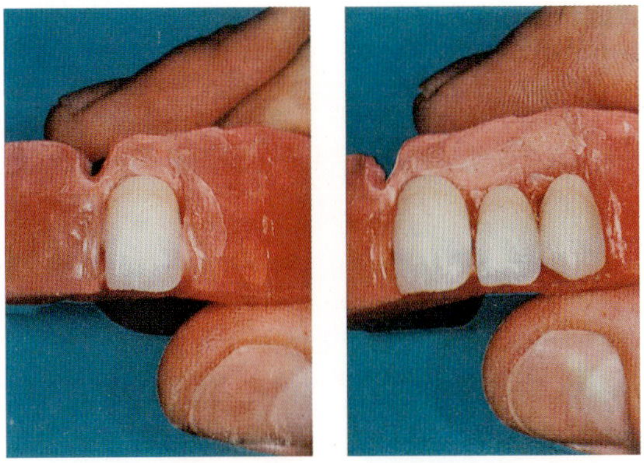

|그림 9-173| 인공치 배열

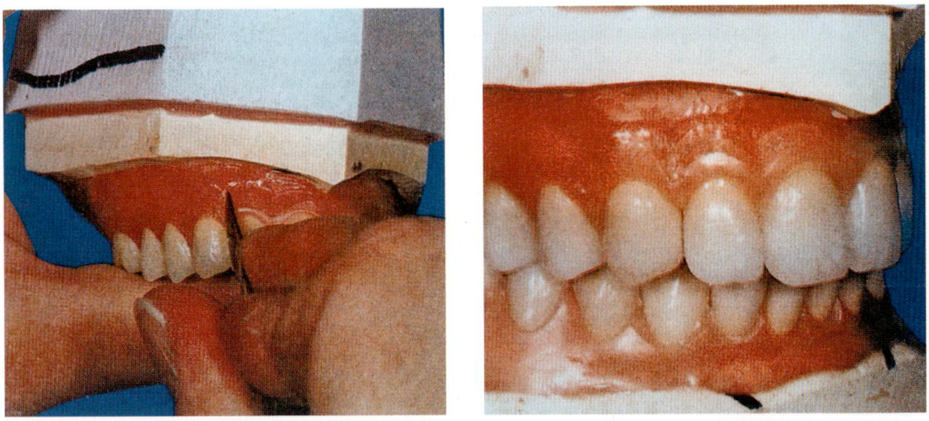

|그림 9-174| 구강 내에 시적하여 교합 수정이 끝난 후 치은형성

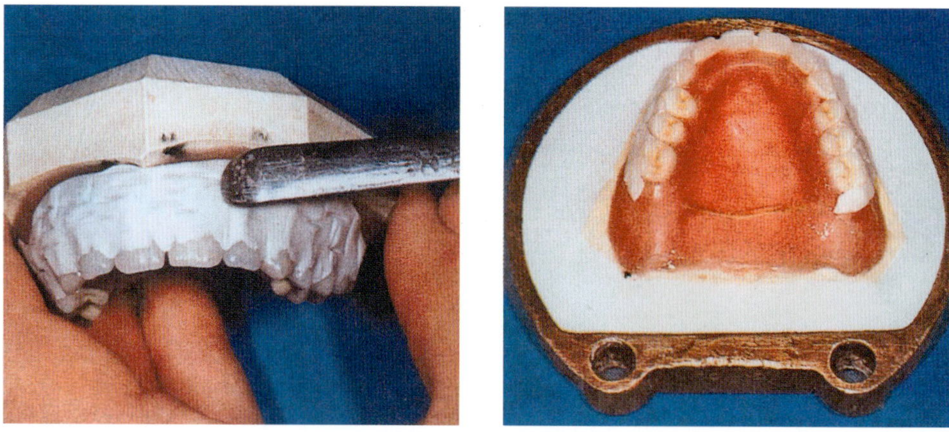

|그림 9-175| 교합기에서 모형 분리 후 매몰

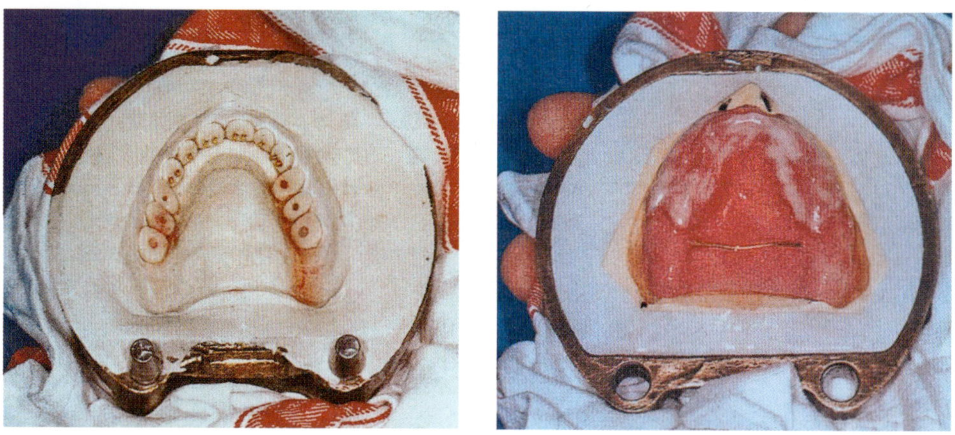

|그림 9-176| 매몰재 경화 후 왁스 제거

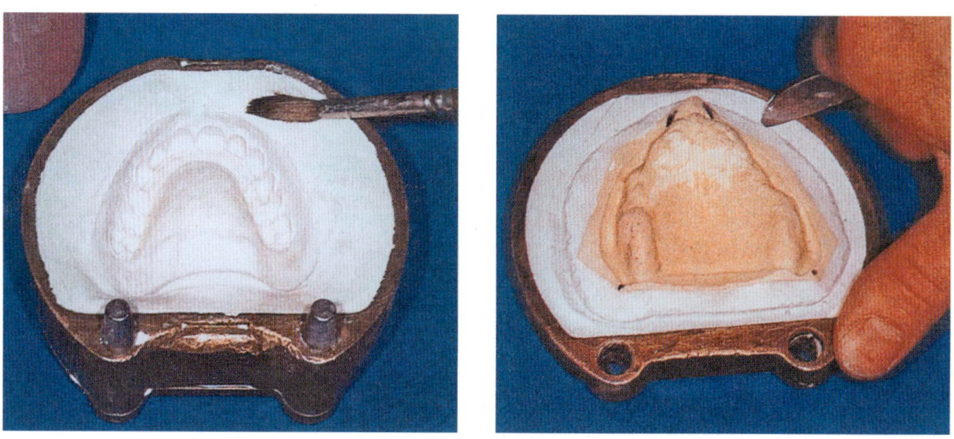

|그림 9-177| mold 내에 resin 분리제 도포

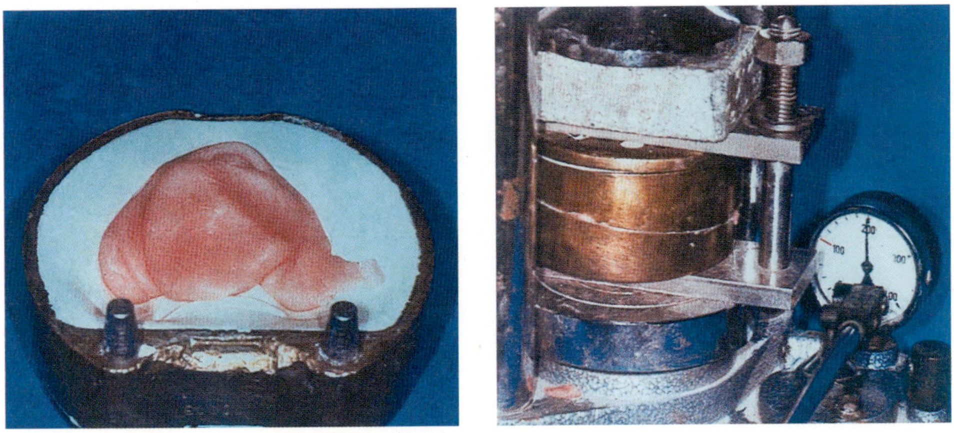

|그림 9-178| acrylic resin의 전입

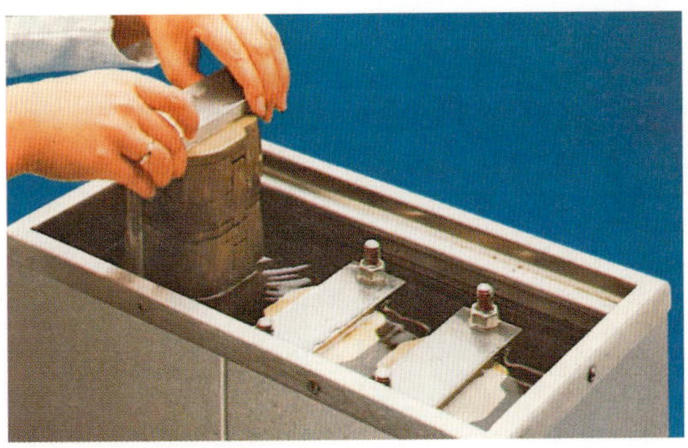

|그림 9-179| 온성

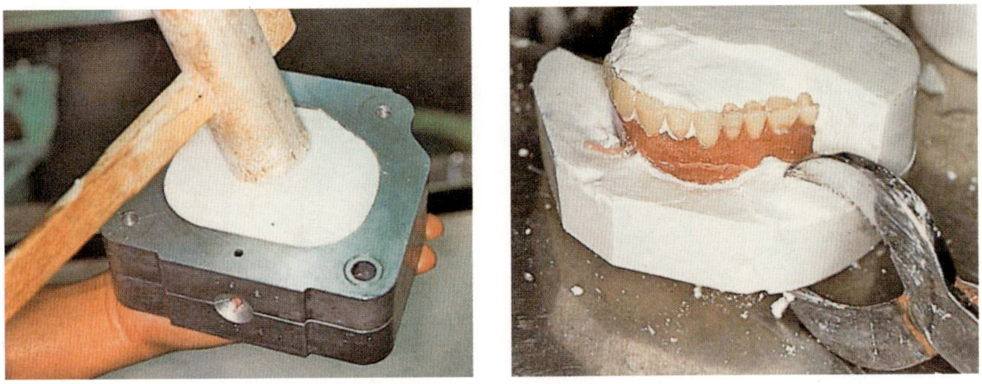

|그림 9-180| 함 분리

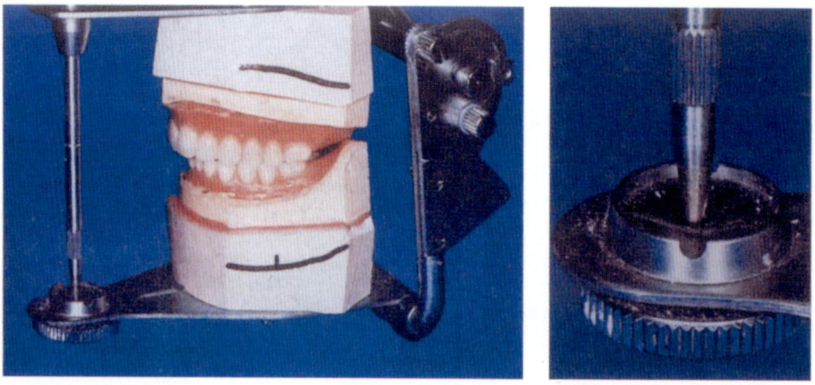

|그림 9-181| 교합의 오차를 제거하기 위해 교합기에 재부착

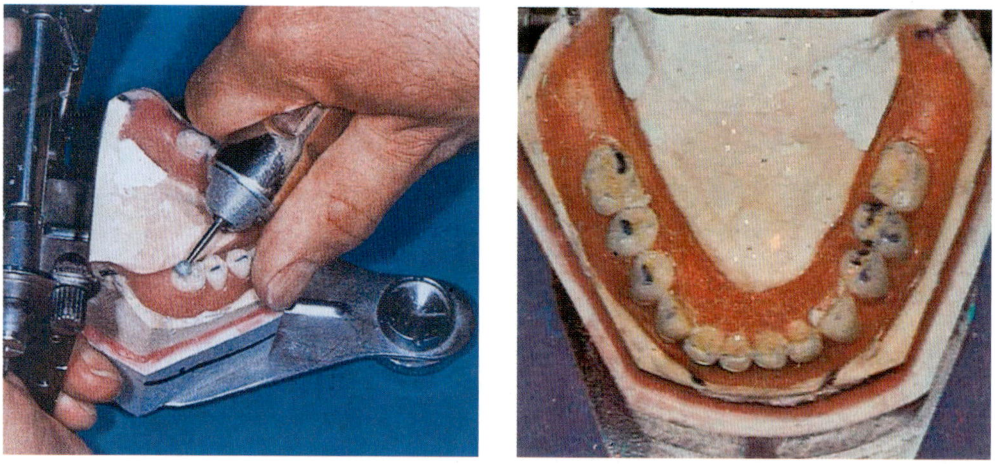

|그림 9-182| 선택삭제

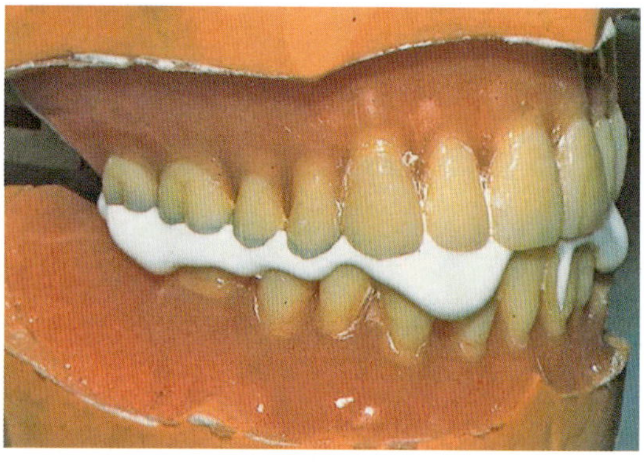

|그림 9-183| 자동삭제

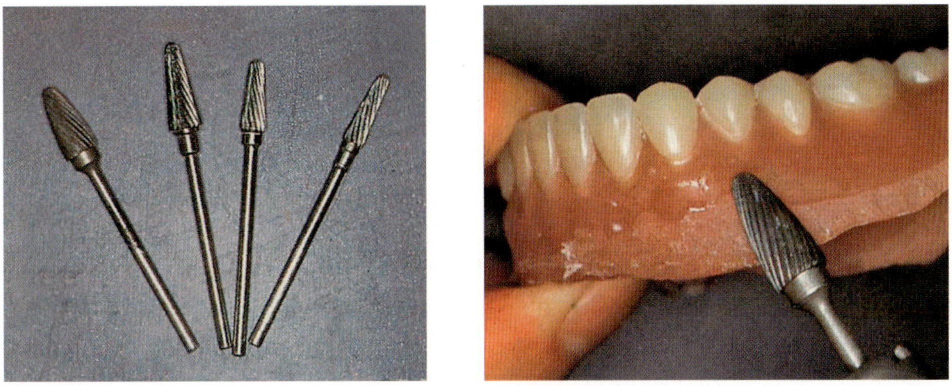

|그림 9-184| 의치의 다듬질

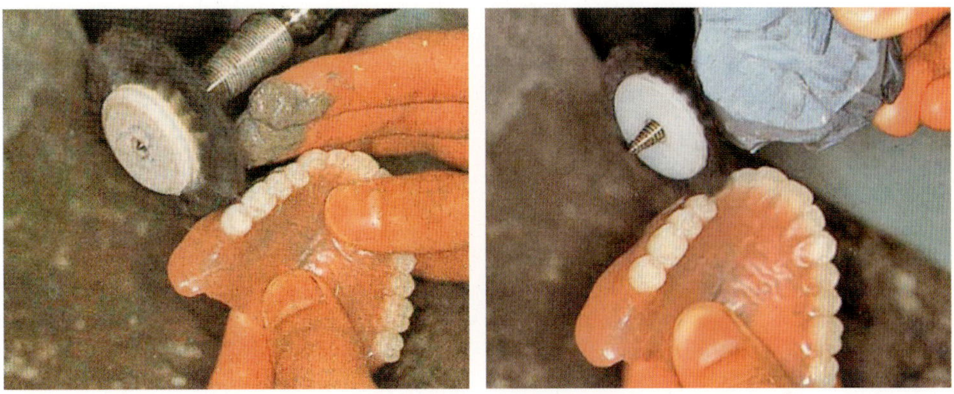

|그림 9-185| 의치의 연마

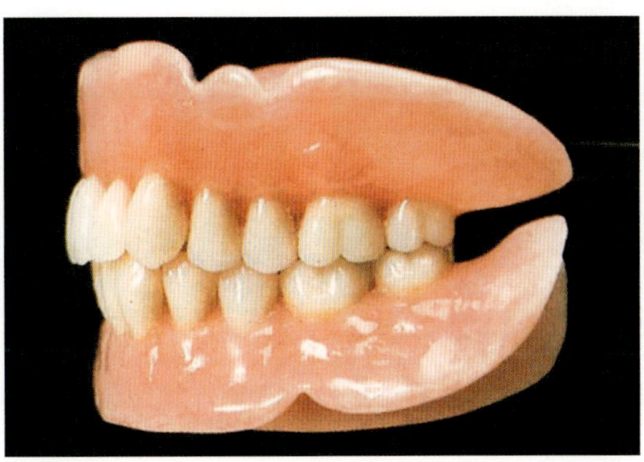

|그림 9-186| 완성된 레진상의치
(acrylic resin base denture)

5. 국소의치보철물 제작과정

국소의치보철물은 1개 혹은 그 이상의 자연치아와 그에 관련된 조직이 결손되었을 때 조직이나 치아에서 유지되는 인공적인 대용물로 보충하여 그 외관과 기능을 회복시켜 주는 치과보철물의 한 분야로서 여기에 사용되는 재료는 금속과 합성수지이다.

국소의치보철물의 제작과정은 금속구조물(framework)은 주조에 의하여 제작되고 금속구조물 위에 인공치를 배열하는 것은 총의치를 제작하는 방법과 동일하게 진행된다. 따라서 이 장에서는 금속구조물 제작 과정을 간단히 소개하고자 한다(그림 9-187 ~ 9-209).

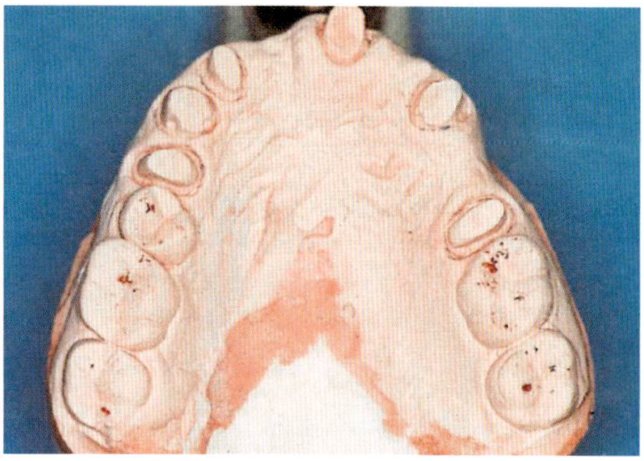

|그림 9-187| 지대치를 형성한 모형

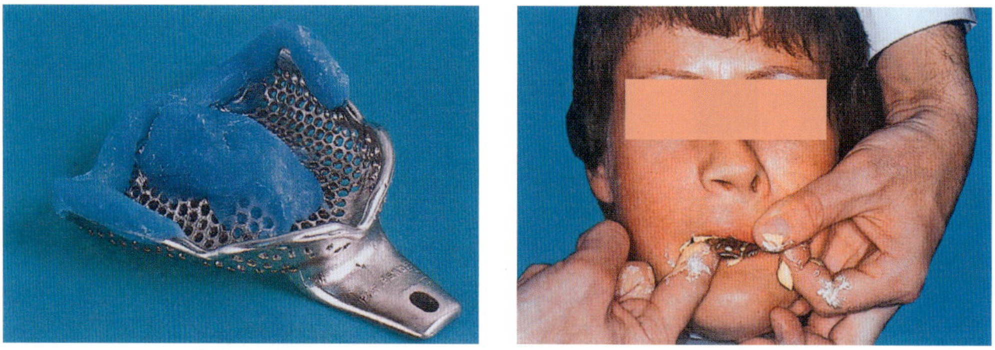

|그림 9-188| 1차 인상 채득

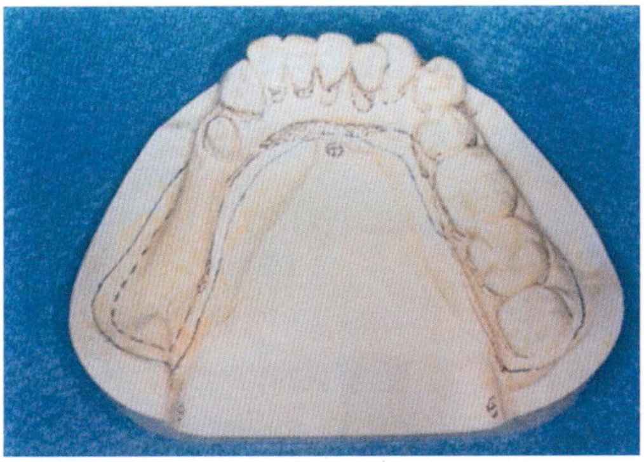

|그림 9-189| 연구모형 제작

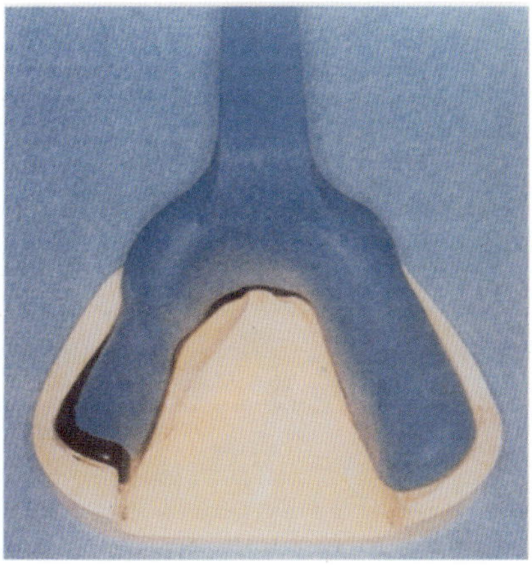

|그림 9-190| 개인인상 tray 제작

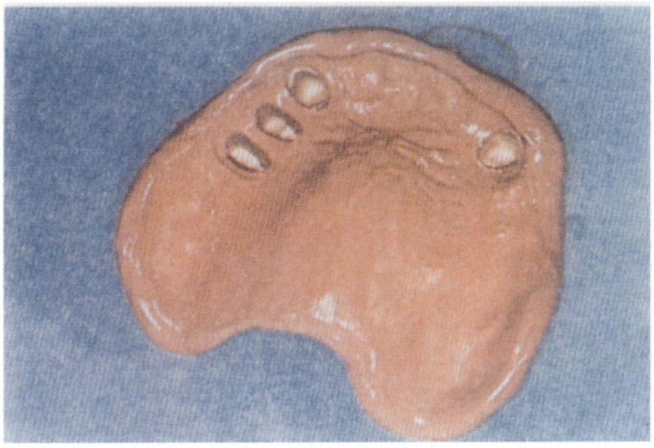

|그림 9-191| 2차 인상 채득

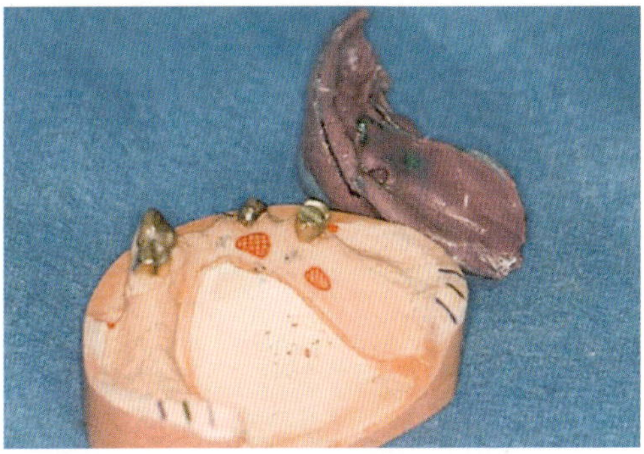

|그림 9-192| 주모형 제작

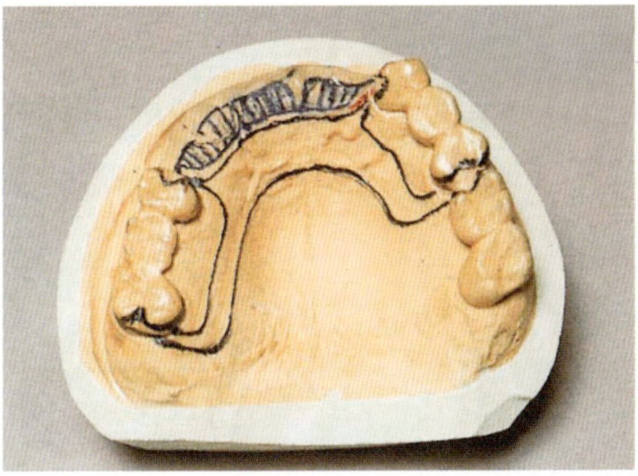

|그림 9-193| 금속구조물 설계

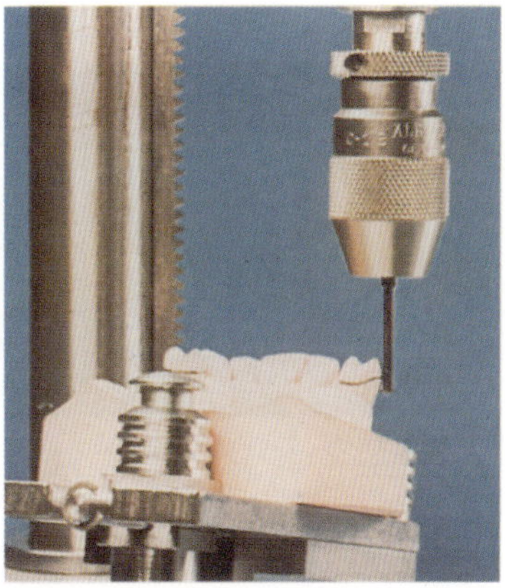

|그림 9-194| surveyor를 이용한 삽입로 결정

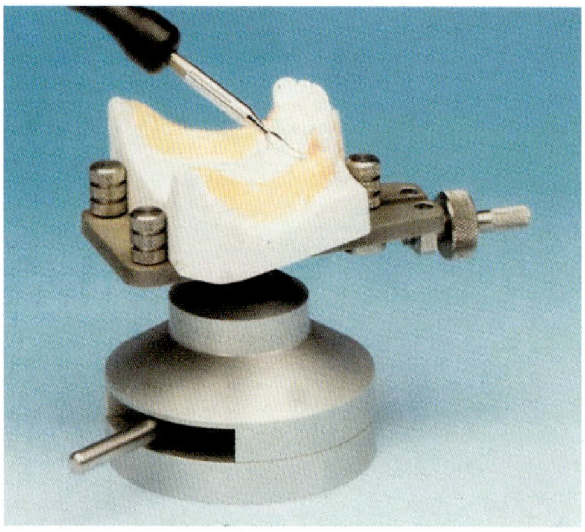

|그림 9-195| undercut 부위의 block out

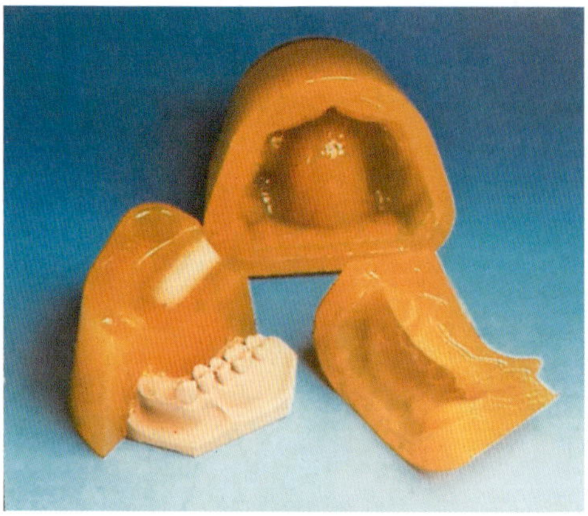

|그림 9-196| 내화성모형(복제모형)을 복제하기 위한 mold 형성

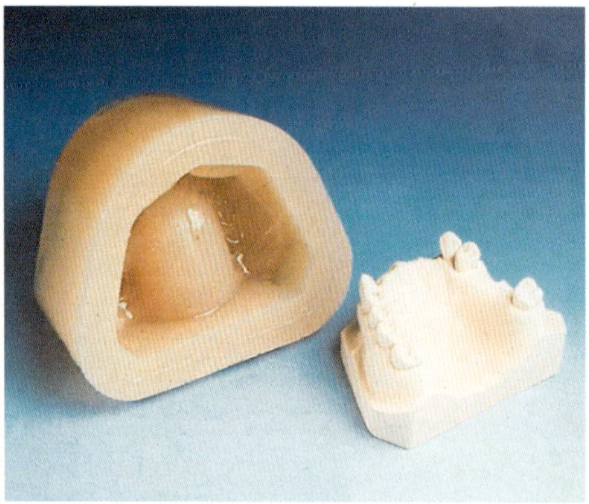

|그림 9-197| 내화성모형 제작

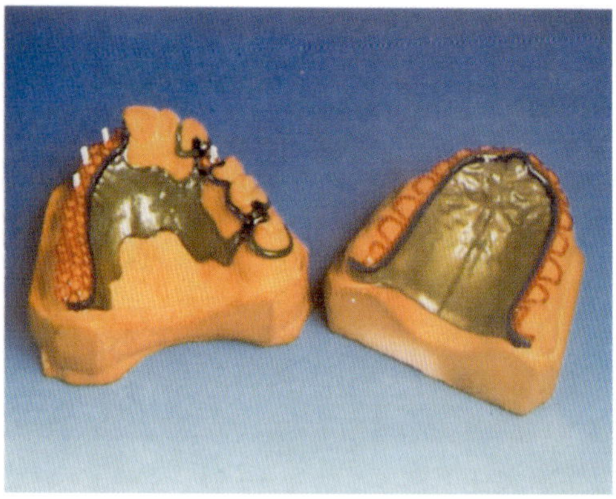

|그림 9-198| wax up

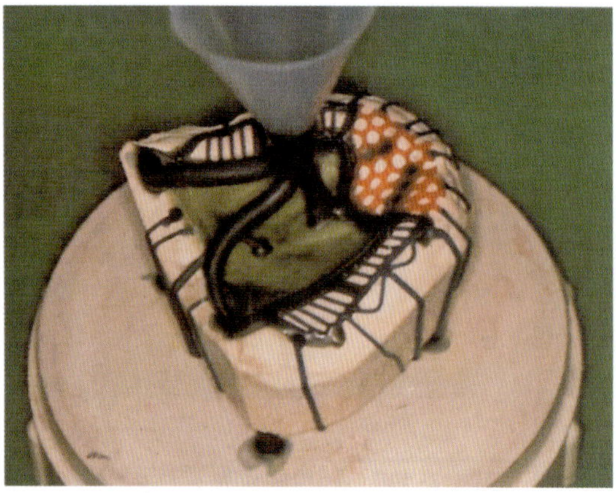

|그림 9-199| 주입선 설치

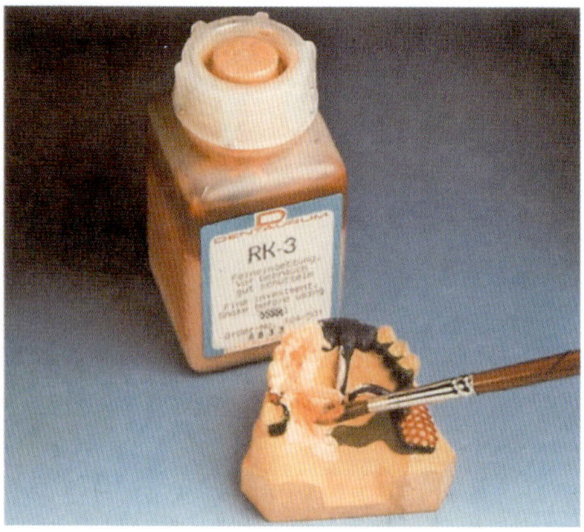

|그림 9-200| 매몰

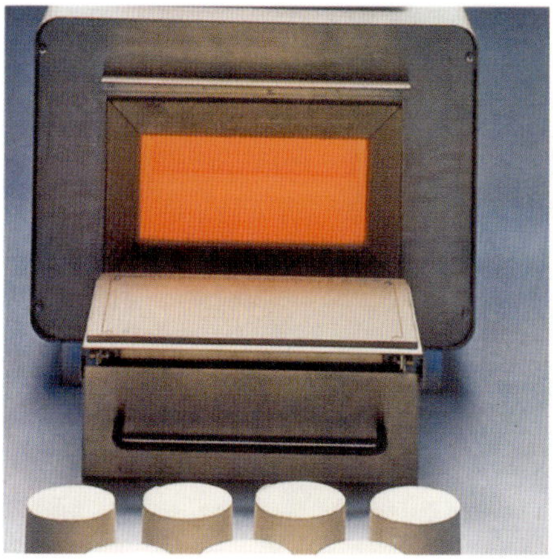

|그림 9-201| 소환

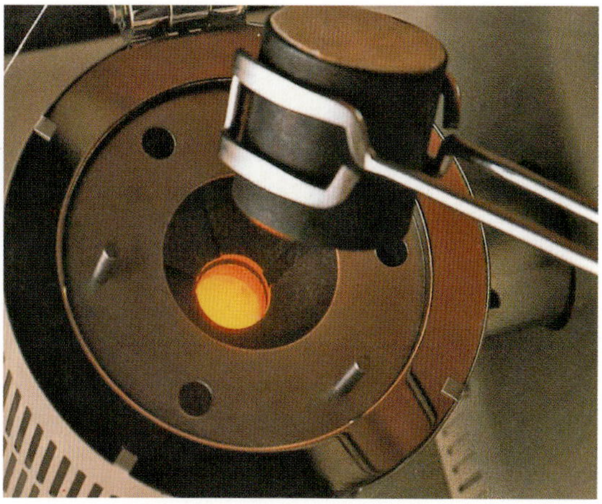

|그림 9-202| 주조기를 이용하여 주조

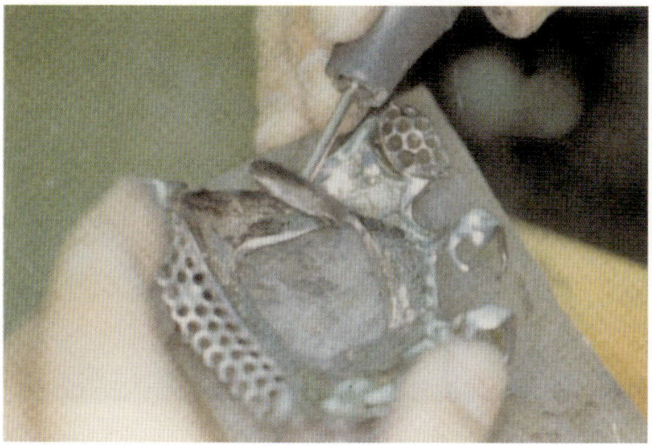

|그림 9-203| 주조된 금속구조물의 연마

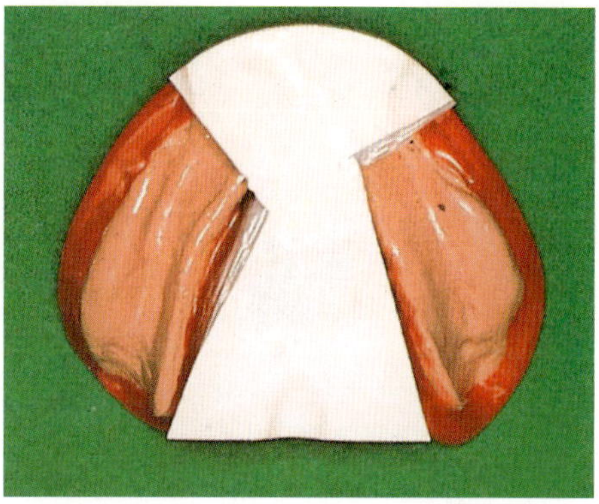

|그림 9-204| 기능인상을 채득한 후 기능 모형을 제작

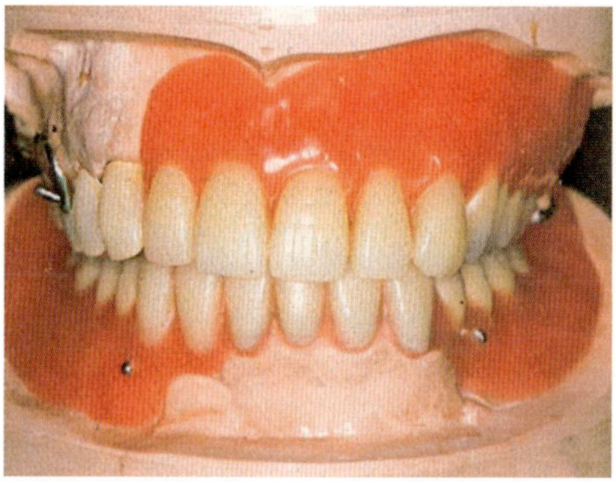

|그림 9-205| 인공치아 배열

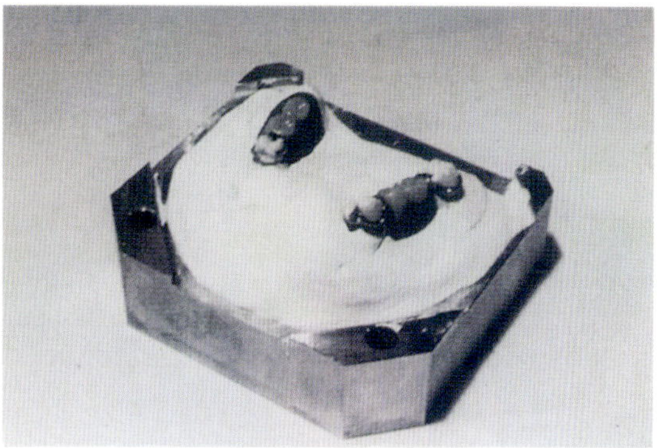

|그림 9-206| 매몰

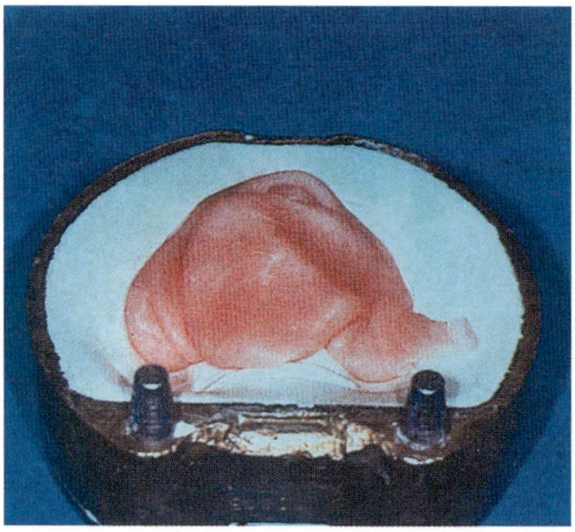

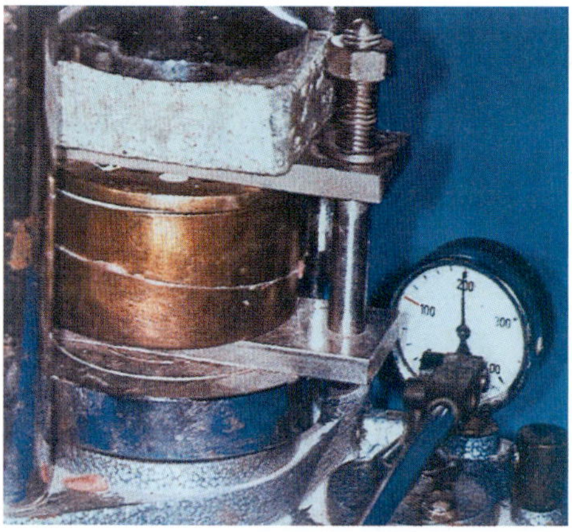

|그림 9-207| 왁스 제거 후 acrylic resin 전입

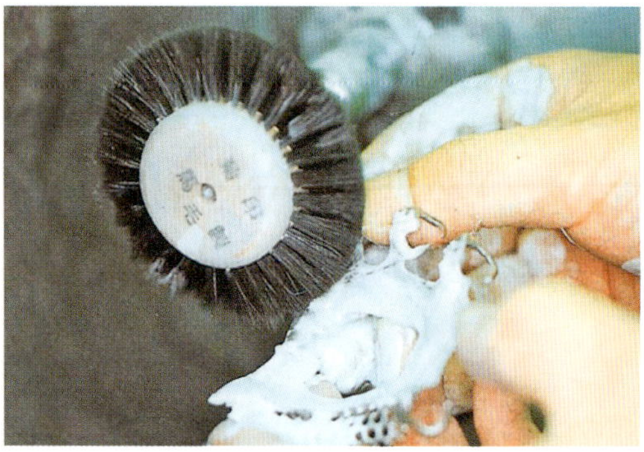

|그림 9-208| 의치 연마

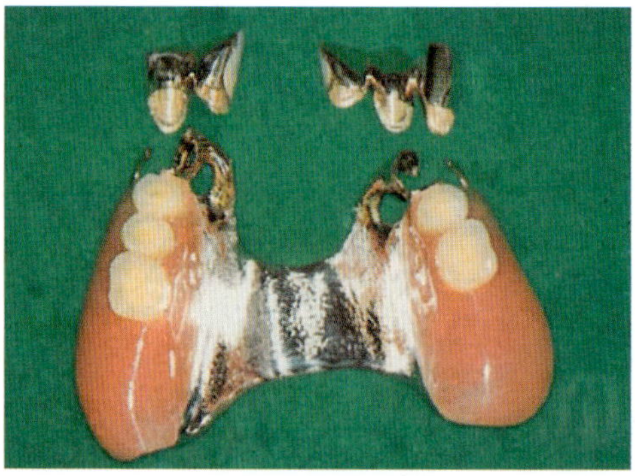

|그림 9-209| 완성된 국소의치

6. MAD(Manual Aided Design) & MAM(Manual Aided Manufac-turing) 작업과정

MAD/MAM 작업과정은 열쇠복제시스템과 유사하며 소결전 지르코니아를 이용하여 가공한다.

회복하고자 하는 보철물의 형태를 왁스나 레진으로 미리 제작한 후 지르코니아 블록에 수축상태를 고려하여 원래 사이즈보다 조금 더 크게 가공하는 형태로 수작업으로 대부분 이루어진다. 여러 회사들에서 다양한 제품들이 출시되고 있는데 이 장에서는 Zirkon-zahn ECO system을 이용하여 보철물을 제작하는 방법을 소개하고자 한다.

Build up 과정은 all-ceramics 과정과 동일하므로 이 장에서는 MAD/MAM을 이용한 지르코니아 코핑제작을 간단히 소개하고자 한다(그림 9-210 ~ 9-216).

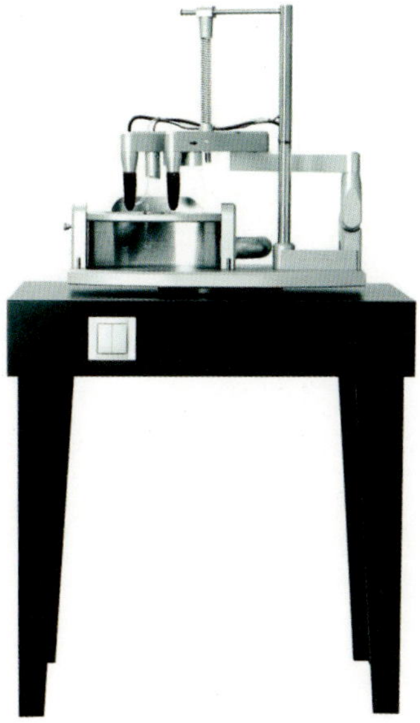

|그림 9-210| Zirkonzahn ECO system

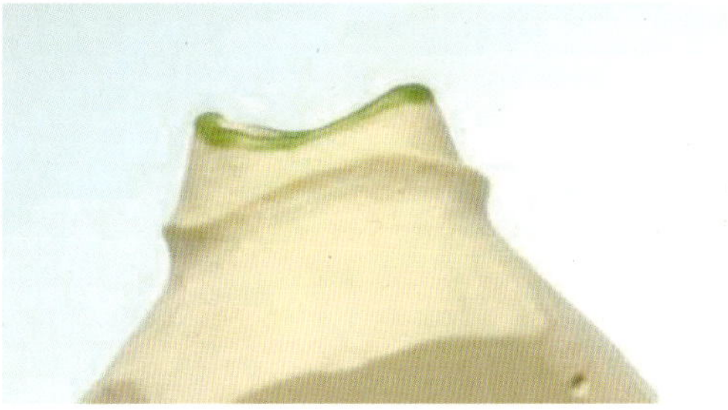

|그림 9-211| blockout

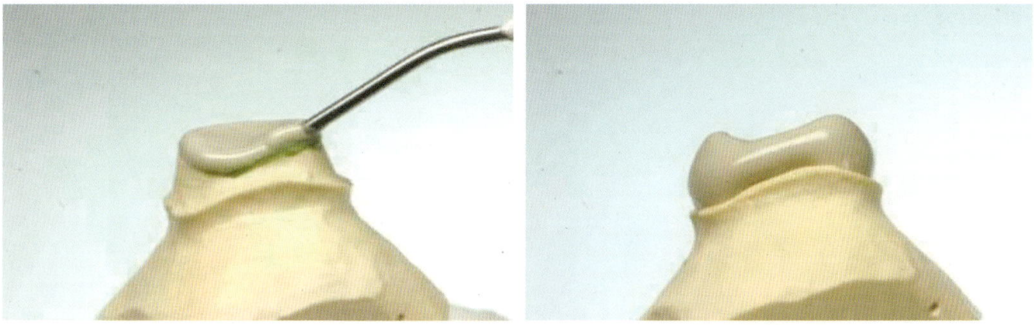

|그림 9-212| 왁스나 레진을 이용하여 치아나 코핑형성

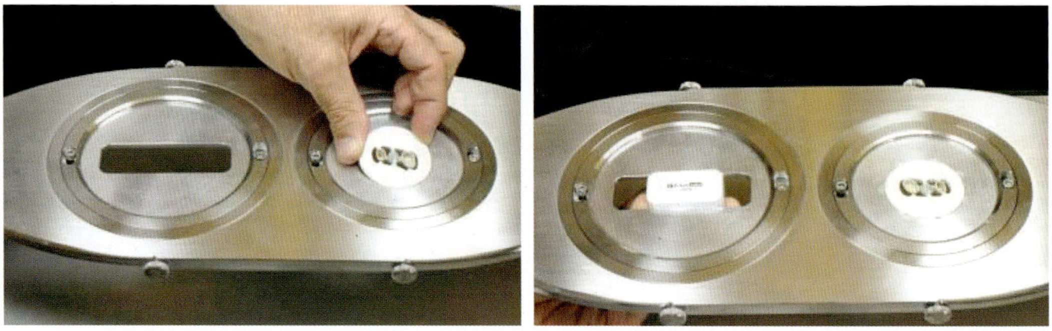

|그림 9-213| 밀링판의 오른쪽에 레진코핑을 위치시키고 왼쪽에 지르코니아 블록을 위치시킴

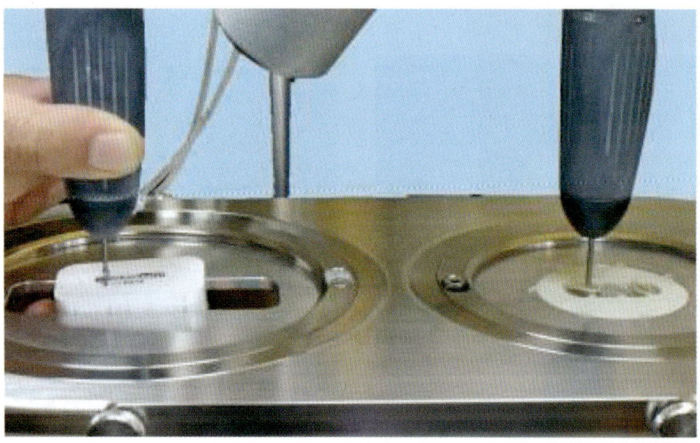

|그림 9-214| 오른쪽 핸드피스에는 reading bur, 왼쪽 핸드피스에는 milling bur를 위치시켜 밀링

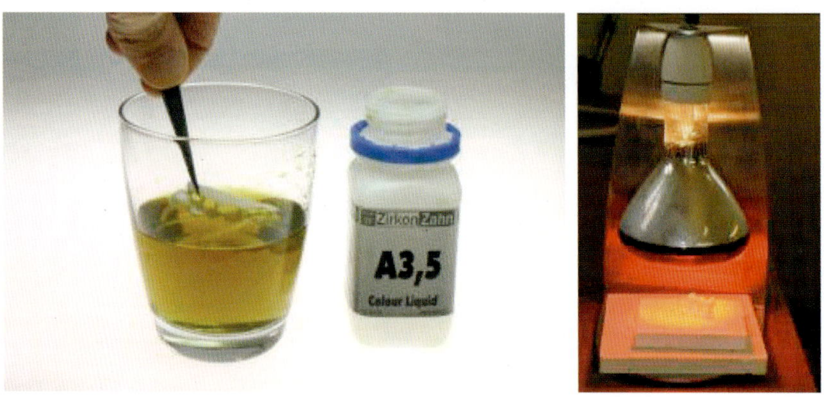

|그림 9-215| color liquid dipping & drying

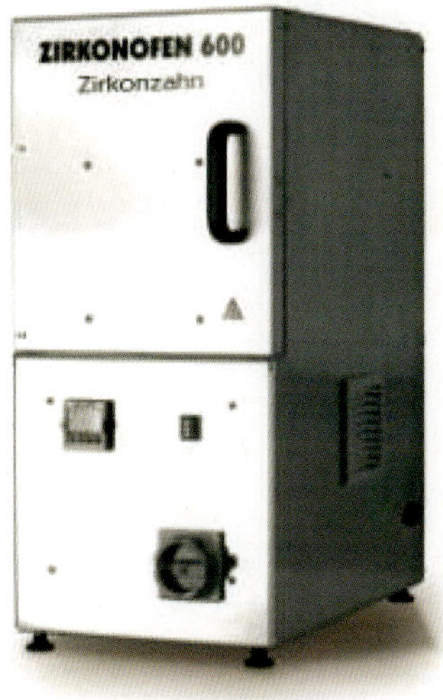

|그림 9-216| sintering

7. CAD(Computer Aided Design) & CAM(Computer Aided Manu-facturing) 작업과정

치아 모델을 3차원 스캐너를 이용하여 입력한 후 컴퓨터 상에서 설계 및 가공 하는 방식으로 기존의 수작업방식과는 차이가 있으며, 3D Scanner, CAD/CAM program, Milling machine, Sintering furnace 등으로 구성되어 있다. 현재 국내에는 20개 이상의 제품이 출시되어 사용되어지고 있으며 이 장에서는 Zirokozahn CAD/CAM(M5)를 이용한 작업과정을 소개하고자 한다(그림 9-217 ~ 9-222).

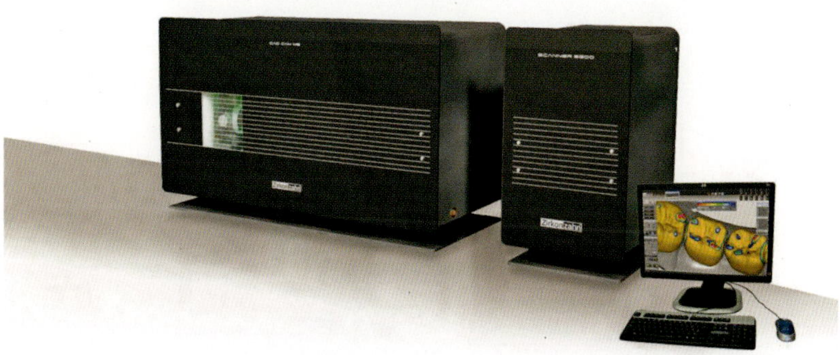

|그림 9-217| Zirkonzahn CAD/CAM(M5)

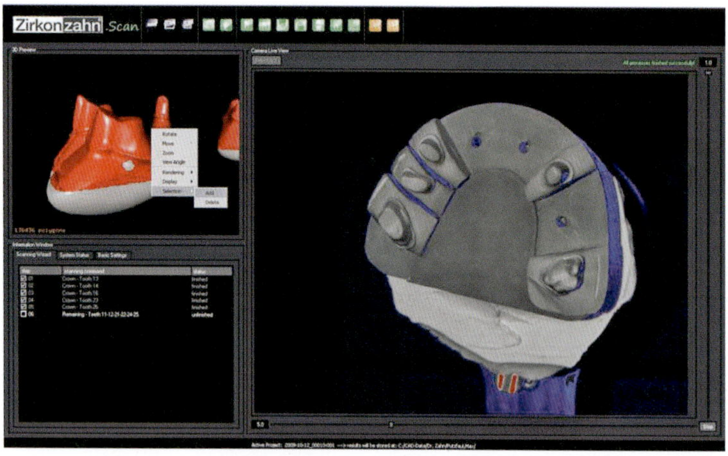

|그림 9-218| 3차원 스캐닝

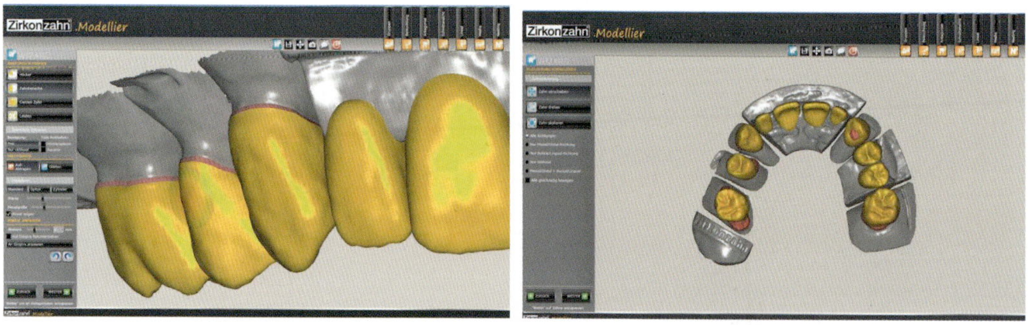

|그림 9-219| modeling(컴퓨터상에서 치아를 설계하는 과정)

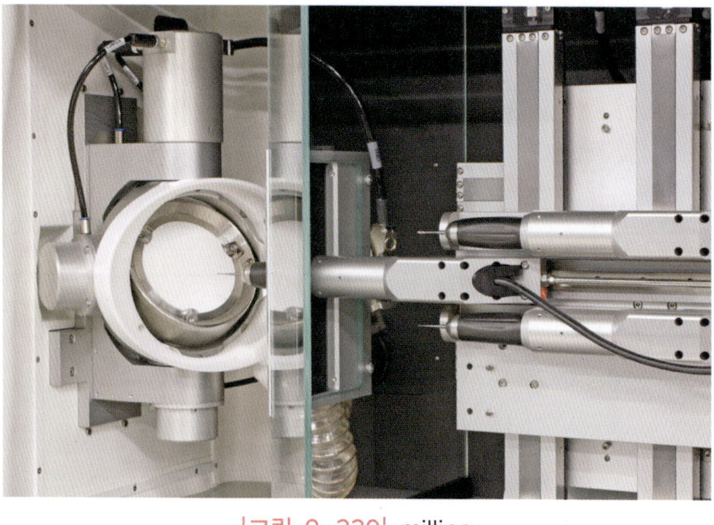

|그림 9-220| milling

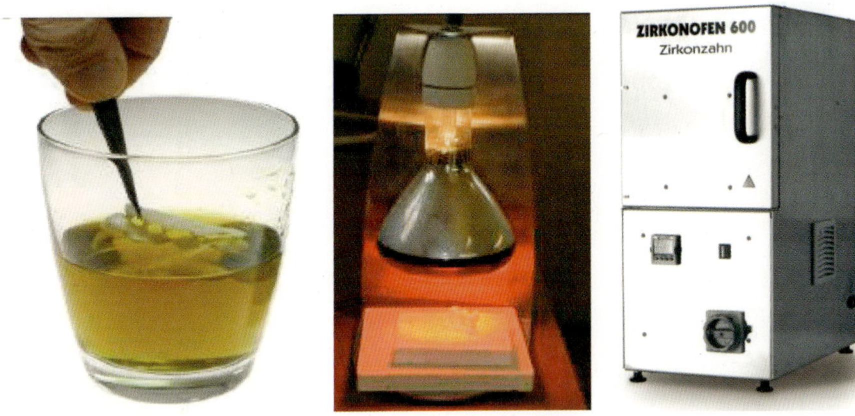

|그림 9-221| sintering

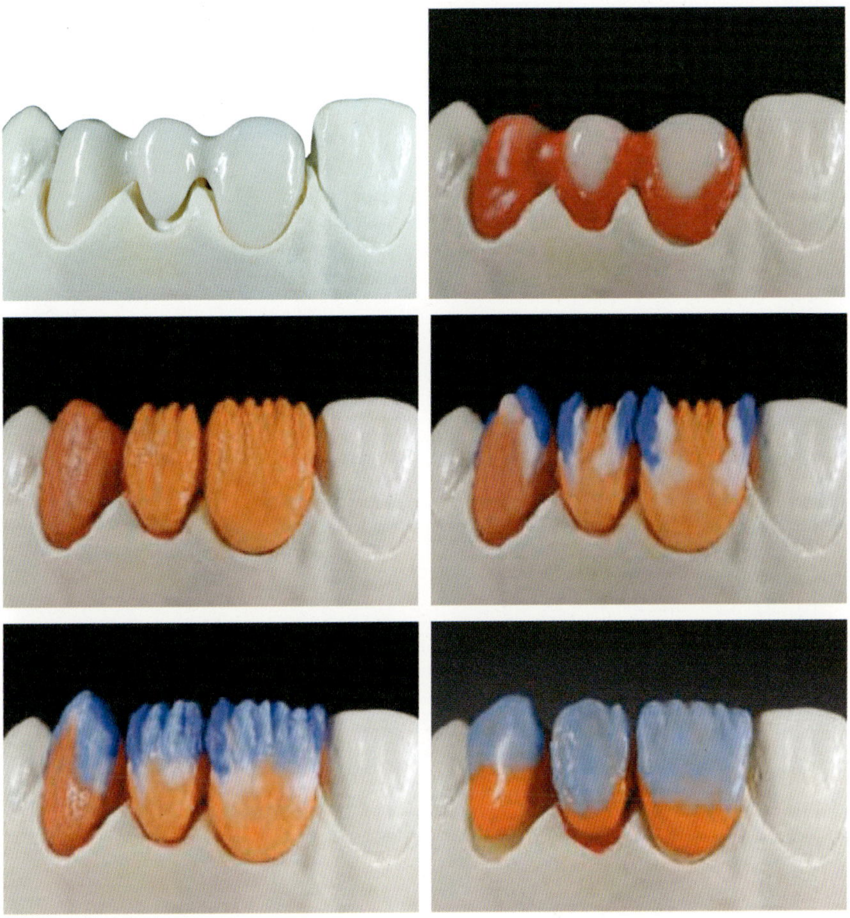

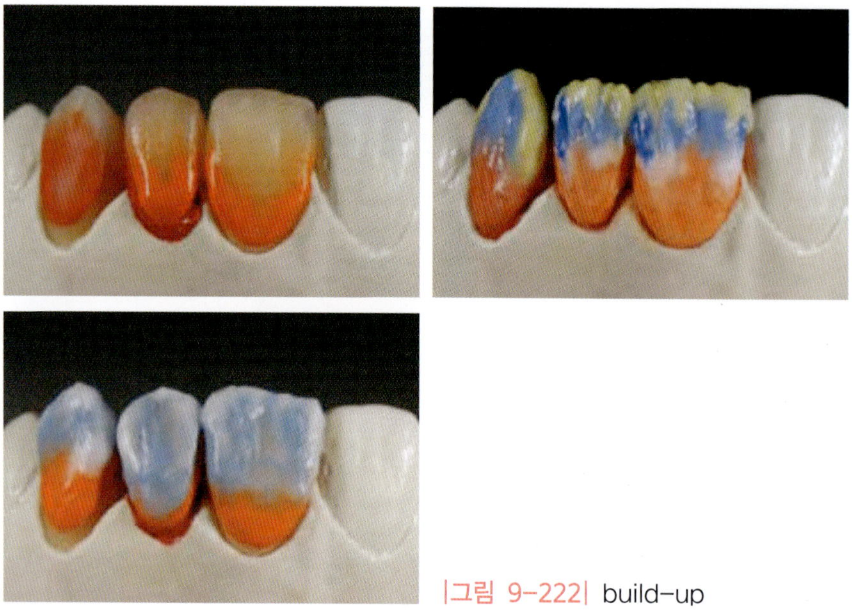

|그림 9-222| build-up

제10장 치과기공소의 작업환경

I 치과기공소의 작업환경

1. 치과기공소의 환경

치과기공 업무를 수행하는 장소는 치과기공소 또는 치과병원이나 치과의원 내에 시설된 치과기공실이다. 치과기공 업무는 주로 금속재료, 유기재료, 무기재료를 처리하여 치과보철물을 제작, 가공하는 일이다. 이러한 작업 공정으로 보아 치과기공 업무에 종사하는 인원 수, 작업장의 규모, 작업 종류의 차이는 있어도 일반 제조공장과 같다고 보면 된다. 그러므로 치과기공소나 치과기공실의 작업환경을 개선하여 작업 시 인체에 미치는 악영향을 사전에 예방하는 최선의 방법을 강구함으로서 건강하고 쾌적한 작업환경을 만드는 것이 무엇보다 중요하다.

치과기공소는 치과기공사의 업무의 현장이다. 그러므로 환경위생 상의 문제뿐만 아니라 업무환경의 문제도 치과기공소의 쾌적한 작업환경에 포함된다. 그러나 현실에 있어서는 법적 근거에 의한 명백한 규정은 따로 정해져 있지 않으므로 개설자인 치과기공사나 치과의사는 전문적인 지식에 따른 환경조건을 보강하여 작업장의 환경을 쾌적하게 만들어 작업의 능률을 향상시키고 치과기공사의 건강도 유지될 수 있도록 최선의 노력을 해야 한다.

다게하나쇼우지(竹花庄治, 1990)에 의하면 치과기공소의 구체적인 환경조건으로 첫째, 적당한 넓이를 갖추고 채광·환기를 충분히 하여 항상 청결을 유지시킨다.

둘째, 도재·주조·연마·중합·석고 작업 등을 할 장소는 별도의 작업실로 하거나 적당한 칸막이를 설치하여 사용하는 것이 좋다.

셋째, 전기·가스는 사용이 편리하도록 배선, 배관을 하고 화기를 사용하는 장소에는 방화 설비를 갖추고 소화 기구를 비치한다.

넷째, 급수, 배수 설비 시 석고 및 기타 오물을 오염시키지 않게 설치하여야 한다.

다섯째, 치과기공 작업에 사용하는 기계·기구는 작업 능률을 고려하여 설치한다.

여섯째, 치과기공 작업에 사용하는 재료·약품 등은 적절한 관리를 할 수 있도록 한다.

일곱째, 배기·배수·소음 등에 의한 환경오염의 방지에 항상 힘써야 한다.

여덟째, 식사·휴식을 위한 장소를 갖추어야 한다.

이상의 치과기공소의 환경조건은 치과기공소의 규모, 작업인원 수, 작업의 내용, 작업의 양에 따라 치이가 있으나 원칙적으로는 위와 같은 8개 항목을 정비하지 않으면 안 된다.

2. 치과기공소의 면적

치과기공소의 면적은 작업의 내용과 설비, 작업 인원 수, 작업자와 설비의 위치 등을 고려하여 업무 환경에 맞추어 결정하여야 한다. 그러나 치과기공 작업 시 정신적, 육체적 피해를 미연에 방지하여 쾌적한 분위기에서 작업을 할 수 있는 넓이가 필요하다.

인간과 기계의 위치적 관계를 설정함에 있어 가장 합리적인 노동 방법을 연구하고 조화시켜 최소의 노력으로 최대의 효율을 올리기 위해 인간공학적인 측면을 도입하여 비교적 좁은 공간 범위 내에서 치과기공소의 면적을 설정하는 방법과, 치과기공소의 오염도만을 고려하여 작업 능률이나 작업 내용·작업 인원 수 등을 배제한 되도록 넓은 작업 공간을 확보해 줌으로써 공기의 오염도를 줄이는 방법, 즉 환경적인 측면에서 면적을 설정하는 방법이 있다.

치과기공 작업을 위한 치과기공소의 면적은 작업자의 자연 동작에 필요한 공간과 치과기공 작업에 필요한 기계·기구·재료 등을 적재적소에 배치함으로서 작업 능률을 최대화 시킴과 동시에 치과기공소의 자연환경, 즉 공기의 오염도를 최소화 할 수 있는 전자와 후자를 복합한 종합적인 방법으로 결정하여야 할 것이다.

3. 치과기공소의 색채

인간은 색채의 세계에 살고 있기 때문에 심리적으로나 물리적으로 그 영향을 강하게 받고 있는 것은 당연하다. 따라서 치과기공소 내부의 색채는 심리적, 물리적 요소를 함께 고려하여 선택하는 것이 바람직하다.

치과기공소의 천정·벽·바닥의 색채는 조명의 효과와 깊은 관계가 있다. 천정의 색은 하루의 치과기공 작업에서 작업환경을 쾌적하게 하고 작업능률을 높이며, 보기 쉽고 눈의 피로를 덜어 주기 위해서는 반사율이 좋아야 하고, 눈이 부시지 않기 위해서는 광택을 없애야 한다. 백색, 상아색, 크림색, 황토색 등은 반사율이 80~90%로서 일반적으로 좋은 효과를 나타낸다.

벽의 상부는 천정이나 창문과 대조가 심하지 않은 것이 좋으며 청색을 띤 녹색, 황토색, 회색, 남색 등을 사용하고 광택을 없앤다. 벽의 하부나 벽판(wainscoting)은 벽의 상부보다는 어두운 색으로 하나, 대조가 심하지 않게 중등도의 명도를 가진 녹색, 황토색, 회색, 남색 등을 사용하는 것이 좋다.

바닥은 반사율을 15~30%로 하는 것이 좋으나 너무 어두운 색은 좋지 않다.

일반적으로 위에서 아래로 내려올수록 반사율이 적은 것을 선택한다. 이것은 색채에 의하여 일정한 생리적 반응이나 심리적 반응을 나타내고 안정감을 갖게 되며 작업 능률이 높아진다. 교실, 진료실, 사무실 등 차분한 분위기에서 작업을 하는 곳은 이 원칙에 의하여 천정, 벽, 바닥의 배색을 이용하며 치과기공사는 작업 내용으로 보아 신체적 피로보다는 심적 피로가 많은 직종이기 때문에 치과기공소의 색채에 대하여 충분히 고려하여야 할 사항이다(표 10-1).

사무실의 색채를 적절하게 조절하면 밝기의 증가, 생산의 증가, 작업의 질적 향상, 피로의 경감, 노동재해의 감소, 작업의욕의 향상, 정리·정돈심의 향상, 윤택한 마음, 기계에 대한 애호심, 윤리와 도덕심의 향상, 복장 및 신체의 청결, 식욕의 증진 등의 효과를 기대할 수 있다.

|표 10-1| 작업장의 효과적인 반사율(%)

구분	반사율
천 정	80 %
벽	60 %
의 자	35 %
기계, 설비	25~30 %
바 닥	15~20 %

4. 치과기공소의 조명

인공적인 생산과 그것을 소비하면서 살아가는, 날로 복잡해지는 현대 사회에서 인공적인 빛에 의한 환경조성 문제도 도외시 할 수 없다. 조명의 목적은 밝기를 얻기 위함과 빛을 유효하게 이용하여 인간생활이나 활동을 돕기 위함이다.

인간은 모든 정보의 80%를 눈을 통하여 받아들인다. 그러나 필요량에 최소한의 조명은 단지 물체를 볼 수 있지만 치과기공물은 비교적 그 부피가 작고 정밀하며 또한 미묘한 색상을 판별하지 않으면 안 되므로 세심한 주의가 필요한 작업 중의 하나이다. 그러기 때문에 적절한 조명조건을 갖추지 않으면 눈의 피로는 물론 정신적, 육체적 피로를 일으킨다.

채광은 자연광과 인공조명으로 구분되며 자연광이 인공조명보다 훨씬 좋으나 일상 작업 환경에서 충분히 활용하지 못하는 경우가 많다, 바닥과 창문 면적을 측정하여 바닥 면적 대비 창문 면적이 1/3 이하이면 자연광을 충분히 이용하지 못하고 있다는 증거이다. 그러나 야간에는 인공조명에 의해 작업이 이뤄지며 낮일지라도 치과기공소가 주로 실내에 위치하므로 일기가 나쁘거나 실내에 자연광이 채광되지 않을 때에는 인공조명에 의존하지 않으면 안 된다.

인공조명에서는 램프의 위치와 조사 방향을 변경하면 광량을 증가시키지 않고도 시계도를 증가시킬 수 있다. 보편적으로 램프의 위치는 어깨의 상부가 좋으며 그림자가 생기면 눈은 주위의 광선에 적응하기 때문에 일을 하기가 어렵다.

작업조명은 실내 조도와 작업 조도가 연관되므로 그 차가 크면 오히려 눈의 피로를 초래하여 작업능률을 저하시킨다. 조도에 대하여는 어느 정도가 적당한지는 분명치 않으나 타 업종과 비교 시(표 10-2) 치과기공소의 전체 조도 단계는 150~300 lx로 유지시키며 작업 부위의 조도는 최소 600 lx 이상으로 설정해야 한다.

|표 10-2| 조명학회 용도별 조도

작업 장소	조명강도
복도, 계단	50 ~ 150 (LUX)
화장실, 휴게실	100 ~ 200 (LUX)
사 무 실	500 ~ 750 (LUX)
회 의 실	300 ~ 750 (LUX)
제 도 실	500 ~1000 (LUX)

치과기공소의 조명은 자연광과 인공조명을 조화시키고 실내 조도를 고려하여 작업 조도의 균형을 맞출 수 있어야 하고, 작업 조도는 평상 시 일정한 조도 조건을 유지하고 때에 따라 변화시킬 수 있는 것이 좋다. 인공조명원은 성능이 좋고 휘도(luminance)가 높지 않은 것으로 반사판을 이용하여 조도를 올리면 더욱 좋으며, 가급적 태양광에 가까운 것이 이상적이다.

번쩍임이나 광택이 있는 그림을 벽면에 걸지 않도록 하는 것이 좋다. 이로 인한 조명의 반사는 눈부심이 생기거나 섬세한 색상 재현 시 영향을 미친다. 치과기공물의 내용에 따라 필요 시 조명을 증폭시킬 수 있도록 작업대에 부분 조명을 설치하여 활용한다.

이와 같이 업무와 작업에 맞는 적절한 조명을 설치하였을 경우, 사고나 상해를 방지할 수 있고, 작업에 의한 피로를 방지할 수 있으며, 시력을 보호할 수 있다. 또한 쾌적한 작업환경을 조성할 수 있고, 정리정돈을 하기가 용이하며, 근로의욕을 고취시킬 수 있다. 아울러 물건을 쉽게 파악할 수 있으며, 정확한 작업할 수 있고, 작업속도가 증대될 수 있으며, 제품의 질과 양의 향상을 꾀할 수 있는 등 많은 부분 효율성을 보장할 수 있다..

5. 치과기공소의 공기

치과기공소의 공기는 작업의 진행에 따라 더욱 악화되어진다. 공기 오염의 정도는 외부와의 환기가 되지 않으면 공기 중의 온도 및 습도는 높아지고 먼지나 세균의 수는 더욱 증가하게 되고 냄새도 강해진다. 일반적으로 치과기공소의 작업공정으로 볼 때 소환(burn out), 주조(casting), 산세척(pickling) 시에 발생하는 유해가스와 금속 연마(polishing) 시에 발생하는 먼지 속에 포함된 니켈-크롬합금, 크롬-코발트합금, 카드뮴 등의 중금속과 합성수지(acrylic resin)의 주성분인 methyl methacrylate 휘발에 의한 공기 오염은 치과기공사의 건강장애를 가져올 수 있다.

공기오염의 기준으로 CO_2는 비교적 용이하고 정확하게 측정되기 때문에 공기의 오염도를 보는데 사용되고 있다. CO는 공기 중에 존재하지 않으나 어떤 물질이 연소할 때 발생하며, 독성이 강하여 급성 중독을 일으킬 수도 있다. 치과기공 작업 시 작업 위치에서 CO_2량을 측정한 결과 CO_2의 허용량인 0.1%를 초과하였다는 보고가 있으며, 또한 CO에 대하여도 왁스의 연소, 주조, 금 산욕 시에 그 허용량인 0.01%를 초과하였다는 보고가 이웃 일본에서도 있다(표 10-3).

|표 10-3| 치과기공 작업 시 발생하는 CO_2, CO량

측정항목	CO_2(%)	CO(%)
도치배열	0.14	0.008~0.011
왁스연소	0.12~0.37	0.016~0.258
주조	0.22	0.014~0.183
납착	0.20~0.30	0.007~0.198
산욕	0.32~0.38	0.013~0.175

森本 其 職業衛生學

한편, 치과기공소의 공기 중 먼지는 치과기공물의 제작과정 중에 발생하며 특히 연마과정 중에 발생하는 분진은 합성수지, 도재, 석고, 금속 등의 잔재물이 포함되어 있기 때문에 실내공기를 오염시켜 건강장애를 일으킨다.

공기 중 먼지 수는 공기 1 ml 중 400일 때가 허용농도이다. 치과기공용 선반(lathe)에 muslin wheel과 brush wheel로 의치를 연마할 때 발생하는 분진은 허용치를 훨씬 넘었다(그림 10-1, 10-2). 이상과 같이 CO_2, CO, 치과재료 분진이 치과기공소 내 공기를 오염시키기 때문에 환기를 충분히 하여야 한다.

환기 방법은 자연통풍에 의한 자연 환기와 기구를 이용한 인공 환기법이 있다. 치과기공소는 작업의 특수성에 의해 열, 가스, 먼지가 다량 발생하므로 자연환기만으로 충분치 못하여 인공 환기장치를 사용하는 것이 바람직하다. 인공 환기장치도 치과기공 업무에 따라 흡진장치를 이용하여 실외로 배출시키는 배기장치와 치과기공 업무 중 작업대 근처에서

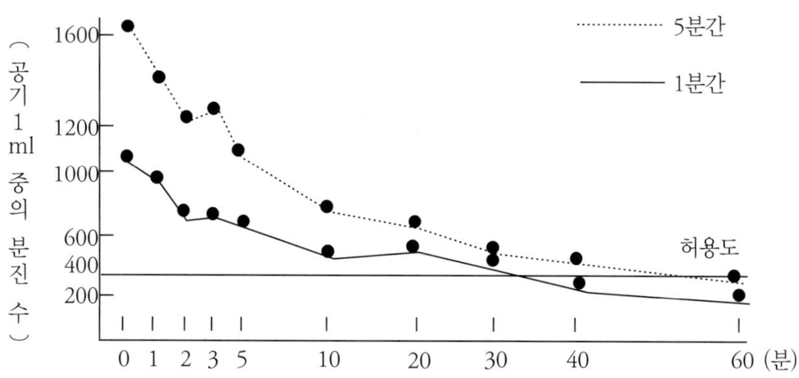

|그림 10-1| 치과기공용 선반으로 의치를 연마하였을 때 발생하는 분진 수(muslin wheel 사용 시)

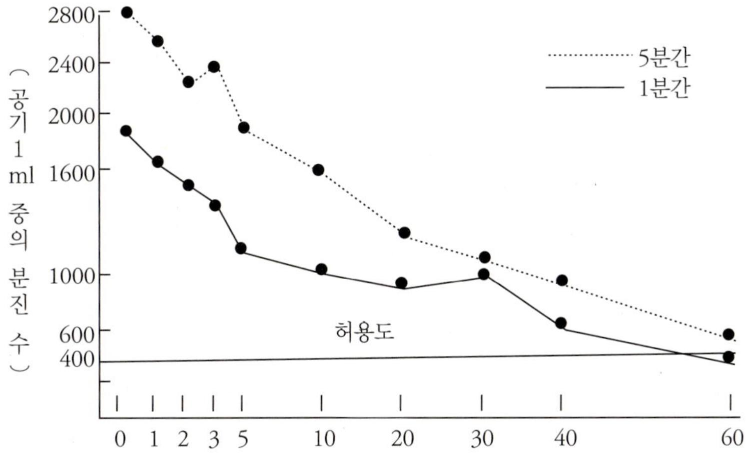

|그림 10-2| 치과기공용 선반으로 의치를 연마하였을 때 발생하는 분진 수(brush wheel 사용 시)

발생하는 유해 물질이나 가스는 필터가 부착된 개인용 흡입기를 이용하여 효과적으로 제거해야 한다. 또한 작업자는 작업의 종류에 따라 보호 안경이나 방진용 마스크를 착용하여 개인의 건강을 지키는 것이 바람직하다.

치과기공소 내의 공기는 환기에 의해 조절되며, 환기는 공기의 오염을 방지할 뿐만 아니라 실내의 온도 및 기류를 조절하는 역할도 한다. 치과기공소의 온도는 개개인의 감각온도에 따라 차이가 있으나 일반적으로 하절기에는 21±2℃이며 동절기에는 18±2℃가 가장 적당하다.

6. 치과기공소의 소음

소음이란 불규칙하게 뒤섞여 불쾌하고 시끄러운 소리라 정의하고 있다. 그 요소는 생리적, 심리적으로 장애를 일으킬 수 있는 음으로 규정하고 있다.

또한 소음은 다른 환경공해와는 달리 '불쾌하다', '시끄럽다' 등으로 판단하는 주관적 심리 양에 관계함으로써 동일한 음압을 가진 소리라 할지라도 개인차가 매우 크며 동일인일지라도 장소와 때에 따라서 다르게 호소하여 그 평가 기준은 대단히 모호하다.

국제표준기준(International Standards Organization)에서 정한 소음의 한계치를 보면 병원, 가정, 교회, 도서관 주변은 40 dB이면 적당하고 50 dB 이상이면 전화통화를 하기 곤란하며, 60 dB 이상이면 시끄럽고, 70 dB 이상이면 대화에 방해를 준다고 한다. 한편,

일본에서는 80 dB 이상의 커다란 음, 음색이 불결한 음, 사고나 수면을 방해하는 음, 대화나 전화통화를 방해하는 음을 소음이라 규정하고 있다.

치과기공소의 소음은 주로 작업공정 중 연마과정에서 치과기공용 모터(moter), 치과기공용 선반(lathe) 등의 회전 기구와 집진기를 사용할 때 발생하는 음이 주를 이룬다. 최근에는 기재의 발달로 소음이 적은 기구들을 사용하고 있어 별로 문제가 되지 않는다는 보고도 있으나, 소음으로 인하여 치과기공사들은 심리적, 정신적으로 많은 영향을 받을 수 있으므로 치과기공소의 작업환경 관리에 보다 많은 관심과 소음 발생의 소지를 줄일 수 있는 대책이 강구된다.

7. 치과기공소와 환경오염

치과기공소에서는 배기장치에 의한 가스, 연기 및 분진의 배출과 배수에 의한 산(acid)이나 금속편, 석고 등의 이물질의 유출과 냄새 및 소음이 있게 된다. 폐기물도 특수하여 일반 제조공장과의 차이는 있지만 환경을 손상하는 요소를 가지고 있다.

이러한 오염요소에 대하여 배기분진에 대하여는 흡진장치, 배기가스에 대한 대책으로는 환경오염방지 기구나 고층으로 굴뚝을 설치한다. 산이나 이물질 및 냄새는 배수관(trap)을 설치하고 소음에 대하여는 방음 설비를 설치한다. 일상으로 하는 청소 외에 정기적으로 대청소를 하여 폐기물은 밀폐된 용기에 넣어 정해진 장소에 버리는 등 관리상의 주의를 요한다.

제 11 장 치과기공소의 운영

일반 업체의 운영상태가 발전과 퇴보를 반복하는 사업순환인 반면 치과분야의 사업은 사업성장의 기회가 매우 높다. 그러나 성공에 대한 기회는 치과기공사로서의 이론적 지식과 숙련된 기술, 치과보철물의 제작에 필요한 재료의 정확한 사용방법 및 기구의 구입상태, 새로운 지식을 습득하기 위한 학구적 열의와 치과기공소를 운영하는 경영방법 등에 크게 영향을 받는다.

1. 치과기공소의 운영 형태

치과기공 업체의 형태에는 개인소유, 합자회사 및 주식회사 등이 있다. 개인소유의 형태는 가장 오래되고 보편적인 형태로서 한 사람이 사업을 소유, 경영하는 것으로 이러한 형태의 사업은 경영하는데 있어서 특별히 법률적으로 요구되어지는 것은 없다.

개인이 독립 업체를 운영한다는 것은 자기 자신이 운영의 장이 된다는 성취감과 재정적 독립을 이룬다는 만족감을 얻을 수 있는 반면 사업체의 성장을 이루기 위하여 열의와 능력을 갖춘 치과기공사를 채용해야 하는 점과 재료와 기구의 구입 및 치과기공 업체를 운영하면서 나타나는 정신적, 육체적, 피로감 등 여러 가지의 부담을 안고 있다. 또한 소유자는 필요한 자본을 공급하고 장비를 구입하여 경영을 책임짐으로써 사업 자산에 대한 권리가 부여되어 여기에서 발생되는 모든 이윤을 소유하게 되는 것과 동시에 손실로 인한 부채가 발생되었을 경우 이를 떠맡게 되므로 치과기공소의 운영에 관한 개인적 부담감을 가져야 한다.

합자회사는 둘 혹은 그 이상의 사람이 자산이나 근로 또는 그 둘을 합치겠다는 계약이나 동의에 의해 만든 회사로서 이윤을 위해 동업의 형식을 취한다고 할 수 있다.

주식회사는 치과기공 업체에서는 흔하지 않은 형태이나 최근 몇 년 전부터 꾸준히 검토되어지고 있는 형태로 일부 몇몇 업체에서 합병 형식으로 시범적으로 운영하고 있다.

2. 치과기공소의 개업

치과기공 업체를 소유하는 방법에는 크게 두 가지의 방법이 있다. 하나는 사전에 완전히 개설되어 있는 업체를 매입하는 방법과 처음부터 개설하는 개업 방법으로 그 중 어느 방법이 좋다고는 말할 수 없다.

1) 매입

이미 개설이 되어 성공적으로 운영을 하고 있는 치과기공소를 매입한 경우, 매입자가 전임자와 동일한 조건의 자격을 갖추고 있다고 볼 수 없기 때문에 그 치과기공소가 미래에도 성공적으로 운영된다고 볼 수는 없다. 치과기공 업체의 운영은 관리자의 전문기술, 경영지식 및 인간관계, 고용되어 있는 치과기공사의 기술 등과 같은 복합적인 상황에 상당한 영향을 받기 때문이다.

그러나 기존의 치과기공소를 매입하는 경우는 개설을 하기 위한 준비과정이 대부분 생략되고 매입 전의 업체 이미지가 연계되어 거래업체(치과의사)에게 긍정적인 이미지를 심어주는 시간이 절약되는 등 홍보를 위한 시간이 절약된다는 장점이 있는 반면, 기존의 치과기공소가 거래업체에게 나쁜 인식이 심어져 있을 경우에는 이를 변화시키는데 많은 시간과 노력이 필요하다.

또한 치과기공소 내의 설비, 장비, 소모품 혹은 비소모품, 인력 구성원의 조건이 운영자의 생각과 차이가 있을 경우 많은 시간과 노력이 필요하기 때문에 대부분의 경우 개설 초기에 오는 경제적, 정신적인 부담감을 갖더라도 독자적인 개설을 하고 있다.

2) 개설

독자적인 개설 시 치과기공소 운영에 있어 성공과 실패를 할 수 있다. 실패의 경우는 여러 가지의 원인이 있을 수 있으나 그 중 개설 시 부적절한 조사와 분석에 의해 나타날 수도 있다. 그러므로 이러한 위험을 최소화하기 위해서 운영자는 사전에 개설하고자 하는 치과기공소의 위치, 장비구입 및 치과기공소 운영에 관한 철저한 조사와 분석이 필요하다.

(1) 치과기공소 개설에 필요한 서류

의료기사 등에 관한 법률 시행규칙[2019.09.27] 제12조 3항, 4항의 규정에 의하여 치과기공소를 개설하려는 사람은 별지 제4호서식의 치과기공소 개설등록 신청서에 시설 및 장비 개요서를 첨부하여 특별자치시장·특별자치도지사·시장·군수·구청장(자치구의 구청장을 말한다. 이하 같다)에게 제출하여야 한다.

1. 개설자 및 종사할 치과기공사의 면허증 사본(면허증 원본을 제시하는 경우에는 담당자의 확인으로써 이에 갈음할 수 있다)
2. 치과기공소 개설등록신청서(표 11-1)
3. 시설 및 장비 개요서

그리고 치과기공소의 인정을 받을 수 있는 자는 다음과 같은 요건을 갖추어야 한다.

1. 개설자 또는 관리자가 치과의사 또는 치과기공사(다만 개설자 또는 관리자가 치과기공사인 때에는 지도치과의사를 정하여야 한다)이어야 한다.
2. 다음에 해당되는 장비를 갖추고 있어야 한다.
    1) 치과기공용 선반(lathe) : 1대 이상
    2) 전산설계(CAD/CAM), 삼차원(3D)프린터 또는 주조기 : 1대 이상
    3) 치과기공용 모터(moter) : 2대 이상
    4) 치과기공용 컴프레서 : 1세트 이상
    5) 치과용 프레스(press) : 1대 이상
    6) 전기로(furnace) : 1대 이상
    7) 도재로(porcelain furnace) : 1대 이상
    8) 초음파세척기(ultrasonic cleaner) : 1대 이상
    9) 평행측정기(surveyor) : 1대 이상

|표 11-1|

■ 의료기사 등에 관한 법률 시행규칙 [별지 제4호서식] 〈개정 2016. 11. 30.〉

치과기공소 개설등록 신청서

※ 바탕색이 어두운 난은 신청인이 적지 않습니다.

접수번호	접수일	처리기간: 3일

치과기공소	명칭		
	소재지	연락처 (전화) (팩스)	
개설자	성명	생년월일	
	주소		
	면허 종류	면허번호	

「의료기사 등에 관한 법률」 제11조의2제3항 및 같은 법 시행규칙 제12조의3제1항에 따라 위와 같이 치과기공소 개설등록을 신청합니다.

년 월 일

신청인 (서명 또는 인)

특별자치시장 · 특별자치도지사 · 시장 · 군수 · 구청장 귀하

신청인 제출서류	시설 및 장비 개요서 1부	수수료 : 조례로 정함
담당 공무원 확인사항	1. 개설자가 치과의사인 경우 치과의사 면허증 2. 개설자가 치과기공사인 경우 치과기공사 면허증	

행정정보 공동이용 동의서

본인은 이 건 업무처리와 관련하여 담당 공무원이 「전자정부법」 제36조제1항에 따른 행정정보의 공동이용을 통하여 위의 담당 공무원 확인사항을 확인하는 것에 동의합니다.

* 동의하지 않는 경우에는 신청인이 직접 관련 서류를 제출하여야 합니다. 다만, 신청인이 면허증 원본을 제시하는 경우에는 담당 공무원의 확인으로 서류 제출을 갈음할 수 있습니다.

신청인 (서명 또는 인)

처리 절차

신청서 작성	→	접수	→	서류 검토	→	현장 확인	→	기안 · 결재	→	개설등록증 발급
신청인		처리기관 (특별자치시 · 특별자치도 · 시 · 군 · 구)		처리기관 (특별자치시 · 특별자치도 · 시 · 군 · 구)		처리기관 (특별자치시 · 특별자치도 · 시 · 군 · 구)		처리기관 (특별자치시 · 특별자치도 · 시 · 군 · 구)		처리기관 (특별자치시 · 특별자치도 · 시 · 군 · 구)

210㎜×297㎜(백상지 80g/㎡)

10) 진동기(vibrator) : 1대 이상
11) 모형 삭성기(model trimmer) : 1대 이상
12) 샌드기(sand blast machine) 1대 이상
13) 진공매몰기 1대 이상

이상의 신청서에 의해 치과기공소가 인정된 경우 시장·군수·구청장은 인정서를 교부하여야 한다.

또한 치과기공소 개설자는 폐업을 하거나 개설 장소·지도치과의사 또는 종사하는 치과기공사를 변경할 때에는 지체 없이 치과기공소 인정서나 종사 치과기공사 변경 시 면허증 사본 1부(면허증을 제시하는 경우에는 담당자의 확인으로서 이를 갈음할 수 있다)를 첨부하여 시장·군수·구청장에게 신고하여야 한다.

치과기공소를 양수한 자는 신고서에 인정서, 면허증 사본 및 양도·양수 사실을 증명하는 서류를 갖추어 지체 없이 시장·군수·구청장에게 신고하여야 한다.

(2) 치과기공소 위치와 설비

올바른 치과기공소의 위치 결정은 치과기공소를 개설하기 전에 생각해야 할 중요한 요소이다. 좋은 조건에 위치된 치과기공소는 더욱 높은 이윤을 얻을 수 있으며 오랫동안 존재할 수 있는 기회를 얻을 수 있으므로 위치를 선정할 때에는 다음과 같은 요소들을 신중하게 고려해야 한다.

1. 지역 내의 치과의원과의 근접성
2. 도보로 가능한 지역 내의 치과의원의 수
3. 대중교통의 활용도
4. 치과재료상사 및 연관 업체와의 근접성
5. 소속될 건물의 적당함과 상태
6. 현재 이용 가능한 공간의 면적과 공간 확장의 가능성
7. 치과기공 작업을 위한 물이나 전기의 구조 상태와 먼지 집진기와 같은 설치물의 설치 가능성
8. 임대 기간 및 임대비용
9. 주차 시설

이러한 요인들을 충족시켜 줄 수 있는 치과기공소의 위치를 결정하기 위하여 주위의 의견도 충분히 고려하여야 하나 최종적인 결정은 소유자의 책임이므로 사전에 충분히 조사, 분석하여야 한다.

치과기공소 운영 시 보이지 않는 많은 비용 중 하나는 치과기공물과 치과기공물 제작의뢰서를 받으러 가는 것과 완성된 치과기공물을 배달하는데 드는 비용이다. 만일 치과기공물을 받으러 가거나 배달을 위해 치과기공소의 위치 상 자동차나 전철과 같은 운송수단을 이용한다면 시간과 경비의 효율적인 관리가 어려워지기 때문에 가급적 거래를 위한 치과병원은 근거리에 위치할수록 유리하다.

또한 대부분의 치과기공소는 특별히 치과기공소를 위해 설계된 건물이 아닌 일반건물에서 운영이 시작된다. 그러므로 그 건물은 치과기공소를 운영하고 치과기공 업무를 행하기 위한 충분한 공간이 있어야 한다.

공기청정기와 좋은 조명시설 등은 치과기공사의 건강과 사기 진작 또는 더욱 좋은 치과기공물 제작과도 깊은 연관이 있다. 또한 치과기공물 연마 시에는 석고, 수지 및 금속과 같은 다양한 입자들이 분진으로 발생하며 이러한 입자들을 방치할 경우 공기 중에 떠도는 분진이 협소한 치과기공소 내의 작업실 바닥에 침전되어 치과기공사의 건강은 물론 작업환경에도 영향을 미쳐 작업의 효율성이 떨어진다. 그러므로 이러한 입자들을 충분히 흡입하여 여과할 수 있는 집진시설을 위한 공간이 충분히 확보되어져 있어야 한다.

치과기공소에서 주로 사용하는 소환로(furnace), 모형건조기(dry oven), 가스주조기(casting machine) 및 의치상 중합기(curing unit) 등과 같은 기구에서는 가스 및 열이 발생하기 때문에 이러한 장비들은 외부로 가스를 배출할 수 있도록 배출기를 설치해야 하고 관련 기구나 소모품 등은 쉽게 찾을 수 있게 가까운 위치에 배치해야 한다.

조명은 치과기공소 내의 천정에 설치된 조명 장치물도 필요하지만 개인 조명장치를 제공해 줌으로써 작업의 효율성을 증가시킬 수 있다. 보통 건물에 설치된 전기배선은 조명장치나 공기청정기 사용에는 가능하지만 고주파 주조기, 전기로, 집진기 및 치과기공용 모터와 같은 전기의 소모량이 많은 장비에는 적당하지 않으므로 치과기공소에서 요구되는 전기배선을 고려하여 특별히 설치해야 한다.

치과기공소 설비 중 세심한 신경을 써야 할 부분 중 하나는 상하수도 관계이다. 치과기공물 제작 시 작업상 사용되는 재료 중에는 물과 혼합되어 경화되는 재료들이 몇 가지 있다. 그 중 대표적인 것으로 모형 제작 및 모형 부착에 주로 사용되고 있는 석고나 경석고,

납형을 매몰할 때 사용되는 매몰재 등이 있고, 모형 삭성(model trimming) 시에는 석고 혼합물이 물과 같이 배출되어 침전물이 생성되므로 사용하고 남은 여분의 재료들이 배수구로 흘러 들어가지 않도록 세심한 주의가 필요하다. 간혹 이러한 물질들이 잘 수거되지 않고 부분적으로 배수구를 통하여 유입되는 경우 배수구관 주변에 석고 등이 부착되거나 잦은 배출로 인하여 누적된 잔사에 의하여 원활한 배수가 곤란해지고 심할 경우에는 배수구가 막혀 치과기공 작업 진행을 곤란하게 할 수 있으므로 배수구 밑에 여과통을 장착하여 물이 이곳을 거쳐 흐르도록 하고 누적된 석고입자는 수시로 제거하여 불필요한 작업의 지연을 사전에 예방할 수 있어야 한다.

치과기공소 내에 휴식공간을 일상적인 소음과 작업실로부터 약간 떨어진 위치에 자리를 잡아 직원들과 원활한 의사소통을 할 수 있고, 직원들 간에 서로 대화를 나누거나 휴식을 취할 수 있는 공간을 형성해 주는 것 또한 치과기공소 개설 시 신경을 써야 할 공간이다.

치과기공소의 개설에 필요한 공간 및 장비는 단지 공간을 확보하거나 작업대와 장비를 설치하는 것만으로는 충분하지 않으며 치과기공 작업을 위하여 작업대와 사용 시설들이 치과기공소의 전 영역에 가장 효율적으로 사용할 수 있도록 배치되어야 한다. 그러기 위해서는 치과기공소의 설치 시에는 전문적인 지식과 숙련된 기술이 있는 사람의 조언과 협조가 필요하다.

그러나 아무리 좋은 조건을 갖춘 건물이라 하여도 그것이 개업하고자 하는 운영자의 경제적 부담을 과다하게 가중시킬 때에는 현실적으로 어려우며, 운영자의 경제적 조건과 일치한다 해도 그것을 임대해 주는 건물 소유주와의 임대 계약기간이 지나치게 짧은 경우는 이동이 가능한 설치물에 있어서는 특별히 어려운 점은 없으나 그 건물에 고정시켜야 될 설치물에 있어서는 운영자가 투자에 부담을 가질 수 있다.

이와 같이 치과기공소를 새롭게 개업할 때에는 앞서 설명한 요소 및 조건들을 고려해야 하나 현실적으로 모두 만족시키기는 매우 어렵다.

(3) 장비 구입

치과기공소에서의 장비구입은 그것들의 사용목적에 있어 크게 두 가지로 분류할 수 있다. 하나는 일반적인 장비 구입이며, 또 하나는 특별한 사용을 목적으로 구입하는 장비이다.

일반적인 목적으로 구입하는 장비는 치과기공용 선반(lathe), 공기압축기(compressor), 핸드피스(handpiece), 주조기(casting machine), 소환로(furnace), 연마기자재(polishing instrument) 및 pindex system과 같은 것으로 치과기공물 제작 시 각 영역에서 공통적으로 사용할 수 있는 장비를 말하며, 특별한 목적으로 구입하는 장비는 보통 특정한 치과기공물에 사용되는 도재로(porcelain furnace), 광중합기(light curing machine), 고주파주조기(high-frequency casting machine) 및 고속회전 연마기(high speed spindle)와 같은 장비를 말한다.

장비 구입 시 신품을 구입할 것인가, 중고품을 구입할 것인가 하는 것은 운영자의 결정에 달려있으나 일반적으로 구입하고자 하는 장비가 과다하게 사용되지 않았을 경우를 제외하고는 크게 중고품 구입에 신경을 쓸 필요는 없다. 만약 과다하게 사용되어 잦은 고장이 발생하거나 구입 후 얼마 안 되어 부품을 교체할 경우 처음 중고장비 구입 시 비용은 적게 들지는 모르나 그 장비의 부품 교체에 의한 유지비용의 상승과 장비를 사용 못함으로써 발생하는 작업의 비효율성으로 인한 손실은 매우 크다.

3. 치과기공소의 운영

소수의 인원을 가지고 운영하는 치과기공소의 운영자는 치과기공물 제작에 있어 단지 자기 고유의 전문적인 영역보다는 몇 개의 다른 분야에도 관여하게 된다. 그러나 업체가 성장해감에 따라 비록 운영자가 전문적인 기술을 가지고 있다 하여도 운영자는 치과기공소의 운영이나 경영에 전력하기 위하여 그 분야의 전문적 경험이 있는 치과기공사를 채용하게 된다.

치과기공소는 한 분야마다 책임자를 중심으로 조직이 형성되는데 보통 책임자가 치과기공물의 상태에 대한 검사 및 수정을 맡으며 그 아래로 업무의 분담을 위한 몇 사람의 치과기공사로 형성되어져 있는 선형의 유형을 갖춘다.

관교의치보철물 제작의 경우를 예로 들면 업체의 업무량에 따라 다르겠으나 업무량이 과다할 경우 책임자는 변연의 적합이나 교합관계에 대해 관여하고, 부분적 조각 및 연마는 다른 치과기공사에 의해 제작이 된다. 그러나 한 작품에 대해 작업의 분야가 서로 다르기 때문에 치과기공물에 대한 개인적인 견해 차이로 인하여 완성된 치과보철물의 형태가 제작과정 중 변하여 처음과 달라질 수도 있다. 반대로 한 사람이 하나의 치과보철물을 제작하기 위하여 납형조각부터 최종적인 적합 검사까지 총괄적으로 완성할 경우는 분담해서 작업하는 경우보다 시간은 많이 걸릴지 모르나 한 사람이 전 과정을 책임지기 때문에 최종적인 치과보철물의 형태가 여러 사람이 함께 함으로써 발생할 수 있는 오차를 줄일 수 있는 장점이 있다.

이 외에도 치과기공소를 운영하는데 있어 몇 가지 고려해야 할 사항이 있다. 치과기공소 운영에 관여하는 여러 가지 현황을 정확하게 기록하고 분석하는 일이다. 치과기공소의 개설이 완성되어 정상적인 운영이 시작될 경우 치과기공소 개업 초기 1~2년은 그 업체의 운영에 있어서 매우 중요한 시기이다. 이 기간에 운영자의 경영 능력에 따라 치과기공소의 경영 산출물을 결정하게 되는데 치과기공소의 성공적인 운영을 위해서는 직원의 봉급과 같은 인건비와 재료 및 장비 구입비 등 그 사업체를 운영하는데 필요한 자금, 고정적으로 지출되는 전기료, 관리비, 교통비, 기타 접대비와 같은 지출내역의 정확한 기록이 필요하다. 물품의 구입과 사용 비율 등을 조사하여 재료와 장비의 소모 상태 및 내구성 등을 근거로 차기 물품 구입에 대한 경제적 준비를 해야 한다.

거래하는 치과에 대한 치과기공물의 공급 현황이나 치과의사의 치과보철물 재제작에 대한 요구 시 치과보철물 상태의 문제점을 정확하게 기록함으로서 작업상의 문제점이나 치과의사의 치과보철물에 대한 만족 정도를 이해하는데 도움이 되는 기록들은 치과기공소 운영에 있어 매우 좋은 자료로 이용될 수 있다. 만약 치과기공소 운영에 관한 정확한 현황 분석이 되어있지 않다면 성공적으로 치과기공소를 운영하는 것은 매우 어렵고, 치과기공소 운영의 궁극적인 목적인 이익을 산출하는데 어려움이 따를 것이다.

또한 치과기공소를 운영하는데 있어 주요한 사항 중 하나는 수입과 지출에 대한 관계이다. 이런 것을 해결하기 위해서는 치과의사와 사업상의 관계를 맺기 이전에 치과기공료의 지불 방법에 대한 서로간의 약정들이 필요하다. 약정이 없는 상태에서의 거래관계는 경우에 따라 치과기공료의 미수금 증가와 매월 불규칙적인 수입으로 인하여 치과기공소 운영에 있어 장·단기적인 시설확충 및 미래에 대한 계획성 결여를 초래할 수 있으며 치과보철물 제작에 사용되는 재료의 구입에 문제를 발생시킬 수 있고, 최악의 경우에는 운영비 부족으로 인한 경영 압박에 의하여 치과기공소를 운영하는데 있어 심각한 재정난을 초래할 수 있다.

또 다른 사항으로 치과기공소의 거래관계는 일반인을 상대로 하는 보편적인 업무가 아닌 특정인(치과의사)을 상대로 거래가 형성이 되는 특성 때문에 간판이라는 홍보매개체에 의하여 거래가 형성되는 외형적인 것보다 치과기공물에 대한 치과의사의 만족도와 그 치과기공물을 구강 내에 장착하는 환자가 느끼는 만족감에 의하여 형성되는 실질적인 기술

추구 현상으로 거래가 형성된다. 그렇기 때문에 명패가 광고의 효과와는 상관이 없는 위치에 부착되어 있거나 경우에 따라 미 부착된 치과기공소도 많이 볼 수 있다. 그러나 치과기공소의 광고는 건물에 부착되는 간판 외에 다른 방법으로 광고 효과를 볼 수 있다.

광고의 목적은 좋은 기술과 효율적인 서비스를 치과업무 종사자에게 홍보하여 수익을 늘리는데 있다. 그러므로 효율적인 광고는 최소의 비용으로 최대의 효과를 볼 수 있도록 하는 것이다. 연구모형 상에 치과보철물을 제작하여 치과병원에 전시를 하거나 치과계에 연관된 잡지나 세미나 등을 통해서 table clinic을 겸한 작품전시회를 하여 광고의 효과를 보기도 한다. 또 소책자를 제작하여 연관 업체에게 홍보를 하거나 개인적 접촉에 의한 홍보로서도 광고 효과를 볼 수 있다. 그러나 개인적 접촉에 의한 거래 성사는 다양한 다수를 놓고 광고를 하는 것이 아니므로 좋은 면담 결과를 얻기 위해서는 사전에 몇 가지 사항을 인식하고 방문을 해야 한다.

1) 어떠한 것으로 업체의 특징적인 상징을 강하게 부각시킬 것인가?
2) 본 업체의 최대 장점은 무엇인가?
3) 다른 업체에서 받지 못하는 것을 제공할 수 있는 것은 어떠한 것이 있는가?
4) 기존 거래업체와의 거래에서 치과기공물에 대한 문제점은 무엇인가?
5) 방문자에 대한 호감과 신뢰성을 어떻게 형성해 줄 것인가?

위와 같은 내용을 얼마나 정확하게 상대방에게 전달해 주느냐에 따라 면담 결과는 차이가 날 수 있다.

이상과 같이 치과기공소 운영의 성공 여부는 운영하는 치과기공소의 위치 및 설비, 인력형성 조건, 치과기공소의 광고나 제품 관리, 조직 관리와 기업의 성장성, 수익성, 직원의 근무의욕을 고취시킬 수 있는 운영자의 경영 능력, 치과 관련 업체의 거래 현황 및 기술적 영향 등 다양한 조건에 의해 영향을 받는다.

치과기공물의 특성은 각각의 조건이 다른 환자를 개인의 임상적 조건에 맞게 제작하여 구강 내에 정착시켜 주는 다양성이 있으므로 그 환자로 하여금 결손 된 기능을 회복하여 구강의 기능을 정상적으로 재현함과 동시에 생활의 만족감과 정신적 만족감을 얻을 수 있도록 제작되어야 한다. 이렇듯 치과기공소의 운영자는 치과기공소를 성공적으로 운영하기 위해서는 여러 가지 조건 중에서도 치과기공용 재료 및 기구의 정확한 사용방법과 숙련 기술이 우선적으로 갖추어져야 한다.

치과기공 업체를 성공적인 업체로 발전시키기 위해서는 치과기공사가 해박한 이론적 지식과 숙련된 기술 및 새로운 지식을 습득하기 위한 학구적 열의 및 재료의 정확한 사용방법 등을 개인적인 조건으로 갖추어야 하며, 치과기공 업체를 운영하는 운영자는 치과기공소를 효율적으로 운영하는 방법 및 정확한 치과보철물을 만들기 위한 시설과 작업 분위기를 만들어 주어야 한다.

제12장 치과기공사의 건강관리 및 감염 방지

I 치과기공사의 건강관리

치과기공사는 많은 시간을 작업대 위에서 치과기공물을 제작하고 의자에 앉은 자세로 장시간 작업을 수행하고 있으므로 근 골격에 부담을 주거나 작업 중 발생하는 스트레스에 의해 인체에 장애를 발생시킬 수 있으므로 바람직한 자세와 인체 구조에 맞는 의자나 치과기공용 탁자를 선택하는 것은 인체의 부담을 덜어주고 작업의 능률을 가져올 수 있다.

1. 작업 자세

치과기공이 작은 치과기공물을 대상으로 긴장 상태에서 작업을 해야 하기 때문에 정신적으로나 육체적으로 피로할 수가 있으므로 작업 자세(working position)에 있어서 많은 주의를 필요로 한다.

부적당한 자세는 피로와 통증 그리고 불안을 야기할 수 있다. 고개를 앞으로 숙이고 앉아서 일을 하게 되면 목 뒤가 뻐근해질 수 있고, 척추가 휜 상태에서는 요통(backache)을 야기할 수 있다. 또한 상체를 구부린 상태에서는 심장이나 위를 압박하게 되므로 혈액순환이나 소화기능에 이상을 일으키게 된다.

앉아서 작업을 할 경우(sitting position)에는 귀, 어깨, 힙 포인트가 일직선이 되도록 똑바로 앉는다. 앉을 때는 가능하면 의자 뒤쪽으로 멀리 앉는다. 책상에서 일을 할 때에는 일직선을 유지하면서 허리만 구부린 채 작업을 한다(그림 12-1).

안정성을 위해 서서 작업을 할 경우(standing position)에는 똑바로 서서 일하는 것이 중요한데 무게의 중심이 발의 ball에 오도록 하기 위하여 귀, 어깨, 힙 포인트(hip point), 무릎, 발목을 잇는 선이 일직선이 되도록 하는 것이 좋다(그림 12-2).

인간과 기계의 적합화를 꾀하기 위해서는 인간과 기계, 양자에 대해 각각의 장·단점을 파악할 필요가 있다. 인간의 단점을 기계의 특성으로 보완하고 기계의 불충분한 요소를 인간의 능력으로 보완하지 않으면 시스템 전체의 효율을 높일 수 없을 것이다.

작업 자세의 조건을 오오시마(大雁正光, 1962)는 다음과 같이 분류하고 있다(그림 12-1 ~ 12-3).

(1) 시각을 중심으로 하는 경우, 눈의 높이, 눈에서부터의 거리, 움츠린 자세, 앞으로 굽힌 자세 등이 시각에 영향을 준다.

(2) 순환을 중심으로 하는 경우, 심장 높이의 위치보다 위 또는 아랫부분에서 작입을 할 때는 혈액순환이 나빠지고 작업자세가 흐트러진다.

(3) 손 운동을 중심으로 하는 경우, 손가락 작업의 경우는 손가락을 자유롭게 움직일 수 있는 자세를 취하지 않으면 안 된다.

(4) 신체의 무게를 중심으로 한 경우, 평형을 잡은 안정된 자세를 유지하기 위해서는 중심의 문제를 생각해야만 한다.

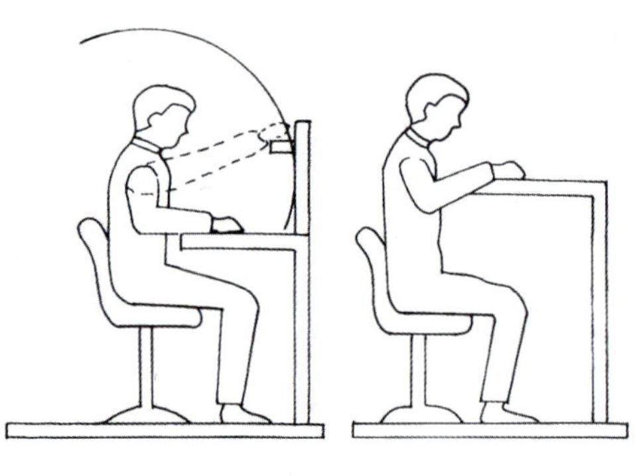

|그림 12-1| 앉은 작업 자세

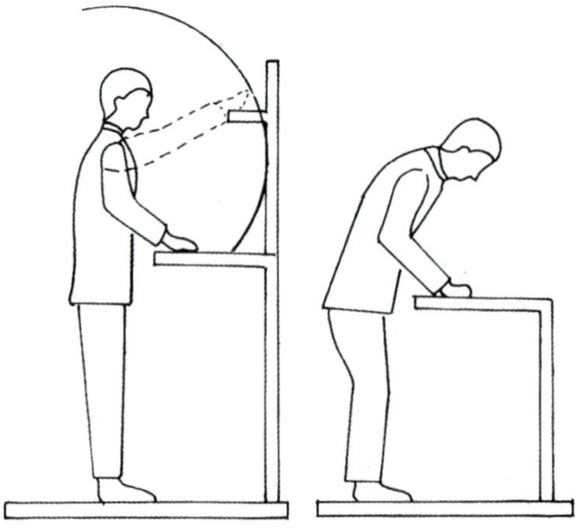

|그림 12-2| 선 작업 자세

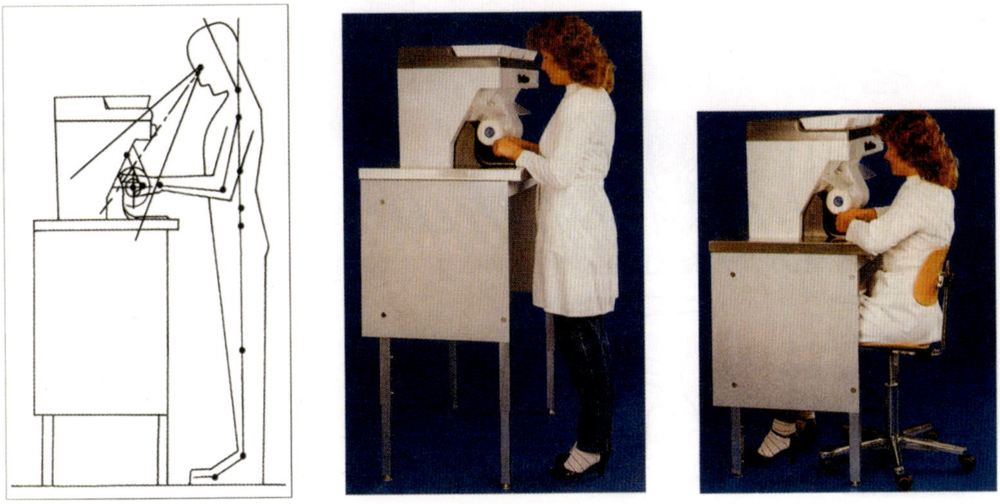

|그림 12-3| 바람직한 작업 자세

1) 의자

작업 시 의자는 작업을 하기 위해 치과기공용 탁자를 향해 앉았을 때 신체 전체가 편안한 상태를 유지하고 장시간 앉아 있어도 피로를 느끼지 않는 것이 이상적이다. 앉은 면의 높이가 너무 높으면 등줄기를 압축해 아래 대퇴부가 저리고 혈액순환의 장애를 초래하기 때문에 좋지 않다. 앉은 면의 길이가 지나치게 긴 것보다 짧은 것이 피로감이 적다. 의자의 높이는 발이 바닥에서 뜨지 않고 팔(arm)이 의자와 평행하게 밀착할 정도가 좋고, 앉은 면도 수평면에 대해 3~5°정도의 경사를 주는 것이 좋다. 의자의 등판은 제3,4 요추 위치에 닿도록 하고 의자 등의 단면은 말안장 모양으로 20 mm 이하의 움직임을 가지는 것이 좋으며, 방석(cushion)은 너무 부드럽지 않을 정도로 단순한 것이 좋다(그림 12-4 ~ 12-6).

2) 치과기공용 탁자

치과기공용 탁자의 높이는 의자와 함께 결정되어야 한다. 의자에 관한 연구는 의자와 치과기공용 탁자(책상)의 관계는 불가분의 관계에 있기 때문에 의자 그 자체만을 연구해서는 무의미하다. 보통 의자는 치과기공용 탁자의 상면과 작업자의 눈과의 간격이 30~40 cm 정도, 치과기공용 탁자의 넓이는 작업자의 팔을 편 상태의 넓이와 작업자의 팔을 상하로 움직였을 때 넓이라야 한다. 즉 작업자의 평면 작업 영역과 수직면 작업 영역을 감안하여 넓이와 폭, 높이를 결정하여야 한다.

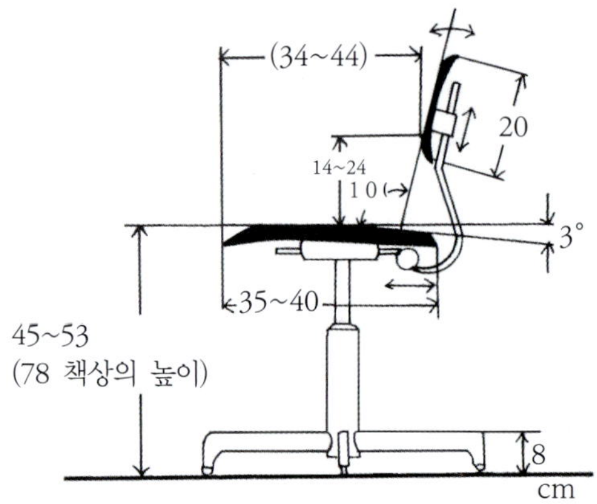

|그림 12-4| 사무용 의자의 주요 장치

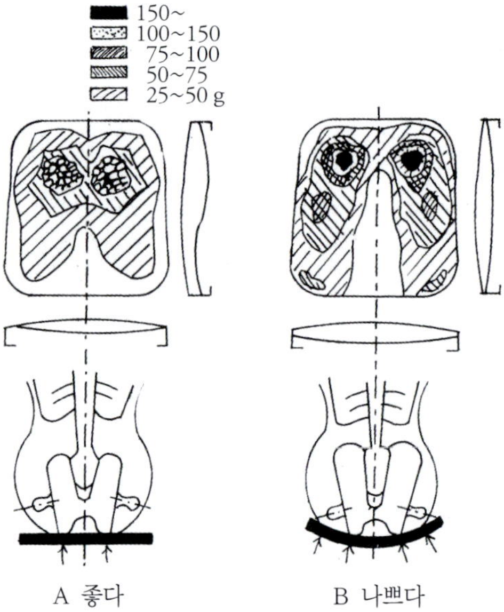

|그림 12-5| 앉는 면의 형태와 체중 분포

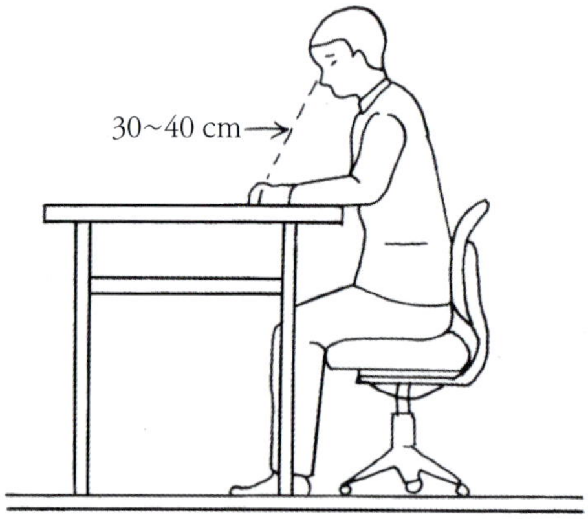

|그림 12-6| 제 3,4 요추의 위치

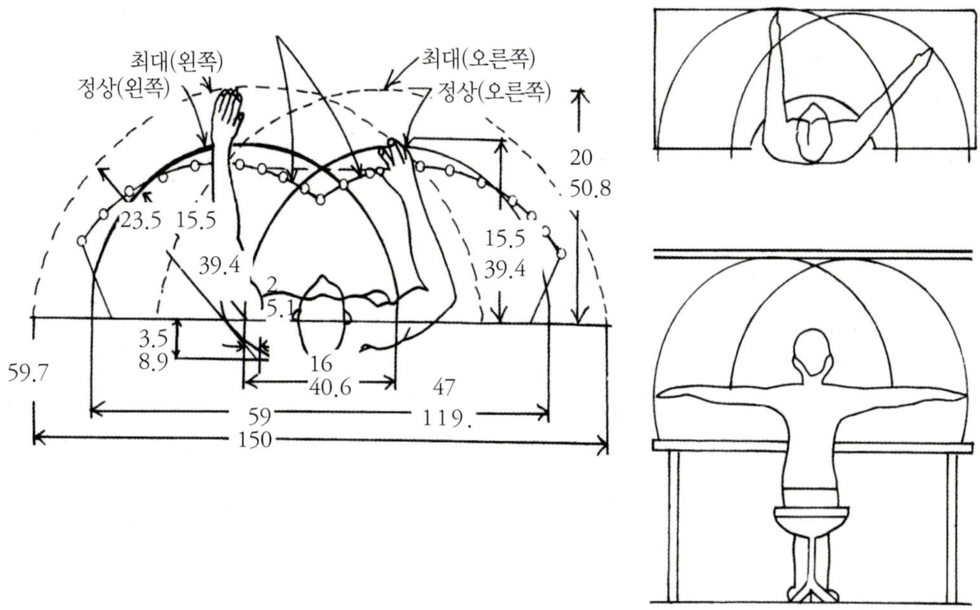

|그림 12-7| 작업 영역(Barnes)

인간공학의 측면에서 보면 우선 의자를 결정하고 그 다음 치과기공용 탁자를 정해야 할 것이다. 또한 치과기공용 탁자의 넓이나 치과기공용 탁자 위의 선반의 높이는 너무 자세를 흐트러뜨리지 않는 범위 내에서 기구, 기계, 재료 등에 편안하게 손이 닿을 수 있는 넓이와 폭, 높이가 이루어져야 한다. 한편 선 자세에서의 동작도 무리 없는 자세가 될 수 있는 치과기공용 탁자의 높이로 기구나 재료의 배치를 생각하여 결정해야 한다. 다만 힘을 필요로 하는 기구를 사용할 때는 약간 구부린 자세로 작업을 할 수 있도록 한다.

작업 자세가 불합리하거나 불필요한 동작이 많으면 에너지의 소비가 많고 피로가 많이 쌓인다(그림 12-7).

2. 치과기공사의 건강관리

1) 피로

피로란 실제로 몸에 생기는 변화, 즉 자각할 수 있는 권태감이나 타각할 수 있는 작업 능률 저하 등의 총칭이다.

인간이 노동을 하면 작업 경과에 따라서 피로하게 되는 것은 당연하다. 피로한 경우에는 '고되다'라는 것을 자각한다. 이런 자각을 무시한 채 노동을 계속하면 한층 더 피로하게 되고 작업 능률의 저하는 물론이고, 피로의 정도를 넘어서 환자로 다루어야 한다.

그러므로 치과기공소의 작업 환경은 치과기공 작업 시 인체에 미치는 장애를 미연에 방지하여 건강을 유지하고 작업 능률을 극대화시킬 수 있기 때문에 쾌적한 환경은 무엇보다 중요하다. 그러나 치과기공 작업은 정밀하고 특수한 작업을 장시간 같은 자세로 수행함으로서 피로가 쌓이게 마련이다.

피로의 원인으로는 여러 가지가 있을 수 있다.

첫째, 작업 공간(작업 자세, 의자, 치과기공용 탁자 등의 지지면과 동작 공간), 작업 방식(조작 방법, 작업의 흐름), 작업의 밀도(작업 속도, 주의 집중, 긴장도) 등에 의한 작업 부하

둘째, 조명, 환기, 온열 조건, 소음 등 물리적 환경에 해당하는 작업 환경 조건

셋째, 업무량에 따른 분담 책임 작업 시간

넷째, 통근조건, 주거, 수면, 휴양을 취하는 방법, 여가 생활 등에 따른 생활 조건

다섯째, 개인의 치과기공 업무 적응 능력, 기초 체력과 영양 상태, 심리적 적응, 숙련도 등과 같은 개인 조건이 있으며 그 피로가 과중할 때에는 만성 피로가 될 가능성이 있다.

또한 생활 주기에서 나타나는 피로증후도 여러 단계로 나눌 수 있는데

첫째, 경도의 아급성 피로로 작업 후의 통상 휴식에 의해 회복되는 피로

둘째, 경도의 노동 피로로 노동 후 일상생활에 의해 용이하게 회복되는 피로

셋째, 생활에 지장을 초래하는 피로로 노동 후 충분한 휴식에 의해 회복되는 피로

넷째, 일일 축적 피로로 노동 후 다음날까지 지속되는 피로 또는 다음날까지 휴식을 필요로 하는 피로

다섯째, 장기 축적 피로 또는 만성 피로로 통상의 휴양 기간에서 회복이 되지 않는 장기간에 걸친 피로로 구분할 수 있다.

2) 직업병

직업병(occupational disease)이란 특정한 직업에 종사하는 사람에게 특정한 질환이 나타나는 것을 말하며 산업재해를 제외하고는 만성으로 오는 경우가 많다. 발생요인으로는

작업장 내의 온도, 습도, 환기, 소음, 진동, 기압, 분진, 유해가스, 증기 등 불량한 환경조건과 근로시간, 근로강도, 작업자세, 작업과중, 작업속도, 휴식 등의 부적당한 배분에 기인한다.

3) 예방책

치과기공 작업은 작업의 특수성 때문에 장시간 작업과 시간외 작업을 하게 되므로 피로의 구분에서 볼 때 중도의 피로에 빠지기 쉽다. 그러므로 피로에 대하여 대책을 세움으로써 피로를 경감시킬 수 있다.

치과기공소에서는 업무에 효율성을 줄 수 있는 자연스러운 작업 자세를 취할 수 있도록 인간공학적인 의자 및 치과기공용 탁자를 설치하는 등 작업 부하 측면을 개선하고, 가능한 규칙적인 생활을 할 수 있도록 근무 시간제를 운영하고, 작업 편성의 자율화와 적절한 작업 시간 및 휴식시간을 부여하고, 환경을 개선해야 할 필요가 있으며, 개인적으로는 자기 능력에 맞게 작업을 하고, 치과기공용 탁자 및 주변 정리로 치과기공물의 조작을 용이하게 하며, 작업 중간에 충분한 휴식을 가져 기분 전환을 적절히 하도록 해야 한다. 또한 적극적으로 여가를 활용하고, 충분한 수면을 취할 것이며, 식사는 일정한 시간에 규칙적으로 하고 충분한 영양 공급을 섭취해야 한다.

이 밖에도 휴일에는 가벼운 운동으로 스트레스를 풀며 원만한 대인관계를 통하여 지속적인 긴장을 해소함으로써 피로를 경감시킨다.

치과기공 작업은 육체적인 업무가 아니라 정신적인 작업이므로 여기에서 생기는 피로는 육체노동과 다른 상태의 피로이다. 이와 같은 피로는 일반적으로 회복이 늦고 매일 매일 작업 중에 누적이 되어 만성화되어 간다. 만성피로의 회복에는 충분한 수면과 휴양이 최상이다. 또한 정기적으로 건강검진을 받아 건강 상태를 체크하고, 이상이 있을 시 조기 발견하여 치료를 해야 한다.

Ⅱ 감염 방지

1. 치과기공사의 감염 요인

미국의 경우는 치과치료를 받는 환자는 감염 이상에 대해 진료 시 치과의사에게 알려주는 것이 법제화되어 있다. 그러나 일부 환자는 자기 스스로 감염대상자인지를 모르는 경우가 많다. 대표적인 감염증은 B, C형 간염과 에이즈가 있으며 이러한 감염대상자가 치석제거(scaling)를 하거나 치주질환을 치료할 경우 출혈이 나타날 수 있다. 1981년 W.W. Bond 연구에 의하면 B형 간염 바이러스의 경우 온도 25℃, 상대 습도 42％ 조건의 건조한 혈액에서 1주일 동안 생존한다고 말했다. 그러므로 혈흔이 묻어있는 인상체를 충분히 소독하지 않은 상태에서 모형을 채득하고 그 모형을 치과기공사가 맨손으로 만지는 행위는 감염 위험에 노출되는 것이나 마찬가지이며 이러한 치과모형이 환자와 치과모형을 다루는 사람 사이에 감염성 질환의 교차 오염을 매개할 수 있다. 미국에서 조사한 바에 따르면 일반인에 비하여 치과기공사는 간염 보균율이 3~6배인 것으로 조사되어졌다(표 12-1).

|표 12-1| 미국 치과의료인의 간염균 보균율

구강외과의사	24.0%
보철치과의사	17.2%
치과위생사	16.9%
일반치과의사	15.9%
치과기공사	14.2%
치과조무사	12.9%
일반 국민	2.5~5%

자료 : U. S. Veteran's Administration Published Report 1984

2. 감염 예방

일반적인 감염예방 활동으로 손씻기, 환경관리, 폐기물 관리 등이 있으며, 각 사업체 별로 업체에 맞는 내규를 적용하고 있다.

인상체를 충분히 소독한 후 모형을 제작하고, 제작된 모형을 멸균 및 소독해야 한다. 인상체 소독은 여러 가지 균에 항균작용을 하는 포비돈 요오드액을 스프레이로 뿌린 후 랩으로 인상체를 싸서 5분간 방치한 후 흐르는 물에 세척하고 인상모형 살균 크리너에 10분간 침적한 후 물로 세척한다. 그러나 석고 모형은 뜨거운 물에 끓이거나, 건열법,

autoclave 등의 방법으로 소독이 가능하나 재료의 물성을 해칠 수 있다. 그러므로 치과나 치과기공소에서는 제작된 모형을 분무기를 이용하여 포비돈 요오드액을 뿌린 후 전용 건열 멸균기를 이용하여 100℃에서 60분간 실시하여 멸균하는 저온 건열법을 이용하기도 한다. 그러나 이 방법은 별도의 모형을 건조시킬 필요는 없으나 60분 이상의 소요시간이 걸린다는 것과 멸균기를 구입해야 하는 단점을 가지고 있다.

또한 치과기공사는 환자와 직접 대하지 않는다고 하여 병균의 감염에는 안전하다고 믿는 사람이 많으나 치과기공소와 달리 치과기공실은 위험성이 높은 지역이다. 총의치보철물, 국소의치보철물 및 타액이나 혈흔이 묻어 있는 인상체 등이 치료실에서 바로 치과기공실로 전달되어 치과기공용 테이블에 놓여 지거나 환자가 장착했던 의치의 수지상 연마 시 휠(wheel)에 물과 퍼미스(pumice)를 혼합하여 사용할 때 부주의에 의해 감염이 될 수 있으며 총의치보철물 제작을 위하여 구강 내에 시적하였던 납의치를 통하여도 감염이 될 수도 있다. 외국의 경우 B형 간염균 보균자의 국소의치보철물을 수리하다가 국소의치의 크래스프(clasp)에 찔려 간염이 발병한 예가 있다.

그러므로 치과기공사는 외부에서 치과기공물을 의뢰받는 경우 인상체나 모형의 멸균소독을 부탁하여 소독 및 멸균된 조건으로 인상체나 모형을 받는 것이 좋으나 현실적으로 치과의사가 감염에 대한 인식의 변화가 없는 경우에는 어려우므로 치과기공소 자체적으로 외부에서 수집된 모형에 대해 철저하게 멸균처리를 한 후에 작업을 시작할 수 있도록 해야 한다. 치과의원에서 온 포장물들을 개봉하는 직원은 반드시 일회용 장갑을 사용해야 하고, 환자 구강 안에 있었던 치과보철물을 취급 시에는 특별한 주의를 요한다. 수납용 선반은 매일 소독하고 치과에서 받은 장치물이나 인상체는 약 10분간 소독을 해야 한다. 소독 용액은 자주 갈아 주는 것이 좋으며 손은 자주 씻는 것이 좋다. 또한 치과기공용 가운은 자주 갈아입는 것이 좋으며, tray 등은 작업이 끝날 때마다 소독을 해야 한다. 퍼미스(pumice)에는 소독 용액(그림 12-8)을 섞어 사용하도록 하고, 싱크나 수세 지역은 매일 깨끗하게 닦고 소독을 하고, 환자 구강 안에 들어갔던 기재들이나 치과보철물은 어떤 것이라도 즉시 소독하여 감염으로부터 치과기공사의 건강을 지킬 수 있도록 스스로 유념해야겠다.

3. 치과기공 분야 관리

현재 대부분의 기준들은 미국 질병관리본부(CDC) 2003년 '치과 의료기관 감염관리지침(Guidelines for Infection Control in Dental Health-Care Settings)'를 기준으로 많은 내용들이 추가되어 있다. 2019년 국내 기관에서 치과감염관리 표준정책에 대한 가이드라인을 제작 중이다. 국내에는 의료기관평가인증원(KOIHA), 국제적으로는 국제의료기관평가인증원(JCI)에서 주관하는 인증제도가 시행되고 있다. 병원 운영 전반에 대한 관리가 체계적으로 이루어지고 있다.

크게 진료영역과 그 외(치과기공) 영역으로 구분하여 영역을 벗어나기 전, 타 영역으로 들어갈 때 소독과 환자 감염 정보 제공으로 감염관리가 되면 문제가 발생하지 않을 확률이 상승한다.

1) 치과기공물 감염관리

치과기공물은 환자와 의료진, 제작자인 치과기공사 모두에게 교차감염 예방과 작업(진료)의 체계적인 흐름을 위해 감염관리가 되어야 한다.

인상체, 모델, 수리할 보철물, 기타 장치물 등 환자 구강을 직간접적으로 접촉한 모든 기자재는 내부 치과기공실 또는 외부 치과기공소로 보낼 때 혈액과 타액을 씻어내고 소독하며, 진료 및 치과기공 기자재(인상체, 교합기록, 왁스 교합체 등)를 다룰 때에 소독하기 전까지는 보호복, 장갑, 마스크, 안면가리개, 에이프런 등의 개인보호장구를 착용하고, 회

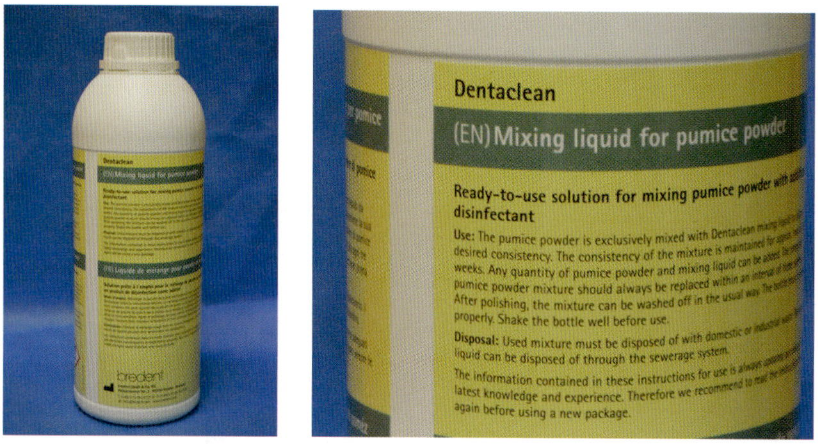

|그림 12-8| 퍼미스 소독제

전기구 사용과 분진 발생 시 적절한 보호장구(마스크, 보안경) 사용하여 작업자의 감염을 예방해야 한다. 혈액 및 체액 오염, 감염성 질병 환자에게 노출된 치과보철물과 기공기재 등은 오염제거 후 감염정보(의뢰서 기재, 스티커 부착) 제공하고, 항균제가 함유된 석고류 사용을 권장하며, 치과보철물과 보철재료들은 치과기공사가 취급하기 전 미국환경보호청(EPA) 규격의 병원 소독제로 세척 및 소독을 시행한다. 또한 치과의료기관과 치과기공실(치과기공소)간 치과기공물 감염관리 지침 마련하여 관리한다.

2) 인상체 세척과 소독

인상채득에서 혈액과 타액으로 오염되며, 여러 사람에게 교차감염 되기 쉽고, 미생물들(바이러스)은 석고 모형으로 전이되므로 치과기공실(치과기공소)로 보내기 전 다음과 같은 과정을 거친다. 기관의 업무 범위에 따라 소독 행위자나 영역이 변경될 수 있다. 특히 체적 변화가 있는 친수성 재료들은 시간을 준수해야 한다(그림 12-9).

구강에서 분리된 인상체는 즉시 흐르는 물에 씻어 타액이나 혈액, 오물 등을 제거하고 공인된 소독제(EPA) 용액에 침적하여 소독한다(분무는 지정된 공간에서만 가능). 소독해야 할 물품 이동 시에는 지정된 보관함을 이용한다. 기본적으로 소독제를 분무 또는 바르는 행위는 안된다. 해당 행위는 소독효과 감소와 호흡기 위해 가능성이 있으니 주의한다. 소독용액에서 꺼낸 후 깨끗한 물(증류수)로 헹군 후 100% 습도 유지 상태(젖은 거즈)로 밀봉하고 소독완료 표시 후 안전하게 배송한다.

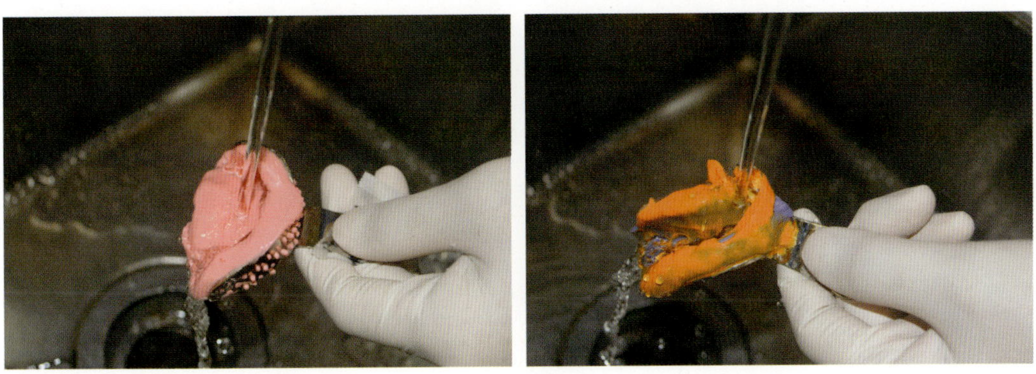

인상체 세척

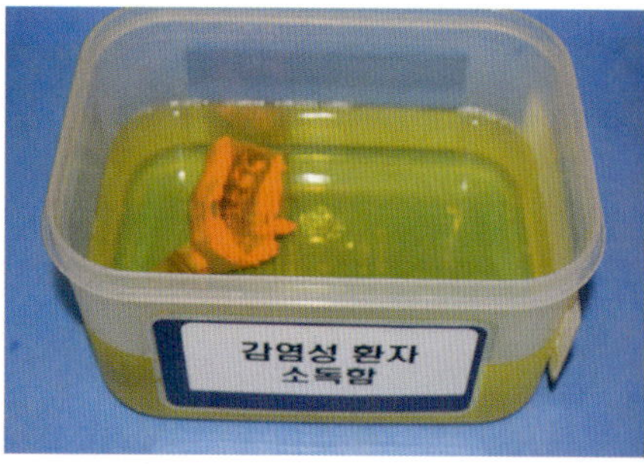

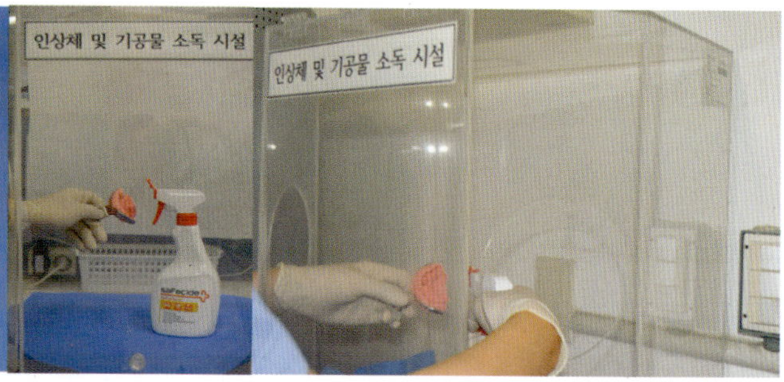

침적 소독　　　　　　　　　　분무소독

(단, 금속은 부식 우려로 농도 및 노출시간 지침 준수)

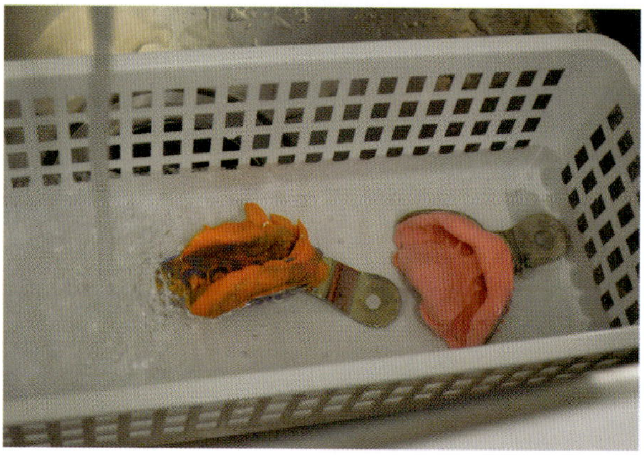

소독액 세척

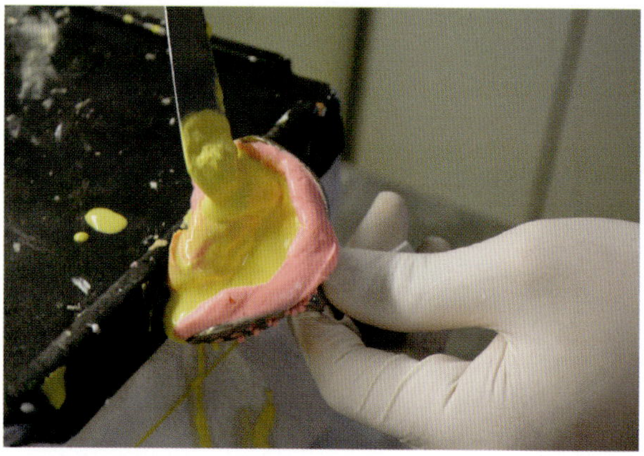

석고모형 제작

|그림 12-9| 인상체 소독

3) 치과보철물이나 구강장치의 소독제와 소독방법

치과보철물과 구강 장치 등의 소독제는 미국환경국(EPA)의 승인을 받은 제품으로 소독을 권장한다. 치과보철물과 장치, 재료 등의 특성에 따라 적당한 소독제를 선택하여 주의사항을 참고하여 소독을 실시한다(그림 12-10).

소독제는 침수(immersion, 소독액에 대상물을 넣지만 소독액 위로 노출되기도 함), 도포, 담금(submersion, 소독액 아래로 대상물이 보이지 않게 담그는 것)으로 소독하며, 제조사의 권장사항에 따라 진행한다. 침수와 담금은 치과기공물 소독에 이용되고, 도포는 치과기공실 환경의 표면소독에 이용한다. 도포는 분무와 페이퍼 형태로 제공된다. 소독제의 적용 시간은 제조사의 권장사항을 참고하여 시행한다.

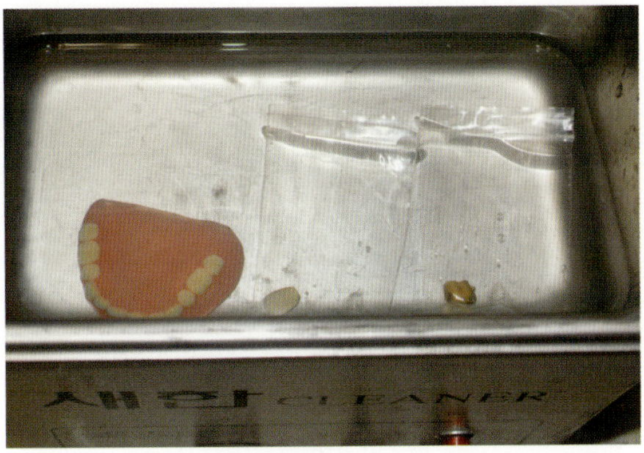

치과보철물 초음파세척

↓

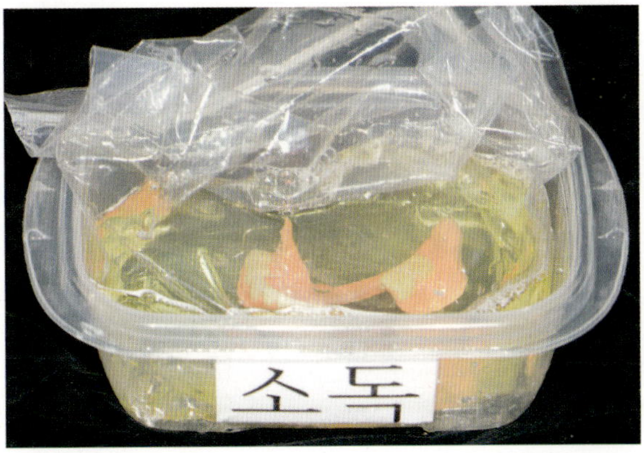

침적(분무) 소독 (단, 금속은 부식 우려로 농도 및 노출시간 지침 준수)

↓

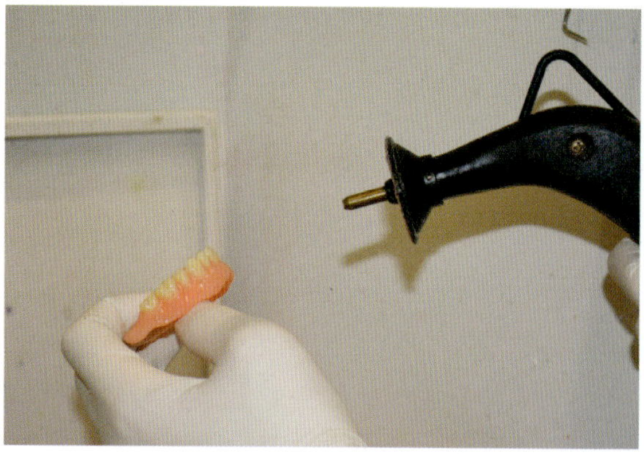

스팀크리너로 보철물 세척

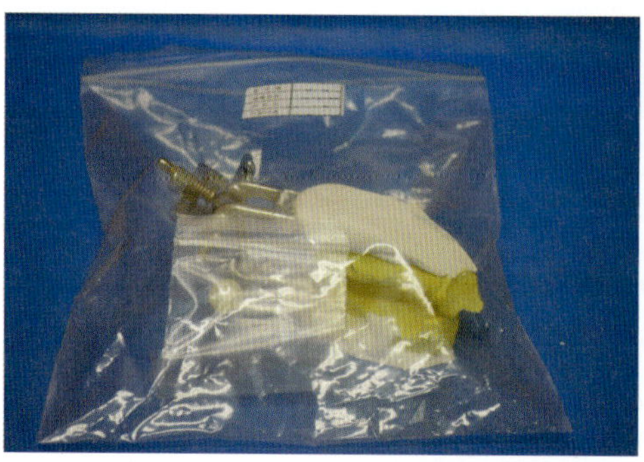

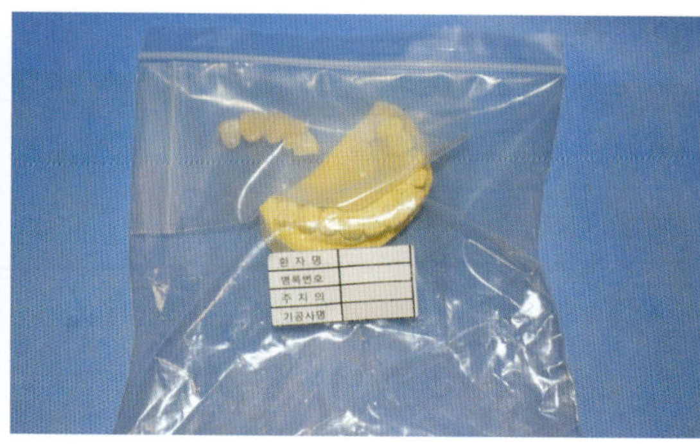

세척 완료 후 합성수지 봉지에 밀봉

|그림 12-10| 치과보철물 소독

4) 치과기공실(치과기공소) 관리

치과기공실(치과기공소)은 환자와 접촉하거나 진료 행위 중 오염된 물품의 이동경로에 해당하므로 감염관리를 항상 시행하고 주의해야 하므로 감염관리 대상이다. 크게 개인보호, 환경관리가 이에 해당한다.

(1) 개인보호

개인위생으로 손소독이 있으며, 사용되는 보호장구는 다음과 같다.

마스크는 일반적인 감염예방과 분진 발생 시 흡입을 방지하기 위해 착용한다. N95 의료용 마스크는 미세분말 발생 또는 바이러스의 감염이 예방을 위해 사용한다. 보안경(안면가리개)은 분진발생 및 작업 시 발생한 잔류물 등에 노출 우려가 있는 경우 착용한다. 가운은 작업 시 항상 착용하며, 최근에는 감염관리를 위해 의료진과 동일하게 상하의와 신발을 별도로 제공하는 업체도 있다. 장갑은 재질·소독·멸균 정도에 따라 폴리글러브, 라텍스글러브, 멸균 라텍스글러브, 내열성 글러브 등이 있다(그림 12-11).

작업 종류에 따라 보호장구의 착용을 변화시키며 분진 종류에 따라 마스크를 달리 착용한다(그림 12-12). 유해화학물질 관련 사고 발생 시 전신을 보호하는 보호복과 신발보호커버로 착용 후 제거하기도 한다. 소음이 과도한 경우 또는 저소음에 지속적 노출일 경우에는 귀마개를 착용한다(그림 12-13).

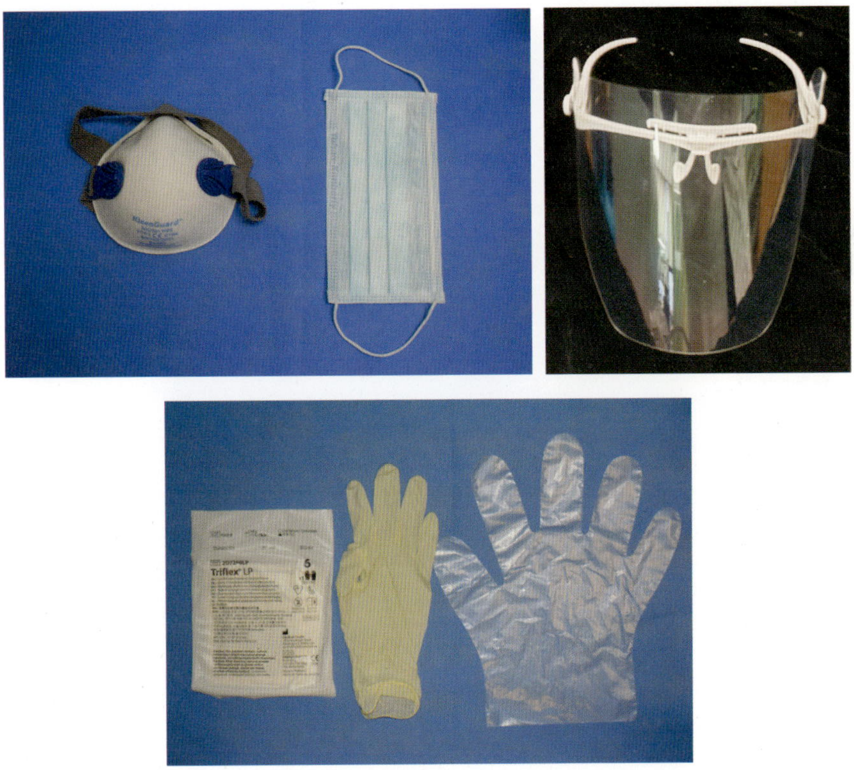

|그림 12-11| 개인보호장구(마스크, 안면가리개, 글러브)

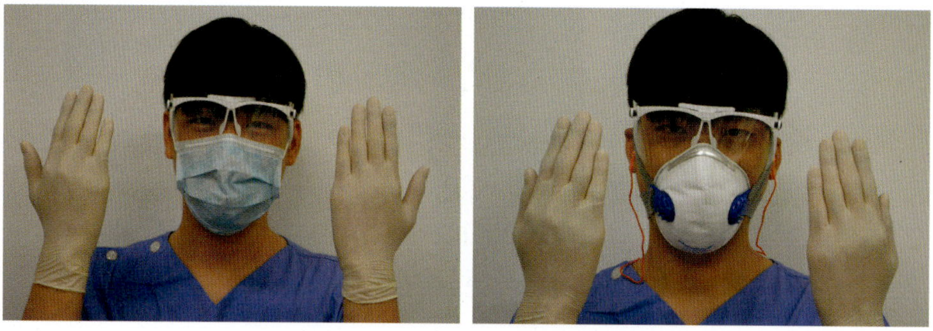

미세 분진 발생 시

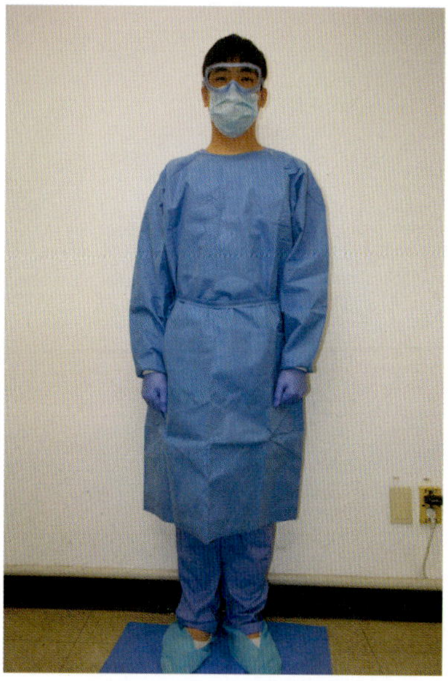

유해화학물질 사고 발생 시

|그림 12-12| 보호장구착용

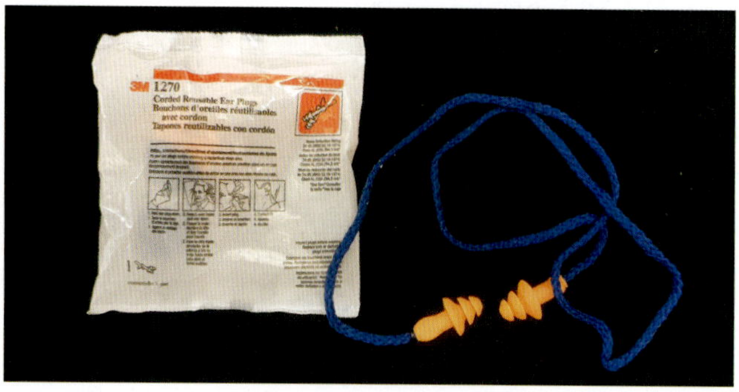

|그림 12-13| 귀마개

(2) 환경관리

치과기공실(치과기공소)에서 사용하는 기기, 장비, 기구 등에 해당하는 물품들을 소독할 때에는 멸균을 시행하기 어렵기 때문에 보통 소독을 시행한다.

구강 내에 사용되는 내열성 기재(금속 인상용 트레이, 바이트포크 등)는 열 멸균한다. 주로 치과에서 시행한다. 퍼미스, 레그 휠 등은 소독제와 함께 섞어 사용 후 매일 교체한다(그림 12-8 퍼미스 소독제). 작업테이블과 선반은 매일 세척 후 표면소독 시행한다(그림 12-14). 버, 메스 등은 매회 세척하고 열 멸균을 권장한다. 특히 감염환자일 경우 매회 사용품을 열 멸균 시행을 권장한다. 다만 항상 시행하기 어려울 경우 표면소독을 시행하기도 한다(그림 12-15). 찔림 및 베임 사고 예방을 위해 사용 후 별도 폐기물 통에 폐기 후 전문 의료폐기물 업체로 보낸다(그림 12-16).

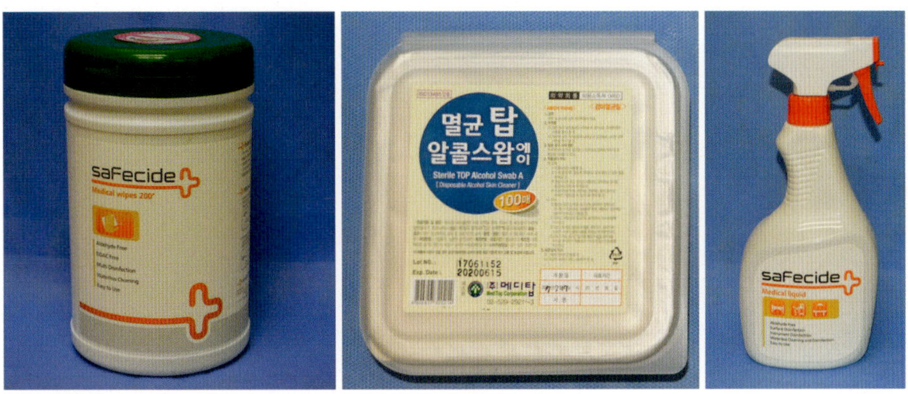

페이퍼 타입 알콜 분무 타입

|그림 12-14| 소독제

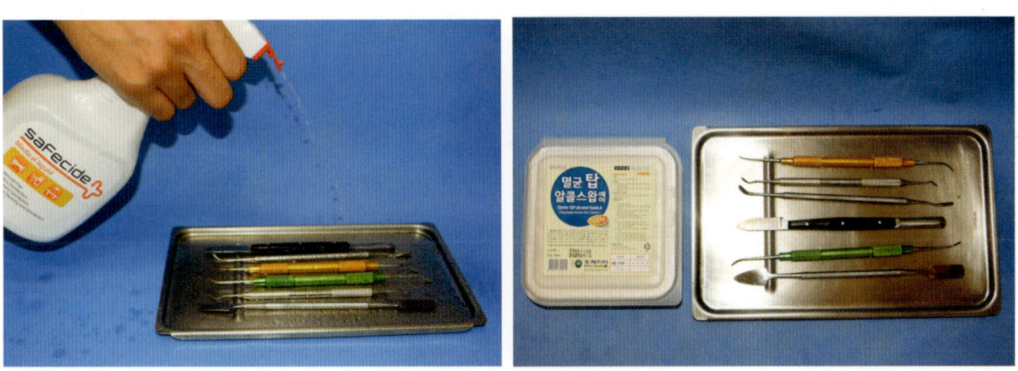

|그림 12-15| 기구소독

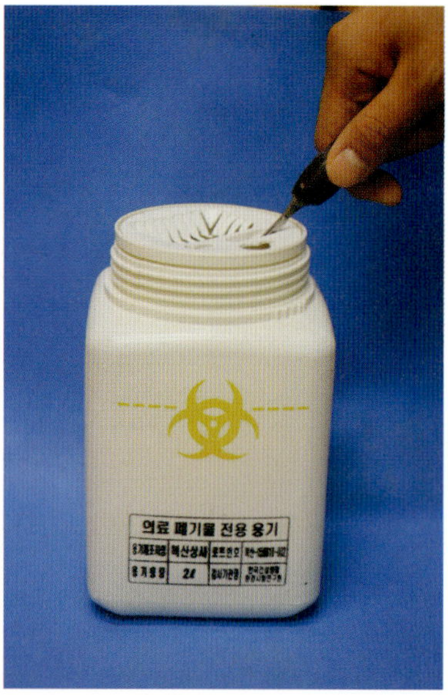

|그림 12-16| 의료폐기물 보관함

부 록

|표 1| Committee for ISO/Technical Committee 106 Dentistry

REFERENCE	TITLE	TYPE
ISO/TC 106/SC 1	Filling and restorative materials	Sub committee
ISO/TC 106/SC 2	Prosthodontic materials	Sub committee
ISO/TC 106/SC 3	Terminology	Sub committee
ISO/TC 106/SC 4	Dental instruments	Sub committee
ISO/TC 106/SC 6	Dental equipment	Sub committee
ISO/TC 106/SC 7	Oral care products	Sub committee
ISO/TC 106/SC 8	Dental implants	Sub committee
ISO/TC 106/SC 9	Dental CAD/CAM systems	Sub committee
ISO/TC 106/CAG	Chairman's Advisory Group	Working group
ISO/TC 106/WG 10	Biological evaluation	Working group

|표 2| ISO/TC 106/SC 1 Filling and restorative materials

REFERENCE	TITLE	TYPE
ISO/TC 106/SC 1/WG 2	Endodontic materials	Working group
ISO/TC 106/SC 1/WG 7	Dental amalgam	Working group
ISO/TC 106/SC 1/WG 9	Polymer-based restorative materials	Working group
ISO/TC 106/SC 1/WG 10	Dental luting cements, bases and liners	Working group
ISO/TC 106/SC 1/WG 11	Adhesion test methods	Working group
ISO/TC 106/SC 1/WG 13	Orthodontic products	Working group

|표 3| STANDARD AND/OR PROJECT UNDER THE DIRECT RESPONSIBILITY OF ISO/TC 106/SC 1 SECRETARIAT (22)

ISO 3107:2011

Dentistry — Zinc oxide/eugenol cements and zinc oxide/non-eugenol cements

ISO 4049:2019

Dentistry — Polymer-based restorative materials

ISO 6874:2015

Dentistry — Polymer-based pit and fissure sealants

ISO 6876:2012

Dentistry — Root canal sealing materials

ISO 6877:2006

Dentistry — Root-canal obturating points

ISO 7551:1996

Dental absorbent points

ISO 9917-1:2007

Dentistry — Water-based cements — Part 1: Powder/liquid acid-base cements

ISO 9917-2:2017

Dentistry — Water-based cements — Part 2: Resin-modified cements

ISO/TS 11405:2015

Dentistry — Testing of adhesion to tooth structure

ISO 13116:2014

Dentistry — Test method for determining radio-opacity of materials

ISO 15841:2014

Dentistry — Wires for use in orthodontics

ISO/TS 16506:2017

Dentistry — Polymer-based luting materials containing adhesive components

ISO 17254:2016

Dentistry — Coiled springs for use in orthodontics

ISO 17304:2013

Dentistry — Polymerization shrinkage: Method for determination of polymerization shrinkage of polymer-based restorative materials

ISO/TS 17988:2014

Dentistry — Corrosion test methods for dental amalgam

|표 3| STANDARD AND/OR PROJECT UNDER THE DIRECT RESPONSIBILITY OF ISO/TC 106/SC 1 SECRETARIAT (22)

ISO 19023:2018 Dentistry — Orthodontic anchor screws
ISO/TS 20746:2016 Dentistry — Determination of the strength of dental amalgam by the Hertzian indentation strength (HIT) method
ISO 20749:2017 Dentistry — Pre-capsulated dental amalgam
ISO 21606:2007 Dentistry — Elastomeric auxiliaries for use in orthodontics
ISO 24234:2015 Dentistry — Dental amalgam
ISO 27020:2019 Dentistry — Brackets and tubes for use in orthodontics
ISO 29022:2013 Dentistry — Adhesion — Notched-edge shear bond strength test

|표 4| ISO/TC 106/SC 2 Prosthodontic materials

REFERENCE	TITLE	TYPE
ISO/TC 106/SC 2/WG 1	Dental ceramics	Working group
ISO/TC 106/SC 2/WG 6	Colour stability test methods	Working group
ISO/TC 106/SC 2/WG 7	Impression materials	Working group
ISO/TC 106/SC 2/WG 11	Denture base polymers	Working group
ISO/TC 106/SC 2/WG 12	Corrosion test methods	Working group
ISO/TC 106/SC 2/WG 14	Dental brazing materials	Working group
ISO/TC 106/SC 2/WG 16	Polymer veneering and die materials	Working group
ISO/TC 106/SC 2/WG 18	Dental waxes and baseplate waxes	Working group
ISO/TC 106/SC 2/WG 20	Artificial teeth	Working group
ISO/TC 106/SC 2/WG 21	Metallic materials	Working group
ISO/TC 106/SC 2/WG 22	Magnetic attachments	Working group
ISO/TC 106/SC 2/WG 23	Chairside denture base relining materials	Working group
ISO/TC 106/SC 2/WG 24	Frictional retention	Working group

|표 5| STANDARD AND/OR PROJECT UNDER THE DIRECT RESPONSIBILITY OF ISO/TC 106/SC 2 SECRETARIAT (30)

ISO 4823:2015
Dentistry — Elastomeric impression materials

ISO 6872:2015
Dentistry — Ceramic materials

ISO 6872:2015/AMD 1:2018
Dentistry — Ceramic materials — Amendment 1

ISO 6873:2013
Dentistry — Gypsum products

ISO 7491:2000
Dental materials — Determination of colour stability

ISO 9333:2006
Dentistry — Brazing materials

ISO 9693-1:2012
Dentistry — Compatibility testing — Part 1: Metal-ceramic systems

ISO 9693-2:2016
Dentistry — Compatibility testing — Part 2: Ceramic-ceramic systems

ISO 10139-1:2018
Dentistry — Soft lining materials for removable dentures — Part 1: Materials for short-term use

ISO 10139-2:2016
Dentistry — Soft lining materials for removable dentures — Part 2: Materials for long-term use

ISO 10271:2011
Dentistry — Corrosion test methods for metallic materials

ISO 10477:2018
Dentistry — Polymer-based crown and veneering materials

ISO 13017:2012
Dentistry — Magnetic attachments

ISO 13017:2012/AMD 1:2015
Dentistry — Magnetic attachments — Amendment 1

ISO 13078-2:2016
Dentistry — Dental furnace — Part 2: Test method for evaluation of furnace programme via firing glaze

|표 5| STANDARD AND/OR PROJECT UNDER THE DIRECT RESPONSIBILITY OF ISO/TC 106/SC 2 SECRETARIAT (30)

ISO 13078:2013
Dentistry — Dental furnace — Test method for temperature measurement with separate thermocouple

ISO 14233:2003
Dentistry — Polymer-based die materials

ISO 14356:2003
Dentistry — Duplicating material

ISO/TR 14569-1:2007
Dental materials — Guidance on testing of wear — Part 1: Wear by toothbrushing

ISO/TS 14569-2:2001
Dental materials — Guidance on testing of wear — Part 2: Wear by two- and/or three body contact

ISO 15854:2005
Dentistry — Casting and baseplate waxes

ISO 15912:2016
Dentistry — Refractory investment and die material

ISO/TS 19736:2017
Dentistry — Bonding test between polymer teeth and denture base materials

ISO 20795-1:2013
Dentistry — Base polymers — Part 1: Denture base polymers

ISO 20795-2:2013
Dentistry — Base polymers — Part 2: Orthodontic base polymers

ISO 21563:2013
Dentistry — Hydrocolloid impression materials

ISO 22112:2017
Dentistry — Artificial teeth for dental prostheses

ISO 22674:2016
Dentistry — Metallic materials for fixed and removable restorations and appliances

ISO 28319:2018
Dentistry — Laser welding and filler materials

ISO/TR 28642:2016
Dentistry — Guidance on colour measurement

|표 6| ISO/TC 106/SC 3Terminology

REFERENCE	TITLE	TYPE
ISO/TC 106/SC 3/WG 1	Harmonization of dental codes and abbreviations	Working group
ISO/TC 106/SC 3/WG 2	Dental vocabulary (Revision of ISO 1942 and thematic coding of its terms)	Working group
ISO/TC 106/SC 3/WG 5	Terminology for forensic orodental data	Working group

|표 7| STANDARD AND/OR PROJECT UNDER THE DIRECT RESPONSIBILITY OF ISO/TC 106/SC 3 SECRETARIAT (3)

ISO/DIS 1942

Dentistry — Vocabulary

ISO/DIS 20888

Dentistry — Terminology for forensic oro-dental data

ISO/WD 24395

Dentistry- Cavity classification for tooth restorative materials

|표 8| ISO/TC 106/SC 4 Dental instruments

REFERENCE	TITLE	TYPE
ISO/TC 106/SC 4/WG 1	Rotary instruments	Working group
ISO/TC 106/SC 4/WG 7	Dental Handpieces	Working group
ISO/TC 106/SC 4/WG 8	Dental hand instruments	Working group
ISO/TC 106/SC 4/WG 9	Endodontic instruments	Working group
ISO/TC 106/SC 4/WG 10	Dental injection systems	Working group
ISO/TC 106/SC 4/WG 13	Implant instruments	Working group
ISO/TC 106/SC 4/WG 14	Materials for dental instruments	Working group

|표 9| STANDARD AND/OR PROJECT UNDER THE DIRECT RESPONSIBILITY OF ISO/TC 106/SC 4 SECRETARIAT (76)

ISO 1797:2017
Dentistry — Shanks for rotary and oscillating instruments

ISO 2157:2016
Dentistry — Nominal diameters and designation code numbers for rotary instruments

ISO 3630-1:2019
Dentistry — Endodontic instruments — Part 1: General requirements

ISO 3630-2:2013
Dentistry — Endodontic instruments — Part 2: Enlargers

ISO 3630-3:2015
Dentistry — Endodontic instruments — Part 3: Compactors: pluggers and spreaders

ISO 3630-4:2009
Dentistry — Root canal instruments — Part 4: Auxiliary instruments

ISO 3630-5:2011
Dentistry — Endodontic instruments — Part 5: Shaping and cleaning instruments

ISO 3823-1:1997
Dental rotary instruments — Burs — Part 1: Steel and carbide burs

ISO 3823-2:2003
Dentistry — Rotary bur instruments — Part 2: Finishing burs

ISO 3823-2:2003/AMD 1:2008
Dentistry — Rotary bur instruments — Part 2: Finishing burs — Amendment 1

ISO 3964:2016
Dentistry — Coupling dimensions for handpiece connectors

ISO 3964:2016/AMD 1:2018
Dentistry — Coupling dimensions for handpiece connectors — Amendment 1

ISO 6360-1:2004
Dentistry — Number coding system for rotary instruments — Part 1: General characteristics

ISO 6360-1:2004/COR 1:2007
Dentistry — Number coding system for rotary instruments — Part 1: General characteristics — Technical Corrigendum 1

|표 9| STANDARD AND/OR PROJECT UNDER THE DIRECT RESPONSIBILITY OF ISO/TC 106/SC 4 SECRETARIAT (76)

ISO 6360-2:2004

Dentistry — Number coding system for rotary instruments — Part 2: Shapes

ISO 6360-2:2004/AMD 1:2011

Dentistry — Number coding system for rotary instruments — Part 2: Shapes — Amendment 1

ISO 6360-3:2005

Dentistry — Number coding system for rotary instruments — Part 3: Specific characteristics of burs and cutters

ISO 6360-4:2004

Dentistry — Number coding system for rotary instruments — Part 4: Specific characteristics of diamond instruments

ISO 6360-5:2007

Dentistry — Number coding system for rotary instruments — Part 5: Specific characteristics of root-canal instruments

ISO 6360-6:2004

Dentistry — Number coding system for rotary instruments — Part 6: Specific characteristics of abrasive instruments

ISO 6360-7:2006

Dentistry — Number coding system for rotary instruments — Part 7: Specific characteristics of mandrels and special instruments

ISO 7492:2019

Dentistry — Dental explorer

ISO 7711-1:1997

Dental rotary instruments — Diamond instruments — Part 1: Dimensions, requirements, marking and packaging

ISO 7711-1:1997/AMD 1:2009

Dental rotary instruments — Diamond instruments — Part 1: Dimensions, requirements, marking and packaging — Amendment 1

ISO 7711-2:2011

Dentistry — Rotary diamond instruments — Part 2: Discs

|표 9| STANDARD AND/OR PROJECT UNDER THE DIRECT RESPONSIBILITY OF ISO/TC 106/SC 4 SECRETARIAT (76)

ISO 7711-3:2004
Dentistry — Diamond rotary instruments — Part 3: Grit sizes, designation and colour code

ISO 7786:2001
Dental rotary instruments — Laboratory abrasive instruments

ISO 7787-1:2016
Dentistry — Laboratory cutters — Part 1: Steel laboratory cutters

ISO 7787-2:2000
Dental rotary instruments — Cutters — Part 2: Carbide laboratory cutters

ISO 7787-3:2017
Dentistry — Laboratory cutters — Part 3: Carbide cutters for milling machines

ISO 7787-4:2002
Dental rotary instruments — Cutters — Part 4: Miniature carbide laboratory cutters

ISO 7885:2010
Dentistry — Sterile injection needles for single use

ISO 8325:2004
Dentistry — Test methods for rotary instruments

ISO 9168:2009
Dentistry — Hose connectors for air driven dental handpieces

ISO 9173-1:2016
Dentistry — Extraction forceps — Part 1: General requirements

ISO 9173-2:2010
Dentistry — Extraction forceps — Part 2: Designation

ISO 9173-3:2014
Dentistry — Extraction forceps — Part 3: Design

ISO 9873:2019
Dentistry — Intra-oral mirrors

ISO 9997:1999
Dental cartridge syringes

ISO 10323:2013
Dentistry — Bore diameters for rotary instruments such as discs and wheels

|표 9| STANDARD AND/OR PROJECT UNDER THE DIRECT RESPONSIBILITY OF ISO/TC 106/SC 4 SECRETARIAT (76)

ISO 11499:2014
Dentistry — Single-use cartridges for local anaesthetics

ISO 13295:2007
Dentistry — Mandrels for rotary instruments

ISO 13397-1:1995
Periodontal curettes, dental scalers and excavators — Part 1: General requirements

ISO 13397-2:2005
Dentistry — Periodontal curettes, dental scalers and excavators — Part 2: Periodontal curettes of Gr-type

ISO 13397-2:2005/AMD 1:2012
Dentistry — Periodontal curettes, dental scalers and excavators — Part 2: Periodontal curettes of Gr-type — Amendment 1: Colour coding

ISO 13397-3:1996
Periodontal curettes, dental scalers and excavators — Part 3: Dental scalers — H-type

ISO 13397-4:1997
Periodontal curettes, dental scalers and excavators — Part 4: Dental excavators — Discoid-type

ISO 13397-5:2015
Dentistry — Periodontal curettes, dental scalers and excavators — Part 5: Jacquette scalers

ISO 13504:2012
Dentistry — General requirements for instruments and related accessories used in dental implant placement and treatment

ISO 14457:2017
Dentistry — Handpieces and motors

ISO 15087-1:1999
Dental elevators — Part 1: General requirements

ISO 15087-2:2000
Dental elevators — Part 2: Warwick James elevators

ISO 15087-3:2000
Dental elevators — Part 3: Cryer elevators

|표 9| STANDARD AND/OR PROJECT UNDER THE DIRECT RESPONSIBILITY OF ISO/TC 106/SC 4 SECRETARIAT (76)

ISO 15087-4:2000
Dental elevators — Part 4: Coupland elevators

ISO 15087-5:2000
Dental elevators — Part 5: Bein elevators

ISO 15087-6:2000
Dental elevators — Part 6: Flohr elevators

ISO 15098-1:1999
Dental tweezers — Part 1: General requirements

ISO 15098-2:2000
Dental tweezers — Part 2: Meriam types

ISO 15098-3:2000
Dental tweezers — Part 3: College types

ISO 16635-1:2013
Dentistry — Dental rubber dam technique — Part 1: Hole punch

ISO 16635-2:2014
Dentistry — Dental rubber dam instruments — Part 2: Clamp forceps

ISO 17509:2016
Dentistry — Torque transmitter for handpieces

ISO 17937:2015
Dentistry — Osteotome

ISO 18397:2016
Dentistry — Powered scaler

ISO 18556:2016
Dentistry — Intraoral spatulas

ISO 19490:2017
Dentistry — Sinus membrane elevator

ISO 19715:2017
Dentistry — Filling instrument with contra angle

ISO 20569:2018
Dentistry — Trephine burs

|표 9| STANDARD AND/OR PROJECT UNDER THE DIRECT RESPONSIBILITY OF ISO/TC 106/SC 4 SECRETARIAT (76)

ISO 20570:2018

Dentistry — Oral surgical scalpel handle

ISO 20608:2018

Dentistry — Powder jet handpieces and powders

ISO 21531:2009

Dentistry — Graphical symbols for dental instruments

ISO 21533:2018

Dentistry — Reprocessable cartridge syringes for intraligamentary injections

ISO 21671:2006

Dentistry — Rotary polishers

ISO 21671:2006/AMD 1:2011

Dentistry — Rotary polishers — Amendment 1

ISO 21672-1:2012

Dentistry — Periodontal probes — Part 1: General requirements

ISO 21672-2:2012

Dentistry — Periodontal probes — Part 2: Designation

|표 10| ISO/TC 106/SC 6 Dental equipment

REFERENCE	TITLE	TYPE
ISO/TC 106/SC 6/WG 1	Dental operating light	Working group
ISO/TC 106/SC 6/WG 2	Dental patient chair and dental unit	Working group
ISO/TC 106/SC 6/WG 5	Amalgamators, dispensers and capsules	Working group
ISO/TC 106/SC 6/WG 7	Powered polymerization activators	Working group
ISO/TC 106/SC 6/WG 8	Suction equipment	Working group
ISO/TC 106/SC 6/WG 9	Particular electrical requirements of dental equipment	Working group

|표 11| STANDARD AND/OR PROJECT UNDER THE DIRECT RESPONSIBILITY OF ISO/TC 106/SC 6 SECRETARIAT (17)

ISO 4073:2009

Dentistry — Information system on the location of dental equipment in the working area of the oral health care provider

ISO 7488:2018

Dentistry — Mixing machines for dental amalgam

ISO 7493:2006

Dentistry — Operator's stool

ISO 7494-1:2018

Dentistry — Stationary dental units and dental patient chairs — Part 1: General requirements

ISO 7494-2:2015

Dentistry — Dental units — Part 2: Air, water, suction and wastewater systems

ISO 8282:1994

Dental equipment — Mercury and alloy mixers and dispensers

ISO 9680:2014

Dentistry — Operating lights

ISO 9687:2015

Dentistry — Graphical symbols for dental equipment

ISO 9687:2015/AMD 1:2018

Dentistry — Graphical symbols for dental equipment — Amendment 1

ISO 10637:2018

Dentistry — Central suction source equipment

ISO 10650:2018

Dentistry — Powered polymerization activators

ISO 11143:2008

Dentistry — Amalgam separators

ISO 13897:2018

Dentistry — Dental amalgam reusable mixing-capsules

ISO 16954:2015

Dentistry — Test methods for dental unit waterline biofilm treatment

ISO 21530:2004

|표 11| STANDARD AND/OR PROJECT UNDER THE DIRECT RESPONSIBILITY OF ISO/TC 106/SC 6 SECRETARIAT (17)

Dentistry — Materials used for dental equipment surfaces — Determination of resistance to chemical disinfectants
ISO/TS 22595-2:2008
Dentistry — Plant area equipment — Part 2: Compressor systems
IEC 80601-2-60:2019
Medical electrical equipment — Part 2-60: Particular requirements for the basic safety and essential performance of dental equipment

|표 12| ISO/TC 106/SC 7 Oral care products

REFERENCE	TITLE	TYPE
ISO/TC 106/SC 7/WG 1	Manual tooth brushes	Working group
ISO/TC 106/SC 7/WG 2	Powered oral hygiene devices	Working group
ISO/TC 106/SC 7/WG 3	Oral Rinses	Working group
ISO/TC 106/SC 7/WG 4	Dentifrice	Working group
ISO/TC 106/SC 7/WG 5	Interdental Brushes	Working group
ISO/TC 106/SC 7/WG 7	Dental Bleaching Products	Working group
ISO/TC 106/SC 7/WG 8	Fluoride Varnishes	Working group
ISO/TC 106/SC 7/WG 9	Dentures adhesives	Working group
ISO/TC 106/SC 7/WG 10	Analytical methods for oral care products	Working group

|표 13| STANDARD AND/OR PROJECT UNDER THE DIRECT RESPONSIBILITY OF ISO/TC 106/SC 7 SECRETARIAT (13)

ISO 28888:2013
Dentistry — Screening method for erosion potential of oral rinses on dental hard tissues
ISO 28399:2011
Dentistry — Products for external tooth bleaching
ISO 28158:2018
Dentistry — Integrated dental floss and handles
ISO 22254:2005
Dentistry — Manual toothbrushes — Resistance of tufted portion to deflection
ISO 20127:2005
Dentistry — Powered toothbrushes — General requirements and test methods
ISO 20126:2012/AMD 1:2018
Dentistry — Manual toothbrushes — General requirements and test methods — Amendment 1
ISO 20126:2012
Dentistry — Manual toothbrushes — General requirements and test methods
ISO 19448:2018
Dentistry — Analysis of fluoride concentration in aqueous solutions by use of fluoride ion-selective electrode
ISO 17730:2014
Dentistry — Fluoride varnishes
ISO 16409:2016
Dentistry — Oral care products — Manual interdental brushes
ISO 16408:2015
Dentistry — Oral care products — Oral rinses
ISO 11609:2017
Dentistry — Dentifrices — Requirements, test methods and marking
ISO 10873:2010
Dentistry — Denture adhesives

|표 14| ISO/TC 106/SC 8 Dental implants

REFERENCE	TITLE	TYPE
ISO/TC 106/SC 8/TG 2	Dental implant terminology	Working group
ISO/TC 106/SC 8/WG 1	Implantable materials	Working group
ISO/TC 106/SC 8/WG 3	Content of technical files	Working group
ISO/TC 106/SC 8/WG 4	Mechanical testing	Working group
ISO/TC 106/SC 8/WG 6	Pre-clinical performance requirements	Working group
ISO/TC 106/SC 8/WG 7	Evaluation of connective interfaces of dental implant assemblies	Working group

|표 15| STANDARD AND/OR PROJECT UNDER THE DIRECT RESPONSIBILITY OF ISO/TC 106/SC 8 SECRETARIAT (9)

ISO 10451:2010
Dentistry — Contents of technical file for dental implant systems

ISO 11953:2010
Dentistry — Implants — Clinical performance of hand torque instruments

ISO/TS 13498:2011
Dentistry — Torsion test of implant body/connecting part joints of endosseous dental implant systems

ISO 14801:2016
Dentistry — Implants — Dynamic loading test for endosseous dental implants

ISO 16498:2013
Dentistry — Minimal dental implant data set for clinical use

ISO/TR 18130:2016
Dentistry — Screw loosening test using cyclic torsional loading for implant body/implant abutment connection of endosseous dental implants

ISO 19429:2015
Dentistry — Designation system for dental implants

ISO 22794:2007
Dentistry — Implantable materials for bone filling and augmentation in oral and maxillofacial surgery — Contents of a technical file

ISO 22803:2004
Dentistry — Membrane materials for guided tissue regeneration in oral and maxillofacial surgery — Contents of a technical file

|표 16| ISO/TC 106/SC 9 Dental CAD/CAM systems

REFERENCE	TITLE	TYPE
ISO/TC 106/SC 9/WG 2	Terminology	Working group
ISO/TC 106/SC 9/WG 3	Digitizing devices	Working group
ISO/TC 106/SC 9/WG 4	Interoperability	Working group
ISO/TC 106/SC 9/WG 5	Machined devices	Working group
ISO/TC 106/SC 9/WG 6	Machinable blanks	Working group

|표 17| STANDARD AND/OR PROJECT UNDER THE DIRECT RESPONSIBILITY OF ISO/TC 106/SC 9 SECRETARIAT (6)

ISO 12836:2015

Dentistry — Digitizing devices for CAD/CAM systems for indirect dental restorations — Test methods for assessing accuracy

ISO 18618:2018

Dentistry — Interoperability of CAD/CAM systems

ISO 18739:2016

Dentistry — Vocabulary of process chain for CAD/CAM systems

ISO/TR 18845:2017

Dentistry — Test methods for machining accuracy of computer-aided milling machines

ISO 20896-1:2019

Dentistry — Digital impression devices — Part 1: Methods for assessing accuracy

ISO/TR 22710:2019

Dentistry — Vocabulary of process chain from dental CT to CAD/CAM for implant prosthetic restorations — Backward planning in the digital process chain

참고문헌

1. 각 전문대학치위생과교실편: 조직·발생, 고문사, 1991.
2. 강부월 외: 치과위생학개론, 청구문화사, 1994.
3. 계가학실습총람, 대림출판사, 1986.
4. 김광남: 국소의치학, 명성인쇄, 1992.
5. 김명국: 구강해부학, 고문사, 1988.
6. 김석균 역: 임상심미치과, 지성출판사, 1992.
7. 김성훈: 보건의료법규, 현문사, 1994.
8. 김영수: 총의치보철기공학, 명성인쇄, 1990.
9. 김웅철: 치과재료학, 대학서림, 서울, 1987.
10. 노영재: 환경과학, 동화기술, 1989.
11. 대학치과의사협회: 치과학용어집(제Ⅱ집), 현대의학사, 1990.
12. 대학서림 편집부: 의료관계법규, 대학서림, 1994.
13. 대한치과기공사협회 http://ww.kdtech.or.kr
14. 신종우 외: 치과기공학개론, 참윤퍼블리싱, 2003.
15. 야마모토 마코또: 메탈 세라믹스 축성의 기초, Quintessence Publishing Co.
16. 양재모: 국민의료총론, 수문사, 1984.
17. 윤창근 외: 관교의치기공학, 대학서림, 1993.
18. 이승우: 구강진단학, 고문사, 1993.
19. 이재현: 기초 및 임상치주과학, 대림출판사, 1987.
20. 이한수: 동서치학견문기, 석암사, 1977.
21. 이한수: 한국치학사, 서울대학교출판부, 1988.
22. 이화식 외: 전문대학치기공과 교육과정의 새 방향, 대구보건전문대학 논문집, 1992.
23. 장완식 외: 치과도재학, 대림출판사, 서울.

24. 조광현: 치과보철 ATLAS(1), 반도출판사, 1987.
25. 조영일: 환경공학, 동화기술, 1987.
26. 조한국: 구강병리학, 고문사, 1982.
27. 한국보건의료인국가시험원 http://www.kuksiwon.or.kr
28. 한석우: 디자인을 위한 인간공학, 조형사, 1993.
29. 한택선: 보존수복기공학, 대학서림, 1994.
30. 九山剛郎: Porcelain laminate veneer 임상, 지성출판사, 1992.
31. 三谷春保 山下 敬 上野 浩 著최신치과보철 Atlas I(Prophylactic and therapeutic prosthodontics), 이화출판사, 1988.
32. 安炳書: 인간공학, 동화기술, 1994.
33. 梧桐書院編輯, 日本全國短期大學, 梧桐書院, 1982.
34. 日本齒科技工士會部, 제2회 국제치과기공학회 강연기록집, 京鄕, 1989.
35. 雉科技工, 醫齒藥出版株式會社, 6月號, 1990.
36. 齒科技工, 醫齒藥出版株式會社, 7月號, 1990.
37. 齒科技工概論: 全國齒科技工士教育協議會 編輯, 醫齒藥出版株式會社, 1990.
38. 會澤尙子: 미국의 치과기공사 교육과정(1), 치과기공, Vol. 13, No.5, 1990.
39. Albert Gerber : Dental occlusion and the temporomandibular joint, Quintessence Publishing Co., 1990.
40. Alberta High School, Catalogue, 1990.
41. Barry G. Dale: 심미치과학, 국제치의학출판사, 1994.
42. Bernard G. N. Smith : Planning and making crowns and bridges, Martin Dunitz Ltd, 1987.
43. Claude R. Rufenacht: 치과심미개론, 지성출판사, 1993.
44. Hamilton B.G.: Color altas of oral pathology, 4ed., J. B. Lippincott Co., 1983.
45. Herbert T. Shillingburg: Preparations for cast gold restorations, Quintessence Publishing Co.
46. Hiroshi Muraoka: A color atlas of complete denture fabrication, Quintessence Publishing Co., 1989.
47. J. Fowler: Essentials of dental technology, Quintessence Publishing Co., 1987.
48. John W. McLean: The science and art of dental ceramics, Quintessence Publishing Co., 1980.
49. Louisiana State University, Medical center : Catalogue-Bulletin, 1990.
50. Major M. Ash: Wheeler's dental anatomy, physiology, and occlusion,

W.B.Saunders Co., 1984.
51. Munchen Meister Schule, Catalogue, 1990.
52. Nicholas Martinelli : Dental laboratory technology, 2ed., The C. V. Mosby Co., 1975.
53. Pima Community College, Catalogue, 1990.
54. R.M.H. McMinn: A color atlas of head and neck anatomy, Wolfe Medical Publications Ltd, 1983.
55. Ralph W. Phillips: Science of dental materials, ed. 8, W. B. Saunders Co., 1982.
56. Robert G. Craig: Restorative dental materials, The C. V. Mosby Company, 7th ed, 1985.
57. Robert P. Renner: An introduction to dental anatomy and esthetics, Quintessence Publishing co., 1985.
58. Sheldon Winkler: Complete denture prothodontics, W. B. Sanunders Co., 1979.
59. Stanly Jablonski: Illssutrated dictionary of dentistry, W. B. Saunders Co., 1982.
60. Stephen M.Parel: Esthetics and osseointegration, 1989.
61. Surender K.Nanda: The developmental basis of occlusion and malocclusion, Quintesscnce Publishing Co., 1983.
62. Vancouve Vocational Institute, Catalogue, 1990.
63. W. H. O: World Directory of Schools for dental auxileries, Genve, 1973.
64. Walter Hoffmann-Axthelm: History of dentisry, Quintessence Publishing Co., 1981.
65. Wurender K. Nanda: The developmental vasis of occlusion and malocclusion, Quintessence Publishing Co., 1993.

찾아보기

ㄱ

ㄴ

치과기공학 개론

1995년 2월 28일 초판 발행
2001년 3월 2일 개정판 발행
2011년 2월 28일 개정 2판 발행
2016년 3월 2일 개정 3판 발행
2020년 2월 28일 개정 4판 발행

저 자 / 나정숙 · 심정석 · 이덕혜
정수하 · 한민수 · 황재선

발 행 인 / 윤진영
발 행 처 / 도서출판 대학서림
등록번호 / 제1-88호
주 소 / 서울특별시 종로구 혜화로2길 8
전 화 / 02) 763-1220, 745-1220
팩 스 / 02) 744-1210
www.daihaks.com

값 30,000 원

ISBN 978-89-6940-224-0 93510

저자와의 협의에 의해 인지를 생략합니다.